泌尿器病理診断トレーニング

編集　**清水道生**

博慈会記念総合病院 病理診断センター センター長

医学書院

編者略歴 ● 清水道生（MICHIO SHIMIZU, M. D., Ph. D.）

1955年兵庫県宝塚市生まれ．1981年神戸大学医学部卒業，1990年同大学院医学研究科博士課程（病理学Ⅰ）修了．1981年米国ハワイ州Kuakini Medical Centerにて病理研修，1983年神戸大学第一外科にて外科研修，1990年川崎医科大学・病理学教室（講師），1998年北海道大学医学部附属病院・病理部（助教授），2001年埼玉医科大学・病理学教室（教授），2007年埼玉医科大学国際医療センター・病理診断科（教授），2015年〜博慈会記念総合病院・病理診断センター（センター長）．

〔所属学会・社会における活動〕日本病理学会（学術評議員，病理専門医），日本臨床細胞学会（評議員，細胞診専門医），日本膵臓学会（評議員），International Academy of Cytology・Fellowship（F. I. A.C）など．

〔専門分野〕消化管，胆嚢・膵臓，皮膚，甲状腺，細胞診など．

〔主な編著書〕
『実用細胞診トレーニング これでわかる細胞の見方！』(学研メディカル秀潤社，2008年)
『婦人科病理診断トレーニング What is your diagnosis?』(医学書院，2010年)
『読む・解く・学ぶ 細胞診Quiz 50, ベーシック篇およびアドバンス篇』(診断と治療社，2014年)
『病理診断を極める60のクルー』(金芳堂，2014年)
『徹底攻略！病理解剖カラー図解』(金芳堂，2015年)
『カラーイラストで学ぶ集中講義・病理学（改訂2版）』(メジカルビュー社，2016年)

〔趣味〕ジャズギターは学生時代からやっており，年に数回ではあるが近隣のジャムセッションに参加している．今後は2020年の東京オリンピックでの医療通訳を目指し，英語の勉強に力を入れる予定．

泌尿器病理診断トレーニング

発　行　2017年1月1日　第1版第1刷ⓒ

編　集　清水道生
　　　　しみずみちお

発行者　株式会社　医学書院
　　　　代表取締役　金原　優
　　　　〒113-8719　東京都文京区本郷1-28-23
　　　　電話　03-3817-5600（社内案内）

印刷・製本　三報社印刷

本書の複製権・翻訳権・上映権・譲渡権・公衆送信権（送信可能化権を含む）は株式会社医学書院が保有します．

ISBN978-4-260-02849-3

本書を無断で複製する行為（複写，スキャン，デジタルデータ化など）は，「私的使用のための複製」など著作権法上の限られた例外を除き禁じられています．大学，病院，診療所，企業などにおいて，業務上使用する目的（診療，研究活動を含む）で上記の行為を行うことは，その使用範囲が内部的であっても，私的使用には該当せず，違法です．また私的使用に該当する場合であっても，代行業者等の第三者に依頼して上記の行為を行うことは違法となります．

JCOPY 〈出版者著作権管理機構　委託出版物〉
本書の無断複製は著作権法上での例外を除き禁じられています．複製される場合は，そのつど事前に，出版者著作権管理機構（電話03-3513-6969, FAX 03-3513-6979, info@jcopy.or.jp）の許諾を得てください．

執筆者一覧 (執筆順)

編集

清水　道生　博慈会記念総合病院病理診断センター

執筆

正岡亜希子　元 埼玉医科大学国際医療センター病理診断科
清水　道生　博慈会記念総合病院病理診断センター
浦野　　誠　藤田保健衛生大学医学部病理診断科Ⅰ
黒田　　誠　藤田保健衛生大学医学部病理診断科Ⅰ
湊　　　宏　金沢医科大学臨床病理学教室
小島　史好　和歌山県立医科大学人体病理学教室／病理診断科
村田　晋一　和歌山県立医科大学人体病理学教室／病理診断科
鈴木　貴弘　弘前大学大学院医学研究科病理生命科学講座
鬼島　　宏　弘前大学大学院医学研究科病理生命科学講座
長嶋　洋治　東京女子医科大学病院病理診断科
岩本和香子　東京女子医科大学病院総合診療科
永田　耕治　埼玉医科大学国際医療センター病理診断科
畑中佳奈子　北海道大学病院病理診断科
鬼塚　裕美　東京女子医科大学病院病理診断科
鹿股　直樹　川崎医科大学病理学2
森谷　卓也　川崎医科大学病理学2
都築　豊徳　愛知医科大学病院病理診断科
澤田　杏理　東京女子医科大学病院病理診断科
佐藤　　峻　東京慈恵会医科大学附属病院病院病理部
鷹橋　浩幸　東京慈恵会医科大学附属病院病院病理部
福永　真治　新百合ヶ丘総合病院病理診断科
髙柳奈津子　埼玉医科大学総合医療センター病理部
菊地　　淳　埼玉医科大学総合医療センター病理部
大谷　　博　白十字病院臨床検査科
林　　洋子　長崎大学大学院医歯薬学総合研究科病理学
渋谷　信介　大阪府済生会野江病院病理診断科
南口早智子　京都大学医学部附属病院病理診断科
黒田　直人　高知赤十字病院病理診断科部
頼田　顕辞　高知赤十字病院病理診断科部

吉田　一博	白十字病院泌尿器科
小塚　祐司	三重大学医学部附属病院病理部
白石　泰三	桑名市総合医療センター
内田　克典	三重大学大学院医学系研究科腫瘍病理学
呉　　雲燕	弘前大学大学院医学研究科病理生命科学講座
三上　芳喜	熊本大学医学部附属病院病理部・病理診断科
加島　健司	大分県立病院臨床検査科
横山　繁生	大分大学医学部診断病理学講座
小倉加奈子	順天堂大学医学部附属練馬病院病理診断科
松本　俊治	順天堂大学医学部附属練馬病院病理診断科
松嶋　　惇	千葉大学医学部附属病院病理診断科病理部
川上　　史	Department of Translational Molecular Pathology, MD Anderson Cancer Center
伊藤　智雄	神戸大学医学部附属病院病理診断科

まえがき

　近年，個別化医療（tailor-made medicine）の時代に入り，標的分子の免疫染色や遺伝子発現の解析など，新しい分野における病理診断の重要性が高まりつつあり，ごく最近ではプレシジョン医療（precision medicine）という言葉も目にするようになってきました．それと同時に，これまでの病理診断そのものの重要性も再認識されつつあります．特に泌尿器病理の中の腎腫瘍の分類は，通常のHE染色や免疫染色のみならず，詳細な分子病理レベルでの診断が必要になりつつあるといっても過言ではありません．したがって，臨床医のみならず病理医は，常に最新の情報を収集していくことが大切といえます．本書のもとになった原稿は，月刊誌『臨床泌尿器科』で，2012年4月から2016年3月までの4年間にわたり連載された「知っていると役立つ泌尿器病理 What is your diagnosis？」ですが，この連載の途中でWHO分類が改訂されて出版されました．本書ではそのような点も考慮し，この新WHO分類2016の内容も踏まえて校正を行いました．さらに，泌尿器病理を専門とする複数の先生方に書き下ろし原稿の執筆を依頼し，頁数も大幅に増加しています．

　上記の連載は，私が月刊誌『臨床婦人科産科』で連載していた「知っていると役立つ婦人科病理 What is your diagnosis？」を書籍化した『婦人科病理診断トレーニング What is your diagnosis？』（医学書院，2010年）をご覧になった『臨床泌尿器科』の編集委員の先生が，泌尿器科領域でも同じような企画を進めようとご提案なさったことで始まったと聞いています．連載での内容は，日常の泌尿器科領域においてよく遭遇する疾患を中心に，稀ではあるが知っておくべき重要な疾患も加えて，臨床病理的な内容を簡潔にまとめたものでした．今回の書籍化ではこれに加えて，さらに重要な症例を加えるとともに，新しい疾患概念なども盛り込んでいます．臓器としては，「腎臓」「腎盂・尿管・膀胱」「前立腺・精囊」「精巣」「陰茎・陰囊」の順で内容を整理して学びやすくしています．

　形式としては，1つの項目が4頁単位で構成され，1頁目では肉眼像や組織像のカラー写真と，その診断や特徴を問う質問が呈示され，2頁目では質問の答え（病理診断，鑑別診断，どのような所見がみられるのかなど）が記載されています．そして3, 4頁目ではそれぞれの疾患について，疾患概念，臨床像，病理像，治療・予後などが，文献とともに簡潔に解説されています．読者はまず1頁目の写真を見て，自分で診断をつけてから次の頁で診断と所見を確認し，解説へと進んでいく形になっているため，疾患概念や臨床病理学的事項がスラスラと頭に入り，日常業務に直接還元できるような実践書となっています．本書が多くの病理医，泌尿器科医のみならず，研修医，医学生，コ・メディカルの方々にも愛読されることを願ってやみません．

　最後に，本書の出版にあたり，各症例の執筆を分担された先生方に感謝するとともに，本書の企画から始まり，編集に直接携わってくださった医学書院の中田正弘さん，登　明弘さん，金子哲平さんに心からお礼申し上げます．

2016年12月

清水道生

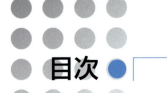

目次

Ⅰ. 腎臓（症例 1～22） 1

Ⅱ. 腎盂・尿管・膀胱（症例 23～43） 91

Ⅲ. 前立腺・精嚢（症例 44～62） 177

Ⅳ. 精巣（症例 63～71） 255

Ⅴ. 陰茎・陰嚢（症例 72～75） 293

病理診断一覧 311
索引 315

I. 腎臓

1 症例：50代・女性　　　　　　　　　　　　　　　Ⅰ．腎臓

　血尿，背部痛，発熱を主訴に受診し，CTにて右腎腫瘤が指摘された．保存的加療が行われた後，右腎摘除術が施行された．図1は右腎腫瘤の肉眼像（割面）で，図2, 3はその代表的な組織像である．

Q1 肉眼像における鑑別診断を述べよ．

Q2 病理診断は何か．

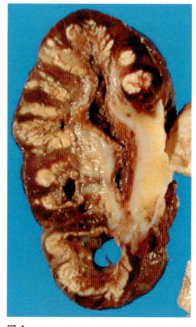

図1

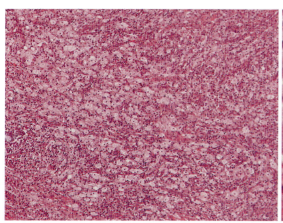 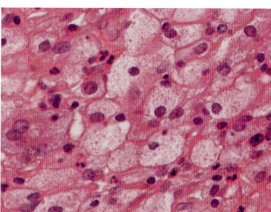

図2　　　　　　　　　　　　　　　図3

Ⅰ.腎臓

Xanthogranulomatous pyelonephritis：黄色肉芽腫性腎盂腎炎

A1 鑑別診断：①xanthogranulomatous pyelonephritis，②clear cell renal cell carcinoma，③renal tuberculosis

A2 病理診断：xanthogranulomatous pyelonephritis

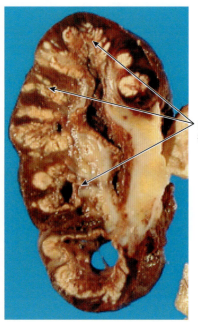

髄質を中心に淡黄色調の病変が多数認められる

図1

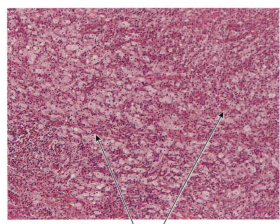

図2 炎症細胞浸潤とともに泡沫状組織球の集簇が認められる

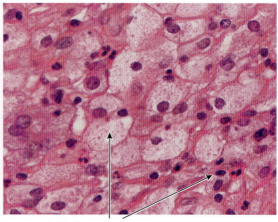

図3 泡沫状組織球の集簇がみられ，好球中やリンパ球の浸潤を伴っている

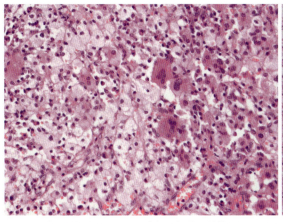 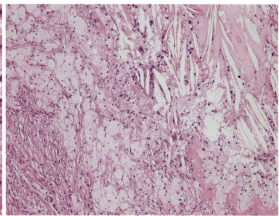

図4　泡沫状の組織球とともに多核巨細胞の集簇が認められる．　　図5　泡沫状の組織球とともにcholesterol cleftが認められる．

概　念

- 亜急性ないし慢性の腎実質の炎症で，組織球を主体とした炎症性肉芽組織（inflammatory granulation tissue）を形成する．
- 発生については長期にわたる尿路の閉塞および感染が関与しているといわれている．多くの症例で尿の細菌培養でグラム陰性菌がみられ，その中では E. coli が最も多い[1]．

臨床像

- 発症年齢は2～84歳と幅広いが，40～50代の女性に多い[1]．
- 症状としては，発熱，背部痛または腹痛，食欲不振，体重減少，肉眼的血尿があり，病変が腹部腫瘤として触知されることもある[2]．
- 基礎疾患には，尿路結石，尿管狭窄，糖尿病などがあり，尿路感染の既往がある．
- 炎症巣は腎盂および腎洞脂肪織から始まり，腎髄質，皮質を経て腎周囲脂肪織や後腹膜へと波及する．

肉眼像

- 腎は大きく腫大し，通常，腎髄質を中心とした境界不明瞭な黄色の腫瘤がみられる．病変が，①腎被膜内にとどまるもの，②腎周囲脂肪織に及ぶもの，③Gerota筋膜を超えるものの3型に分けられる[3]．
- 病変の一部に壊死や石灰化を認めることがある．
- 水腎症や膿腎症を伴うこともある．

組織像

- 淡明な細胞質を有する泡沫状の組織球を主体とし，リンパ球，形質細胞，好中球などを伴う炎症性肉芽組織を形成する．膿瘍形成，多核巨細胞の集簇（図4）や，cholesterol cleft（図5）もしばしばみられる．
- 病変周囲には反応性の線維増生を伴う．

鑑別診断

- 画像的には，腎細胞癌との鑑別が困難なことがある．

I. 腎臓

- 組織学的には，clear cell renal cell carcinoma が鑑別に挙がるが，炎症細胞浸潤は目立たず，核異型がみられることから鑑別可能である．
- Renal tuberculosis では腎皮質に乾酪性類上皮肉芽腫がみられ，臨床的および肉眼的に鑑別を要する[4]．

治療・予後

- 抗生剤投与などの内科的治療後，腎摘除術が行われることが多い．
- 病変が区域性である場合は，腎部分切除が行われる．

関連用語

- Malakoplakia（マラコプラキア）：Malakoplakia は主として中年女性の膀胱にみられ，粘膜の黄白色の斑状隆起性病変として認められるが，腎盂，尿管，尿道，前立腺などの尿路系の臓器においても認められる．Renal malakoplakia の場合は xanthogranulomatous pyelonephritis との鑑別を要する．組織学的には，好酸性の細胞質を示す組織球の集簇巣が認められ，同心円状の構造を示す Michaelis-Gutmann body と呼ばれる小型の円形ないしは楕円形の封入体がみられるのが特徴である[5]．

文献

1) Li L and Parwani AV：Xanthogranulomatous pyelonephlitis. Arch Pathol Lab Med 135：671-674, 2011
2) Kuo CC, Wu CF, Huang CC, et al：Xanthogranulomatous pyelonephritis：critical analysis of 30 patients. Int Urol Nephrol 43：15-22, 2011
3) Zugor V, Schott G and Labanaris AP：Xanthogranulomatous pyelonephritis in childhood：a critical analysis of 10 cases and of the literature. Urology 70：157-160, 2007
4) Chandrankunnel J, Cunha B, Petelin A, et al：Fever of unknown origin（FUO）and renal mass：renal cell carcinoma, renal tuberculosis, renal malakoplakia, or xanthogranulomatous pyelonephritis? Heart and Lung 41：606-609, 2012
5) Yiğiter M, Ilgici D, Celik M, et al：Renal parenchymal malakoplakia：a different stage of xanthogranulomatous pyelonephritis? J Peadiatr Surg 42：E35-38, 2007

（正岡亜希子，清水道生）

2 症例：20代・女性　　　　　Ⅰ．腎臓

　左腰背部痛を主訴に受診．超音波検査で左水腎症が疑われ，CTでは腎上極〜中部に腫瘍が認められた．図1は左腎腫瘍の肉眼像で，図2〜4はその代表的な組織像である．

　Q1　肉眼像から推定される診断を述べよ．
　Q2　病理診断は何か．

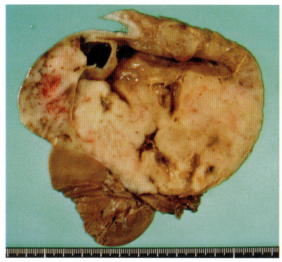

図1

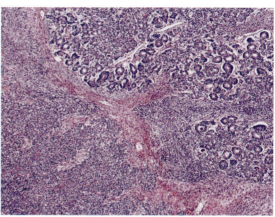

図2

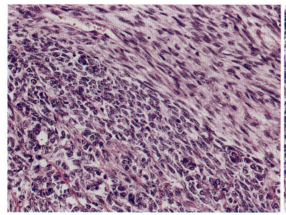

図3

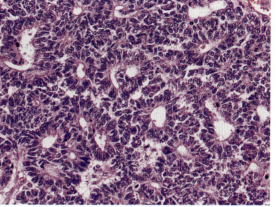

図4

I．腎臓

Adult nephroblastoma of the kidney：成人型腎芽腫，成人型ウィルムス腫瘍

A1　推定診断：腎細胞癌，腎浸潤性尿路上皮癌，成人型腎芽腫
A2　病理診断：adult nephroblastoma（adult Wilms' tumor）

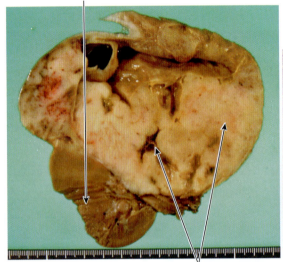

図1　非腫瘍性腎組織／充実性部分と囊胞状部分が混在する灰白色調腫瘍

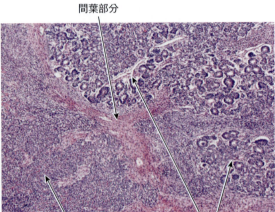

図2　間葉部分／後腎芽細胞増殖部分／上皮細胞増殖部分

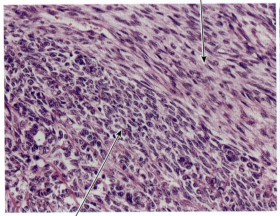

図3　紡錘形細胞が増殖する間葉部分／N/C比の高い後腎芽細胞が充実性増殖する部分

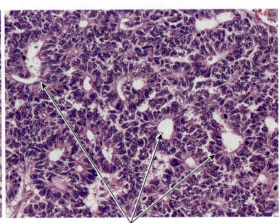

図4　円柱状腫瘍細胞が明瞭な管腔構造を形成する上皮様部分

| 概　念 | ■ 通常は乳幼児，小児に発生する腎芽腫の稀な成人発生例である．|

| 臨床像 | ■ 発生年齢は20～60代，平均は30代で性差はない[1,2]．
■ 症状は疼痛，肉眼的血尿，腹部腫瘤などがみられる[2]．
■ 画像診断では通常の腎細胞癌に比して乏血性の傾向がある[2]．|

| 肉眼像 | ■ 正常腎に接し，通常単発の境界明瞭な腫瘍である．
■ 内部は均一で，灰白色～淡褐色の充実性～部分的に囊胞性球形腫瘍で，偽被膜を有することが多い（図1）[3]．|

| 組織像 | ■ 胎児期の腎組織を模倣する組織形態をとる悪性腫瘍である．
■ 未分化な後腎芽細胞のシート状～島状増殖部分，管腔形成をみる上皮細胞増殖部分，紡錘形細胞からなる間葉部分の3成分がさまざまな割合で増殖する（図2）．
■ 後腎芽細胞は繊細～濃縮したクロマチンとN/C比の高い類円形～多角形核を有し，細胞質に乏しい未熟な細胞で，しばしば核分裂を伴う（図3）．
■ 上皮部分は円柱状腫瘍細胞が尿細管構造を模倣する明瞭な管腔構造を形成し（図4），ロゼット構造，糸球体様構造の形成，粘液細胞や扁平上皮分化をみることがある．
■ 間葉部分には横紋筋や軟骨構造を伴うことがある．
■ 上記3成分の割合により，混合型（通常型），上皮型，間葉型，後腎芽細胞優位型に分類される[4]．
■ 組織学的退形成が予後と関連する．|

| 免疫組織化学 | ■ 後腎芽細胞はvimentin，CD56に陽性，desmin，cytokeratinに部分的に陽性になることがある．WT-1の陽性率は80％程度とされる[3]．|

| 鑑別診断 | ■ 腺管構造，間葉系成分，未熟な細胞成分が出現しうるさまざまな腫瘍が鑑別診断として考慮される．
■ 混合型ではmixed epithelial and stromal tumor（MEST）や二相性滑膜肉腫，上皮型では後腎性腺腫，後腎芽細胞優位型ではEwing肉腫/PNET family腫瘍群，内分泌細胞癌（小細胞癌），悪性リンパ腫などの小円形細胞性腫瘍との鑑別が必要である．|

| 治療・予後 | ■ 成人型腎芽腫は治療前に正確な診断をすることはきわめて困難で，またその稀少性から定まった治療指針がなく，多くは小児腎芽腫の治療に準じNational Wilms' Tumor Study（NWTS）の方針を基に手術，放射線，化学療法が行われている[2]．
■ 小児例と比べると進行例が多く，診断時に33％で遠隔転移を伴っており，集学的治療によっても予後不良である[1,5]．予後因子は腫瘍径と核分裂数とされる[1,5]．|

I. 腎臓

関連用語

- 後腎芽細胞（metanephric blastemal cell）：腎形成の原基と想定されている後腎組織に由来し，多分化能を有する未熟な細胞．
- 退形成（anaplasia）：腎芽腫において予後不良因子となる組織学的指標で，①核の巨大化，②核クロマチンの増量，③多極性核分裂像の存在で判断する．退形成があるものは予後不良な unfavorable histology，それを認めないものは予後良好な favorable histology と分類される[4]．

文献

1) Huser J, Grignon DJ, Ro JY, et al：Adult Wilms' tumor：a clinicopathologic study of 11 cases. Mod Pathol 3：321-326, 1990
2) 大町哲史, 玉田　聡, 伊藤哲二, 他：成人型 Wilms'tumor の1例. 泌尿紀要 52：851-854, 2006
3) Argani P, Bruder E, Dehner L, et al：Nephroblastic and cystic tumors occurring maily in children. In：WHO classification of tumours of the urinary system and male genital organs. edited by Moch H, Humphrey PA, Ulbright TM, et al. IARC Press, Lyon, pp48-53, 2016
4) 日本病理学会小児腫瘍組織分類委員会（編）：小児腫瘍組織カラーアトラス第4巻　小児腎腫瘍. 金原出版, pp8-19, 2008
5) Terenziani M, Spreafico F, Collini P, et al：Adult Wilms'tumor：a monoinstitutional experience and a review of the literature. Cancer 101：289-293, 2004

（浦野　誠, 黒田　誠）

3 症例：0歳・女児　　　　　　　　　　　　　　　　　　　　　Ⅰ．腎臓

　出生時より左腹部膨隆を認め，画像上左腎に大きな腫瘤が認められた．腎芽腫の疑いにて左腎摘除術が行われた．図1は左腎腫瘤の肉眼像（割面）で，図2〜4はその代表的な組織像である．

Q1 肉眼像における鑑別診断を述べよ．
Q2 病理診断は何か．

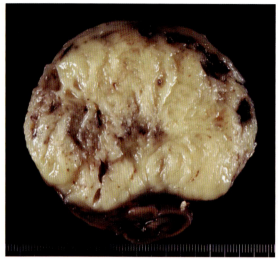

図1

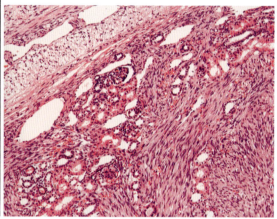

図2

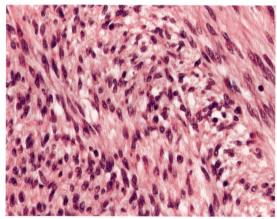

図3

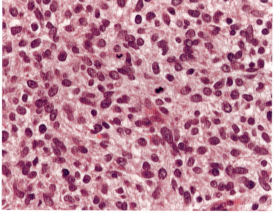

図4

Ⅰ. 腎臓

Congenital mesoblastic nephroma：先天性中胚葉性腎腫

A1 鑑別診断：①nephroblastoma，②clear cell sarcoma of the kidney，③metanephric stromal tumor
A2 病理診断：congenital mesoblastic nephroma

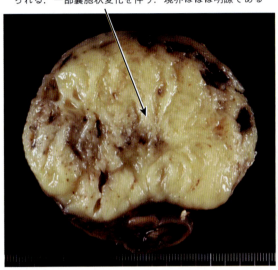

腎皮質の一部を残し，10cm大の白色充実性腫瘍が認められる．一部嚢胞状変化を伴う．境界はほぼ明瞭である

図1

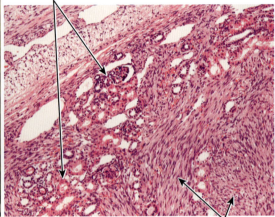

取り込まれた皮質の腎組織

紡錘形腫瘍細胞の束状増殖

図2

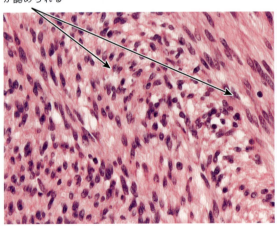

異型の目立たない紡錘形細胞の束状および交錯状の増殖が認められる

図3

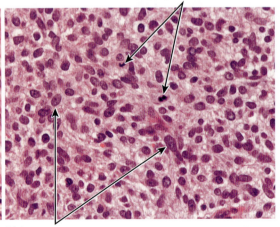

核分裂像が認められる

細胞が密な部分では核は丸みを帯び，異型を伴う

図4

| 概　念 | ■ 乳幼児の腎に発生する低悪性度の線維芽細胞性肉腫である[1,2]．平滑筋性過誤腫（leiomyomatous hamartoma）と呼ばれたこともある．|

| 臨床像 | ■ 小児腎腫瘍の2%を占め，先天性腎腫瘍としては最も多い[1,2]．
■ 平均生後2か月までに発見され，片側性である[3,4]．生前から1歳までに90%が診断される．腹部腫瘤としてみつかることが多い．レニンやカルシウムが高値を示すことがある．|

| 肉眼像 | ■ 大きさは0.8〜18 cm（平均6 cm）で，腎門部の腎洞を含み増殖することが多い．腎実質との境は明瞭なこともあれば不明瞭なこともある．
■ 弾性硬，線維性充実性で，渦巻き状あるいは唐草模様を伴う．
■ 富細胞性のものでは，弾性軟で，囊胞状変化や出血，壊死を伴うことがある．|

| 組織像 | ■ 線維芽細胞あるいは筋線維芽細胞に類似した単調な紡錘形細胞が，束状，交錯状に膠原線維を伴いながら増殖する．
■ 古典的先天性中胚葉性腎腫（classical CMN）は20〜24%を占め，軟部の乳児型線維腫症（infantile fibromatosis）の組織像とほぼ同様である．しばしば拡張した小血管腔が多く認められる．富細胞性先天性中胚葉性腎腫（cellular CMN）は60〜66%を占め，軟部で認められる乳児型線維肉腫（infantile fibrosarcoma）と同様の像を示す．Classical CMNと比べ細胞密度が高く，細胞質は短紡錘形となり，核は丸みを帯びる．Classical CMNとcellular CMNが混在する混合型（mixed CMN）が10〜20%にみられる．
■ 組織学的には境界不明瞭で，腫瘍内に非腫瘍性の腎実質を島状に残しながら増殖するのが特徴である．
■ 核分裂像はclassical CMNでは一般的に少ないが，cellular CMNでは多く認められることがある．
■ 免疫染色ではvimentinが陽性で，しばしば筋actinが陽性，稀にdesminが陽性となる．CD34，S100，WT-1，bcl-2，cytokeratinは陰性となる．
■ 染色体分析では，classical CMNは2倍体であるのに対して，cellular CMNは8，11，17番染色体の多倍体を示す．また，cellular CMNではt（12;15）（p13;q25）の転座がみられ，*ETV6-NTRK3*融合遺伝子が認められる．|

| 鑑別診断 | ■ 腎芽腫では腎芽細胞がみられ，異所性成分，nephrogenic restなどがみられることがある．糸球体や尿細管を腫瘍内に取り囲む像はみられない．CMNで取り残された尿細管や幼若な糸球体を腎芽腫の上皮成分と間違えないことが肝要である．上皮マーカーとWT1の陽性像は腎芽腫でみられる．
■ 腎明細胞肉腫（CCSK）は通常1歳以降にみられ，淡明細胞が充実胞巣状あるいは索状に増殖する．豊富な毛細血管網を有し，しばしば粘液腫様の変性像を伴う．Bcl-2が陽性となり，筋原性マーカーは陰性となる．
■ Mixed epithelial and stromal tumorは，cystic hamartoma of renal pelvisあるいはadult mesoblastic nephromaとも呼ばれた腫瘍で，40〜50代に好発する．紡

錘形間質成分の増殖を伴うが，囊胞状あるいは乳頭状に増殖する上皮性腫瘍成分を伴う．核分裂像や核異型はみられない．
- Metanephric stromal tumor は乳児に発生する稀な良性腎腫瘍で，紡錘形間葉系細胞と上皮様間葉系細胞の増殖よりなる．血管や糸球体，尿細管周囲に同心円状の層状増殖を示す像が特徴的である．CD34 が通常陽性となり，desmin, cytokeratin は陰性である．

治療・予後
- 完全切除が行われれば予後良好であるが，腎周囲組織への浸潤を伴うこともあるため，マージンを十分に取って切除することが重要である[4]．
- 5%の腫瘍で再発がみられるが，主に不完全切除のためである．肉眼的に残存腫瘍が認められる場合には，化学放射線療法が行われることがある．
- 2.7%に転移が認められ，cellular あるいは mixed CMN で認められる．転移臓器は肺が最も多く，次いで脳，骨である．ごく稀に死亡例が報告されている．

関連用語
- Infantile fibromatosis：小児の軟部に発生する線維腫症．Lipofibromatosis と呼ばれることもある．Classical CMN と同様に特徴的な遺伝子異常はみつかっていない．
- Infantile fibrosarcoma：小児の軟部に発生する低悪性度の肉腫．Cellular CMN と同様に *ETV6-NTRK3* 融合遺伝子がみられ，組織像も同様である．つまり，cellular CMN は腎内に発生した infantile fibrosarcoma と考えることもできる．

文献
1) Atgani P, Dehner L and Leuschner I：Congenital mesoblastic nephroma. In WHO classification of tumours of the urinary system and male genital organs. edited by Moch H, Humphrey PA, Ulbright TM, et al. IARC Press, Lyon, pp56-57, 2016
2) Murphy WM, Grignon DJ and Perlman EJ：Congenital mesoblastic nephroma. In：AFIP atlas of tumor pathology, series 4. Tumors of the kidney, bladder, and related urinary structures. edited by Silverberg SG and Sobin LH. Amerian Registry of Pathology, Washington DC, pp57-64, 2004
3) Bisceglia M, Carosi I, Vairo M, et al：Congenital mesoblastic nephroma：report of a case with review of the most significant literature. Pathol Res Pract 196：199-204, 2000
4) England RJ, Haider N, Vujanic GM, et al：Mesoblastic nephroma：a report of the United Kingdom Children's Cancer and Leukaemia Group（CCLG）. Pediatr Blood Cancer 56：744-748, 2011

（湊　宏）

4 症例：30代・女性

　腹部超音波検査にて偶然左腎に約10 cmの腫瘤が発見され，左腎摘除術が施行された．図1は摘除腎の割面写真，図2～4は腎腫瘤の代表的な組織像である．図2，3は弱拡大，図4は強拡大である．

Q1　病理診断は何か．
Q2　鑑別診断を述べよ．

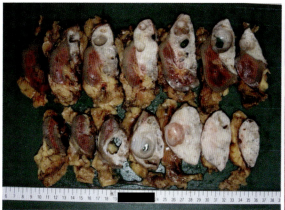

図1

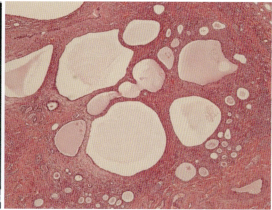

図2

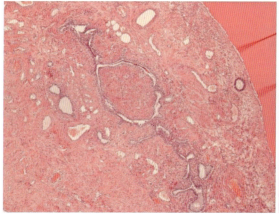

図3

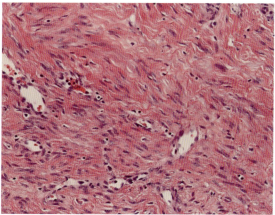

図4

Ⅰ. 腎臓

Mixed epithelial and stromal tumor of the kidney：腎混合性上皮間質性腫瘍

A1 病理診断：mixed epithelial and stromal tumor of the kidney

A2 鑑別診断：①clear cell renal cell carcinoma, ②cystic nephroma, ③multilocular cystic renal cell carcinoma

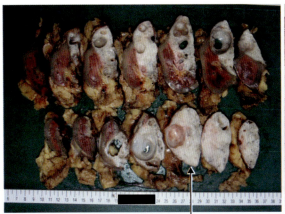

図1　境界明瞭な白色調の腫瘤．充実成分とcyst形成を認める

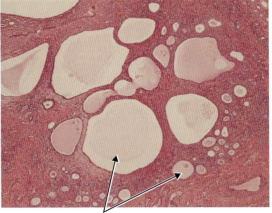

図2　大小の囊胞，管状構造

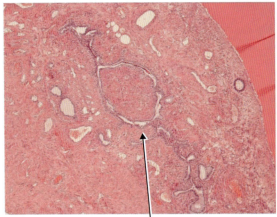

図3　緻密な膠原線維の増生を背景に，細長く伸びた導管状構造もみられる

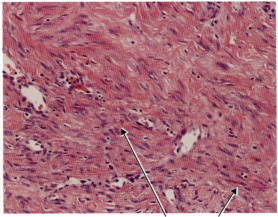

図4　間質紡錘形細胞の異型は軽微である

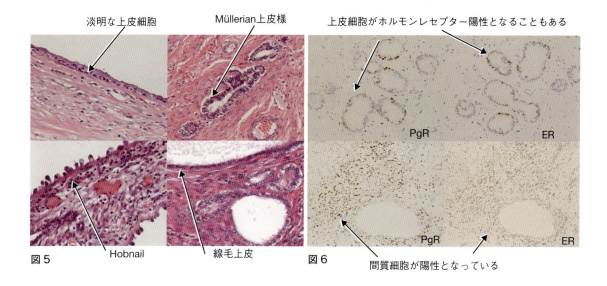

図5　淡明な上皮細胞／Müllerian上皮様／Hobnail／線毛上皮

図6　上皮細胞がホルモンレセプター陽性となることもある（PgR, ER）／間質細胞が陽性となっている（PgR, ER）

概念
- Mixed epithelial and stromal tumor of the kidney（MEST）は，上皮成分と間質成分からなる混合腫瘍で，1998年MichalとSyrucekらにより命名された[1]．
- Congenital mesoblastic nephroma, adult mesoblastic nephroma, cystic hamartoma of the renal pelvis などとして報告されていた疾患を含む．

臨床像
- ほぼ成人女性に発生し，閉経前後に多い．
- 側腹部痛，血尿などの症状があるが，25％は無症状にて発見される．

肉眼像
- 境界明瞭な腫瘍を形成し，多房性嚢胞と充実領域からなる．

組織像
- 病変は大小の嚢胞，管状構造を形成する上皮成分と，紡錘形細胞がさまざまな細胞密度で増生した線維性間質成分から構成される．
- 上皮は淡明，好酸性，空胞状を呈する円柱，立方，hobnail状，扁平，müllerian上皮様とさまざまな形態をとる（図5）．尿路上皮や線毛を有することもある．
- 間質は緻密な膠原線維増生からなり，ovarian-like stromaを呈することもある．
- Myxoidな変化や平滑筋増生が目立つこともあり，脂肪細胞がしばしば混在する．
- 免疫組織化学的に，間質紡錘形細胞の核にER，PgRが陽性となる（図6）．

鑑別診断
- Clear cell renal cell carcinoma（RCC）：頻繁にcyst形成を伴い，間質に平滑筋増生が目立つこともある．他に間質の線維筋増生を伴う腫瘍として，clear cell papillary RCC[2]（renal angiomyoadenomatous tumor[3]）も鑑別に挙がるが，MESTに比し，一般的に上皮の増殖性変化がみられ，上皮成分が優位であり，構成上皮もMESTのような多彩さはなく，鑑別は容易と思われる．
- Cystic nephroma（CN）：かつてはCNは充実成分を伴わないことが鑑別点とさ

れてきたが，最近では MEST と CN は一連の疾患と考えられ[2]，新 WHO 分類 2016 では成人型 CN は MEST family として一連の疾患に分類されるに至っている．なお，小児 CN は独立した疾患概念である[4]．
- Multilocular cystic renal cell carcinoma：Cyst 壁内に clear cell の集団を認めるが，膨張性に発育する結節は形成しない．

治療・予後
- 外科切除により治癒する．

関連事項
- 悪性 MEST の報告もあり，その多くは間質成分が肉腫様となり，異所性分化を示すこともある[5]．
- MEST の上皮成分は既存の尿細管が取り込まれたものと一般的には考えられているが，上皮と間質が同一のクローンからなることを示唆する報告もある[6]．

文献
1) Michal M and Syrucek M：Benign mixed epithelial and stromal tumor of the kidney. Pathol Res Prac 194：445-448, 1998
2) Srigley JR, Delahunt B, Eble JN, et al：The international society of urological pathology (ISUP) Vancouver classification of renal neoplasia. Am J Surg Pathol 37：1469-11489, 2013
3) Michal M, Hes O, Nemcova J, et al：Renal angiomyoadenomatous tumor：morphpologic, immunohistochemical, and molecular genetic study of a distinct entity. Virchows Arch 454：89-99, 2009
4) Michal M, Amin MB, Delahunt B, et al：Mixed epithelial and stromal tumour family. In：WHO classification of tumours of the urinary system and male genital organs. edited by Moch H, Humphrey PA, Ulbright TM, et al. IARC Press, Lyon, pp70-71, 2016
5) Jung SJ, Shen SS, Tran T, et al：Mixed epithelial and stromal tumor of kidney with malignant transformation：report of two cases and review of literature. Hum Pahtol 39：463-468, 2008
6) Kum JB, Grignon DJ, Wang M, et al：Mixed epithelial and stromal tumors of the kidney：evidence for a single cell of origin with capacity for epithelial and stromal differentiation. Am J Surg Pathol 35：1114-1122, 2011

（小島史好，村田晋一）

5 症例：1歳・女児

手術約4か月前より家族が腹部膨隆に気づき，小児科を受診した．腹部CTにて両側腎腫瘍を認め，両側腎腫瘍の生検が施行された．**図1**は生検前の腹部CT，**図2**は右腎腫瘍の代表的な組織像，**図3，4**は左腎腫瘍の代表的な組織像である．

- Q1　右腎腫瘍の病理診断は何か．
- Q2　左腎腫瘍の病理診断は何か．

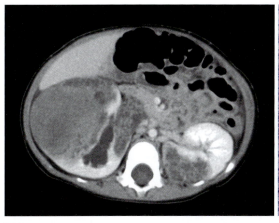

図1

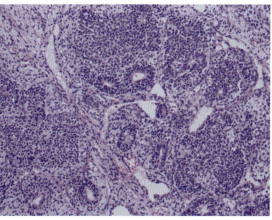

図2

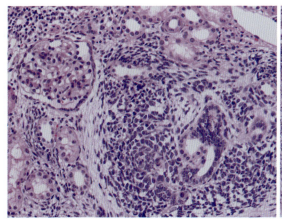

図3

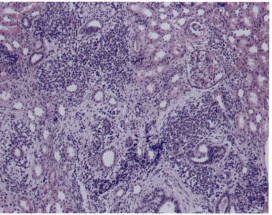

図4

Nephroblastoma：腎芽腫，Nephroblastomatosis：腎芽腫症

A1 右腎腫瘍の病理診断：nephroblastoma
A2 左腎腫瘍の病理診断：nephroblastomatosis

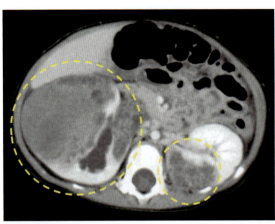

図5 右腎には正中に達する巨大な充実性の腫瘍が認められ，左腎にも腎組織から連続する充実性腫瘍が確認される．

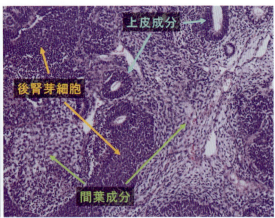

図6 右腎生検標本．右腎腫瘍（腎芽腫）では，後腎芽細胞と管状構造を呈する上皮性の腫瘍細胞とが混在して増殖しており，一部で浮腫状を呈する間葉成分も確認される．

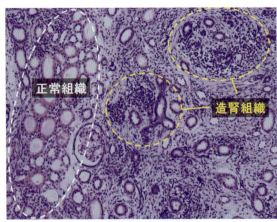

図7 左腎生検標本．左腎腫瘍（腎芽腫症）では，造腎組織が島状・散在性に正常の腎皮質内に認められる．

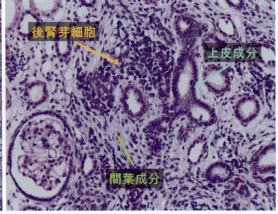

図8 左腎生検標本．左腎腫瘍（腎芽腫症）の島状の造腎組織は，後腎芽細胞，管状構造を呈する上皮細胞，および浮腫状を呈する間葉成分の三相よりなっている．

表 1　腎芽腫（nephroblastoma）

1. 混合型（mixed type）（通常型 common type）
2. 上皮型（epithelial type）
3. 間葉型（mesenchymal type）
   *胎児性横紋筋腫型腎芽腫（fetal rhabdomyomatous nephroblastoma）
4. 後腎芽細胞優位型（blastemal predominant type）

概念

- 腎芽腫は，神経芽腫，肝芽腫，胚細胞腫瘍とともに代表的な胎児性腫瘍の1つであり，中胚葉の後腎芽組織（後腎芽細胞 metanephrogenic blastema）に由来する悪性腫瘍で，上皮性および間葉性分化産物の混合腫瘍である（その一部が特に優位に発育した組織型も含む）[1]．
- 腎芽腫では，癌抑制遺伝子 *WT1*（11p13 領域），*WT2*（11p15 領域）の遺伝子異常がみつかっている[2]．*WT* 遺伝子は腎の発生過程における腎芽細胞の増殖抑制作用を有するため，腎芽腫には WAGR（Wilm's tumor, aniridia, genitourinary anomalies, mental retardation）症候群，Beckwith–Wiedemann 症候群，Drash 症候群，Perlman 症候群など，さまざまな奇形症候群を合併する．

頻度・臨床

- 腎芽腫の発生に左右差はなく，両側性も約5％にみられる．わが国では，年間80〜100例が発生しているとされ，頻度は出生数1.2万〜1.5万に1人といわれる．発症年齢は，1歳未満20％，1歳30％で，5歳までに約90％が発症する．
- 腹部腫瘤と腹部膨隆が最も多い症状である（親による指摘も含む）．その他，腹痛，嘔吐，発熱，血尿，不機嫌などを主訴とすることもある．
- 合併奇形が多いことが特徴であり，泌尿生殖器系（尿管異常，停留精巣，尿道下裂，水腎症など），筋・骨格系（片側肥大，四肢変形など），皮膚，循環呼吸器系などの合併奇形が知られている．

肉眼像・組織像

- 腎芽腫は，肉眼的に境界明瞭な結節状腫瘍であり，割面では灰白色調で粘液腫状を呈し，出血や壊死を伴うこともある．
- 腎芽腫の組織像は，腎の形成に関わる多分化能を有する後腎芽細胞，尿細管様・糸球体様に分化した上皮成分，および間葉成分の混在からなる（**表1**）．
- 混合型が腎芽腫の基本的な組織像とみなされる．上皮型，間葉型，後腎芽細胞優位型は，それぞれの成分が腫瘍の大部分（2/3以上）を占める場合である[1]．

鑑別診断

- 腎芽腫特殊型および腎芽腫関連病変（special types of nephroblastoma and nephroblastoma-related lesions）として知られる**表2**が鑑別すべき疾患となる．
- 本症例の左腎に発生した腎芽腫症は，次頁の「関連用語」で解説する．

治療・予後

- 腎芽腫の予後には，病期分類と病理組織所見（予後良好群か不良群か）が重要である．病期は，腎被膜外への浸潤，腎洞内血管侵襲，切除断端における腫瘍残存，局所リンパ節転移の有無により決定される．腎洞内血管侵襲の静脈に腫瘍血栓を認める例では，下大静脈経由で肺・肝に転移をきたすことが少なくない．

表2 腎芽腫特殊型および腎芽腫関連病変

1．退形成性を伴う腎芽腫（anaplastic nephroblastoma）
2．造腎組織遺残と腎芽腫症（nephrogenic rests and nephroblastomatosis）
3．囊胞性部分的分化型腎芽腫および囊胞性腎腫（cystic partially differentiated neophroblastoma and cystic nephroma）
4．両側性腎芽腫（bilateral nephroblastoma）
5．腎外腎芽腫（extrarenal nephroblastoma）

表3 腎芽腫の前駆病変（葉内および辺葉造腎組織遺残）

	葉内造腎組織遺残（葉内腎芽腫症）	辺葉造腎組織遺残（辺葉腎芽腫症）
発生頻度	腎芽腫の約10〜25％に合併	本邦では稀
合併奇形症候群	WAGA症候群，Drash症候群	Beckwith-Wiedemann症候群，片側肥大
発生部位	腎皮質〜髄質	腎葉周辺
境界	不明瞭，不規則	明瞭，平滑
組織成分	後腎芽細胞，上皮成分，間葉成分	後腎芽細胞主体，間葉成分が少ない
分布	単発，ときに複数	しばしば多発性
合併腎芽腫の組織像	間葉成分（特に横紋筋細胞）が多い	後腎芽細胞，上皮成分が多い
CTNNB1異常	しばしば	稀
染色体・遺伝子異常	11p13欠失・変異，*WT1*欠失	11p15，*5LOI*，*IGF2*などのインプリンティング異常

- 治療としては，手術療法，化学療法，放射線療法がある．手術では腎摘除術が行われ，術後治療（化学療法や放射線療法）が組み合わされる．最近では，術前に化学療法を行い，腫瘍を小さくしてから腫瘍の摘除（腎臓はなるべく温存，腎部分切除を目指す）を行うことも多い．
- 大部分の腎芽腫は，病期が早期で，組織学的にも退形成を認めないことより，予後良好である．予後不良因子としては，病期進行例あるいはびまん性退形成が挙げられている．

関連用語

- 造腎組織遺残と腎芽腫症（nephrogenic rests and nephroblastomatosis）：造腎組織遺残は，生後の腎組織内に胎児性腎組織（造腎組織）が遺残しているもので，多巣性ないしびまん性に認める場合に腎芽腫症と呼ばれる[3,4]．造腎組織遺残（腎芽腫症）は，腎芽腫発生腎やその対側腎に認められることが多く，腎芽腫の前駆病変として注目されている（**表3**）[1,5]．

文献

1) 日本病理学会小児腫瘍組織分類委員会（編）：小児腫瘍組織カラーアトラス第4巻，小児腎腫瘍．金原出版，2008
2) Perlman EJ, Grosfeld JL, Togashi K, et al：Nephroblastoma. Pathology and genetics of tumours of the urinary system and male genital organs. WHO classification. IARC Press, Lyon, pp48-52, 2004
3) Perlman EJ and Boccon-Gibod L：Pahology and genetics of tumours of the rinary system and male genital organs. WHO classification. IARC Press, Lyon, pp53-54, 2004
4) Murphy WM, Grignon DJ and Perlman EJ：Tumors of the Kidney, Bladder, and Related Urinary Structures. AFIP, Atlas of tumor pathology, series 4, fascicle 1. AFIP, Washington DC, pp38-47, 2004
5) 青笹克之，都築豊徳（編）：癌診療指針のための病理診断プラクティス—腎尿路／男性生殖器腫瘍．中山書店，2016

（鈴木貴弘，鬼島　宏）

6 症例：3歳・男児

1週間前に咳嗽にて近医を受診した際に腹部腫瘤を指摘された．画像で左腎に6cm大の腫瘍が認められ，入院となった．他に症状はなし．尿中VMAは陰性．左腎摘除術が行われた．図1，2は左腎腫瘤の肉眼像で，図3，4はその代表的な組織像である．

Q1 肉眼像における鑑別診断を述べよ．
Q2 病理診断は何か．

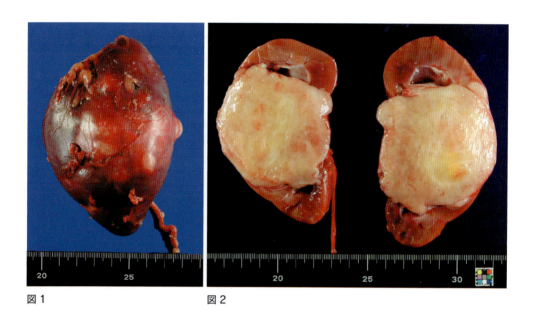

図1　　　図2

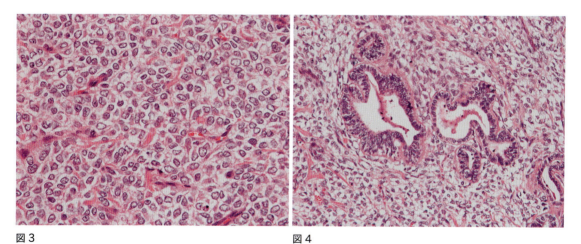

図3　　　図4

Ⅰ. 腎臓

Clear cell sarcoma of the kidney：腎明細胞肉腫

A1　鑑別診断：①nephroblastoma，②mesoblastic nephroma，③PNET
A2　病理診断：clear cell sarcoma of the kidney

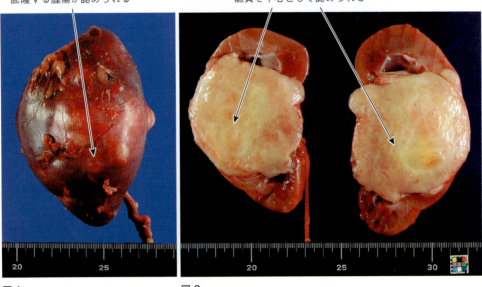

腎の中心に 7.5×7.5×7.2cm 大の膨隆する腫瘍が認められる

被膜はないが，境界明瞭な灰白色の腫瘍が髄質を中心として認められる

図1　　　　図2

卵円形核を有する淡明細胞が充実性増殖を示す
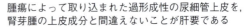
豊富な毛細血管が認められる

腫瘍によって取り込まれた過形成性の尿細管上皮を，腎芽腫の上皮成分と間違えないことが肝要である

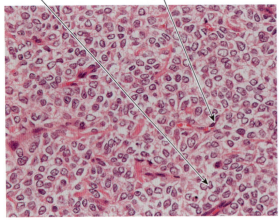
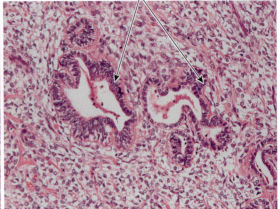

図3　　　　図4

概念

- 腎明細胞肉腫（CCSK）は1970年にKiddによって腎芽腫（Wilms腫瘍）から分離された腫瘍で，小児腎腫瘍の3～4%を占める未分化な肉腫である[1]．

臨床像

- 男性に多い（M：F≒2：1）．
- 年齢分布は腎芽腫と類似するが，2～3歳児が50%を占め（平均2.5歳），それ以降は急激に減少する．胎性31週～58歳までの症例が報告されている．
- 両側発生は例外的で，腎芽腫との関連や遺伝性は特にない．
- Stage I が25%程度，stageIVが5%程度で，残りがstage IIおよびIIIである．
- 発見時の転移はリンパ節が最多（59%）で，骨（13%）（bone metastasizing renal tumor of childhood），肺（10%），肝（9%）などの順でみられる[2]．再発転移としては，骨，肺，脳，腹腔，肝の順でみられたが，化学療法の変化により最近では脳への転移が最多となっている．

肉眼像

- 平均11 cm（2.3～24 cm），660 g（43～3,000 g）と大きい[3]．
- 髄質を中心とする傾向があり，被膜はないが境界はほぼ明瞭である．割面では淡褐色から灰白色で，粘液腫様の変化を伴うことがある．
- ほとんどが部分的に囊胞状変化を伴い，壊死，出血などがしばしばみられる．

組織像

- 比較的均質な淡明細胞が，充実性胞巣あるいは索状構造を示し，豊富な毛細血管に網目状に取り囲まれて，密に増殖を示すパターンが90%以上の症例にみられる[3]．
- その他，myxoid（50%），sclerosing（35%），cellular（26%），epithelioid（13%），palisading（11%），spindle cell（7%），storiform（4%），anaplastic（3%）patternがあり，90%以上の症例で2つ以上のパターンが混在する．
- 核/細胞質比は高く，核は類円形～卵円形である．核クロマチンは微細顆粒状で，核小体は目立たない．
- 組織学的には腫瘍辺縁はやや不整で，糸球体や尿細管を孤立性に取り囲む像が特徴的である．
- 免疫染色では，vimentin, bcl-2, nerve growth factor receptor（NGFR）が陽性で，cytokeratinやEMA, CD34, S100蛋白，desmin, MIC2（CD99）は陰性である．
- 一部の症例では，t(10;17)(q22;p13)の転座，すなわち *YWHAE-FAM22* 融合遺伝子が報告されており，特に細胞密度が高い腫瘍に多く認められるとの報告がある[4,5]．

鑑別診断

- 腎芽腫，mesoblastic nephroma, PNET, 滑膜肉腫，ラブドイド腫瘍などが挙げられる．Cystic nephromaや多囊胞腎が鑑別になることもある．
- 腎芽腫では，弱拡大で細胞密度の相違を示す結節状の増殖パターンがみられる．糸球体や尿細管を孤立性に取り囲む像はみられない．CCSKの腫瘍辺縁で取り込まれた尿細管が過形成となり，腎芽腫の上皮成分と間違えないことが肝要である．CCSKでは上皮マーカーは陰性である．異所性成分，nephrogenic

rest（造腎組織遺残），腎盂内房状増殖，WT1 と CD56 の陽性像は腎芽腫でみられる．
- Mesoblastic nephroma は通常生後 6 か月未満に発症し，レニン，カルシウムが高値を示す．核分裂像が多くみられ，周囲に浸潤様に発育し，複数の糸球体や尿細管を取り囲む．desmin と actin が陽性となる．
- Cellular pattern を伴う例では PNET との鑑別が問題となるが，PNET は全体的に cellular で MIC2（CD99）が陽性となる．

治療・予後
- 手術＋化学療法が基本で，必要に応じて放射線療法が加えられる[4]．
- Doxorubicin（adriamycin）の導入で，生存率は 20％から 70％に改善した．
- 現在，統一されたレジメンはないが，doxorubicin/cyclophosphamide/etoposide/dactinomycin/vincristine/carboplatin などが用いられ，ステージの低い症例には 3 剤，進行例には 4 剤が用いられるのが一般的である．
- 5 年生存率は stage I でほぼ 100％，stage II，III が 75％程度，stage IV で 50％程度である．
- 再発までの期間は平均 2 年だが，8～10 年後の晩期再発例も認められる．
- 予後因子は，doxorubicin の治療の有無，stage，年齢，壊死の有無とされる．

文献
1) Morgan E and Kidd JM：Undifferentiated sarcoma of the kidney：a tumor of childhood with histopathologic and clinical characteristics distinct from Wilms' tumor. Cancer 42：1916-1921, 1978
2) Marsden HB and Lawler W：Bone-metastasizing renal tumour of childhood. Br J Cancer 38：437-441, 1978
3) Argani P, Perlman EJ, Breslow NE, et al：Clear cell sarcoma of the kidney：a review of 351 cases from the National Wilms Tumor Study Group Pathology Center. Am J Surg Pathol 24：4-18, 2000
4) Gooskens SLM, Furtwangler R, Vujanic JS, et al：Clear cell sarcoma of the kidney：a review. Eur J Cancer 48：2219-2226, 2012
5) O'Meara E, Stack D, Lee CH, et al：Characterization of the chromosomal translocation t（10；17）（q22；p13）in clear cell sarcoma of kidney. J Pathol 227：72-80, 2012

（湊　宏）

7 症例：60代・男性　　　Ⅰ．腎臓

　人間ドックでの腹部超音波検査で，左腎上極に腫瘍性病変が見出された．腎細胞癌との臨床診断で，定型的腎摘除術が施行された．既往歴に高血圧，脂質代謝異常症を認めるが，家族歴には特記すべきことはなし．図1は摘除腎の肉眼所見で，図2はその代表的な組織像である．

- **Q1** 図1の肉眼像の特徴を述べよ．
- **Q2** 図2の腫瘍組織所見で，細胞質に多く含まれるのは何か．病理診断は何か．
- **Q3** 図3に腫瘍組織のHE染色像，図4に同部に対応する部分のelastica van Gieson染色像を示す．この所見からわかることと注意すべきことを述べよ．

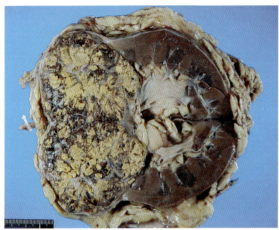

図1

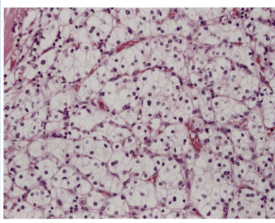

図2

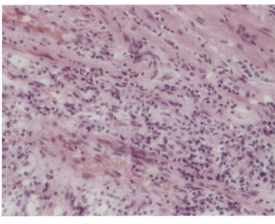

図3

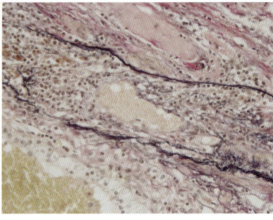

図4

Ⅰ. 腎臓

Clear cell renal cell carcinoma：淡明細胞型腎細胞癌

A1 肉眼像の特徴：境界明瞭で，黄色調を示す．
A2 細胞質に多く含まれるもの：グリコーゲンおよび脂肪滴．病理診断：clear cell renal cell carcinoma
A3 所見からわかることと注意すべきこと：静脈侵襲がある．肺転移に注意する．

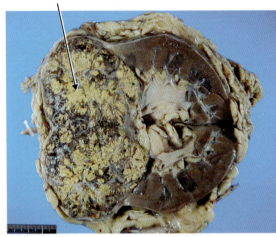

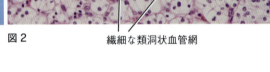

図1　黄色，境界明瞭な腫瘍

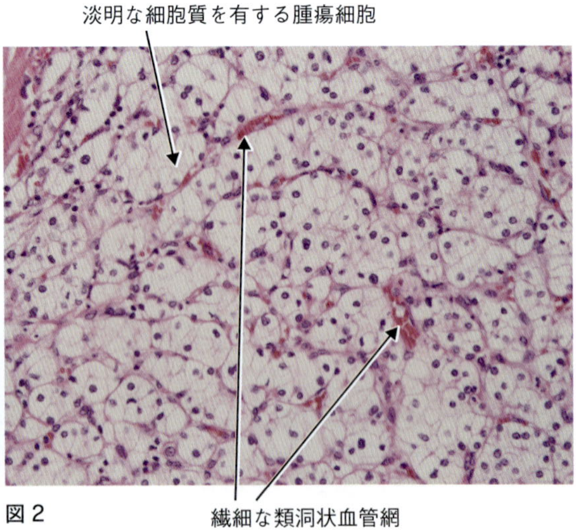

図2　淡明な細胞質を有する腫瘍細胞／繊細な類洞状血管網

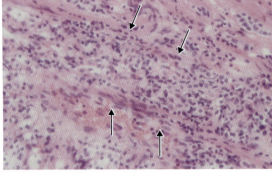

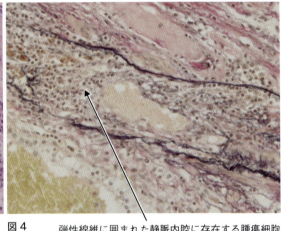

図3　HE染色では静脈壁（矢印）は不明．

図4　弾性線維に囲まれた静脈内腔に存在する腫瘍細胞

概念

- 淡明細胞型腎細胞癌は，腎細胞癌の70〜80％を占め，成人の腎原発性腫瘍中，最も多い[1]．
- グリコゲンや脂質を豊富に含むため，淡明な細胞質を有する腫瘍細胞からなる．
- 多房嚢胞性腎細胞癌は本腫瘍の亜型と考えられているが，新WHO分類2016ではmultilocular cystic neoplasm of low malignant potentialと表記されている[2]．

臨床像

- 50〜70代にピークがあり，男女比は2：1である．
- 近年，大多数は放射線検査により，無症状のうちに発見される．
- 古典的三徴は血尿，腹部腫瘤，背部痛であるが，30％未満の症例にしかみられない．
- von Hippel-Lindau（VHL）病（家族性腫瘍症候群，中枢神経系血管芽腫，褐色細胞腫を好発する）に高率に合併する．VHL病の責任遺伝子*VHL*は散発性淡明細胞型腎細胞癌でも異常を示す[1]．

肉眼像

- 境界明瞭，被包例から浸潤例までさまざまである．
- 割面は鮮やかな黄色調を示し，壊死，出血，線維化，嚢胞性変化がみられる．
- 高度異型性，充実性，肉腫様変化部分は灰白色または光沢を有する白色を示す．
- 大部分の症例は腎内に限局するが，大型腫瘍，特に径7cmを超えたものは腎洞の静脈や脂肪組織に浸潤することがある．腎静脈本幹に腫瘍塞栓を形成することもある．

組織像

- 腫瘍細胞は，繊細な類洞状血管網に囲まれる，胞巣状，管状，嚢胞状構造を形成する．
- 低異型度部分では，腫瘍細胞の細胞質はグリコーゲンと脂質を含むため，淡明である．
- 高異型度部分では好酸性，顆粒状細胞質を有する腫瘍細胞がみられる．
- 局所的に，腫瘍細胞の脱落による偽乳頭状構築を認めることもあるが，真性乳頭状構造はみられない．乳頭状構築が広範であるときは，転座型腎細胞癌など他組織型の可能性を検討する必要がある．
- 核異型度（3段階法，Fuhrman grade）は生物学的態度と相関する．3段階法では存在するすべての異型度を，優勢度に従い不等号表記する．Fuhrman gradeでは最高の異型度を記載する（紡錘細胞癌成分はFuhrman grade 4とする）．
- 静脈侵襲，リンパ管侵襲はelastica van Gieson染色，D2-40免疫組織化学染色を参考に評価する．

免疫組織化学・電顕

- Pan-cytokeratin（AE1/AE3），EMA，CD10，RCC，pax2，pax8，CA9が陽性である（CA9は高度異型性症例や肉腫様変化部分でも陽性を示す）[1]．
- AMACR，CK7，c-kit，ksp-cadherinは通常，陰性である．
- 超微形態学的には細胞質内に豊富なグリコーゲン顆粒を認める．

鑑別診断

- 腎細胞癌の他組織型：各項目を参照のこと．

I. 腎臓

- 類上皮性血管筋脂肪腫：高度異型性を示す腫瘍細胞からなり，一部に淡明細胞を含む．多形性が著明で多核巨細胞もみられる．繊細な類洞状血管を欠く．上皮マーカー（CK，EMA）は陰性で，メラノーママーカーは陽性（HMB45，MelanA，MiTF）．約半数の症例が結節性硬化症に合併する[1]．
- 黄色肉芽腫性腎盂腎炎：泡沫状マクロファージの集簇（淡明腫瘍細胞と誤ってはならない），多彩な炎症性背景（好中球，リンパ球，異物巨細胞，コレステリン結晶など）がみられる．類洞状血管は欠如し，泡沫細胞は上皮マーカー陰性，CD45，CD68陽性である．

治療

- 腎摘除術は限局性病変に対しては最も多く行われ，部分的腎切除術は増加しつつある．
- 進行症例の化学療法，放射線療法の効果は不良である．
- 最近まで免疫療法（インターフェロン，サイトカイン）は有転移症例に対する主な治療法であったが，反応性は不良である．
- 最近，HIF経路やmammalian target of rapamycin（mTOR）経路を標的とした分子標的治療が導入されている．

予後

- 5年生存率75%，10年生存率62%で，最も重要な予後因子は病理学的病期，核異型度，紡錘細胞癌への進行に加えて，地図状壊死である．

文献

1) Moch H, et al：Clear cell carcinoma. In：WHO classification of tumours of the urinary system and male genital organs. edited by Moch H, Humphrey PA, Ulbright TM, et al. IARC Press, Lyon, pp18-22, 2016
2) Montrinori R, et al：Multilocular cystic renal neoplasm of low malignant potential. In：WHO classification of tumours of the urinary system and male genital organs. edited by Moch H, Humphrey PA, Ulbright TM, et al. IARC Press, Lyon, p22, 2016

（長嶋洋治，岩本和香子）

8 症例：40代・女性　　　　　　　　　　　　　　　　　　　　　Ⅰ．腎臓

　血尿のため来院し，腎癌が指摘され，根治的腎摘除術が施行された．摘除腎では径8cmの明らかな腎癌（図1）とともに矢印の部分に小さな病変がみられ，同部の割面（図2）で1cm大の病変（矢印）が認められた．図3，4は図2の矢印でみられた病変の代表的な組織像である．

Q1 図2の矢印で示した病変の病理診断は何か．
Q2 本例のように腫瘍が肉眼的に黄色にみえる場合，組織学的にどのようなものが存在すると考えられるか述べよ．

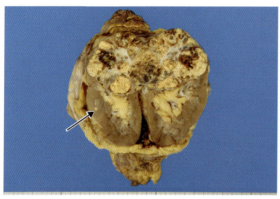

図1

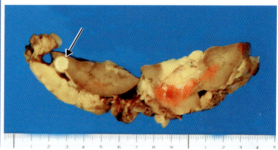

図2

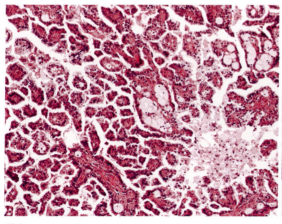

図3

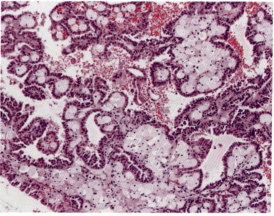

図4

Papillary renal cell carcinoma：乳頭状腎細胞癌

A1 病理診断：papillary renal cell carcinoma, type 1

A2 通常，腫瘍が肉眼的に黄色調にみえる場合には，①脂肪成分を多く含む，②壊死巣，③膿瘍巣，④グリコーゲンを多く含むなどの可能性が挙げられる．脂肪の場合はやや脂ぎった感じがするのに対して，壊死が目立つ場合にはやや不透明で灰色調を帯びる傾向がある．

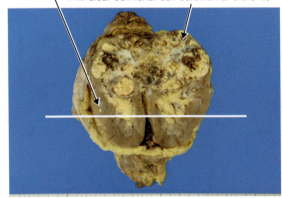

この割面では3mm大の黄色調の病変が認められる

直径8cmの黄色調の病変がみられる（組織学的にはclear cell renal cell carcinomaであった）

図1

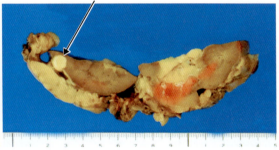

図1の白線に平行に割を入れたものが図2で，境界明瞭な1cm大の黄色調の病変が認められる

図2

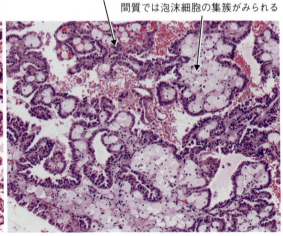

乳頭状の増殖がみられる

泡沫細胞の集簇がみられる

単層の腫瘍細胞からなる

間質では泡沫細胞の集簇がみられる

図3　　図4

表1 新WHO分類2016における腎細胞腫瘍 (renal cell tumors)

1. Clear cell renal cell carcinoma	8. MiT family translocation renal cell carcinomas
2. Multilocular cystic renal neoplasm of low malignant potential	9. Succinate dehydrogenase-deficient renal cell carcinoma
	10. Mucinous tubular and spindle cell carcinoma
3. Papillary renal cell carcinoma	11. Tubulocystic renal cell carcinoma
4. Hereditary leiomyomatosis and renal cell carcinoma-associated renal cell carcinoma	12. Acquired cystic disease-associated renal cell carcinoma
	13. Clear cell papillary renal cell carcinoma
5. Chromophobe renal cell carcinoma	14. Renal cell carcinoma, unclassified
6. Collecting duct carcinoma	15. Papillary adenoma
7. Renal medullary carcinoma	16. Oncocytoma

概念
- 新WHO分類2016では，腎細胞腫瘍は，表1に示すように16個の細胞型に分類されている[1]．
- 以下に，今回の症例である"乳頭状腎細胞癌（papillary renal cell carcinoma）"について詳述する．

疫学
- 発生頻度は淡明細胞型腎細胞癌に次いで多く，淡明細胞型腎細胞癌の好発年齢および性差とほぼ同じである[1]．

臨床像
- 臨床症状は血尿，側腹部痛，腫瘤触知など，通常の腎細胞癌と同じであるが，約半数は偶発病変として発見される．
- 血管造影ではhypovascularな腫瘍であるが，それ以外には画像上，特異的な所見はみられない．
- 染色体異常として，7，17番染色体のtrisomyとY染色体の欠失がみられる[1]．

肉眼像
- 腫瘍は境界明瞭で，しばしば出血，壊死，嚢胞変性を示す．
- 線維性の偽被膜（fibrous pseudocapsule）を形成することもある．
- 両側性や多発性の頻度が他の組織型に比べて高く，遺伝性のものもみられる．

組織像
- 立方状や円柱状の腫瘍細胞が，線維血管性間質を中心に乳頭状に増殖する．
- 間質では泡沫細胞の集簇がみられ，砂粒体や硝子化も認められる．コレステロール結晶の空隙（cholesterolcleft）を認めることもある．
- 腫瘍細胞の異型性と細胞質の特徴からtype 1とtype 2に分類される．
- Type 1では，細胞質の乏しい，小型で単層の腫瘍細胞が乳頭状に増殖し，しばしば多発する傾向がみられる．今回の症例はtype 1に相当する．
- Type 2は，type 1同様，乳頭状増殖を示すが，腫瘍細胞の細胞質は好酸性で，核に偽重層化がみられ，しばしば核異型が目立つ（図5, 6）[1~3]．
- 免疫染色ではAE1/AE3, CAM5.2, EMA, AMACR, RCC, vimentin, CD10が陽性である（図7）．また，通常の腎癌と異なり，CK7が陽性になる症例が多く，その頻度はtype 1のほうがtype 2よりも高頻度である．

鑑別診断
- 乳頭状腺腫（papillary adenoma）：新WHO分類2016では，直径15 mm以下で，

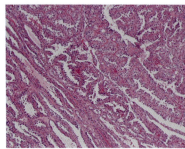 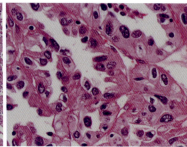 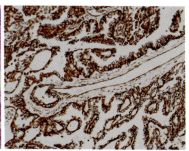

図5 Papillary renal cell carcinoma, type 2. 好酸性の細胞質を有する腫瘍細胞が乳頭状に増殖している.

図6 Papillary renal cell carcinoma, type 2. 腫瘍細胞の細胞質は好酸性で, 核異型が目立つ.

図7 Papillary renal cell carcinoma, type 2. 免疫組織化学では, 腫瘍細胞は vimentin 陽性である.

被膜を持たない low-WHO/International Society of Urological Pathology (ISUP) grade の腫瘍と定義されている.

- 後腎性腺腫（metanephric adenoma）：小型の均一円形核を有する細胞が管状構造を形成し，密に増殖する．境界は明瞭であるが，被膜形成はみられない．
- 集合管癌（Bellini 管癌，carcinoma of the collecting ducts of Bellini）：髄質を中心に発育する浸潤性の腫瘍で，管状構造が主体であるが，しばしば乳頭状構造を示す．核異型の強い細胞を認め，予後は不良である．
- 淡明細胞乳頭状腎細胞癌（clear cell papillary renal cell carcinoma）：95％以上の症例は診断時 pT1 で，核は基底層側に配列し，類円形で極めて異型が弱い．典型例では CD10，AMACR が陰性で，局所再発や転移はみられない[1,4]．

治療・予後

- 根治的腎摘除術ないしは腎部分切除術が行われる．
- 淡明細胞型腎細胞癌に比べて予後はよい．
- Type 1 は type 2 に比して予後良好である[1,3]．

文献
1) In：WHO classification of tumours of the urinary system and male genital organs. edited by Moch H, Humphrey PA, Ulbright TM, et al. IARC Press, Lyon, pp23-25, 2016
2) Delahunt B and Eble JN：Papillary renal cell carcinoma：a clinicopathologic and immunohistochemical study of 105 tumors. Mod Pathol 10：537-544, 1997
3) Pignot G, Elie C, Conquy S, et al：Survival analysis of 130 patients with papillary renal cell carcinoma：prognostic utility of type 1 and type 2 subclassification. Urology 69：230-235, 2007
4) Williamson SR, Eble JN, Cheng L, et al：Clear cell papillary renal cell carcinoma：differential diagnosis and extended immunohistochemical profile. Mod Pathol 26：697-708, 2013

（清水道生，小島史好）

9 症例：50代・男性

　右側腹部痛を自覚し，超音波検査で右腎腫瘤を指摘された．その後，右腎摘除術が施行された．**図1**は右腎下極に認められた腫瘤の肉眼像（割面）で，**図2，3**はその代表的な組織像である．

Q1 病理診断は何か．
Q2 この疾患でみられる頻度の高い肉眼像の特徴を述べよ．

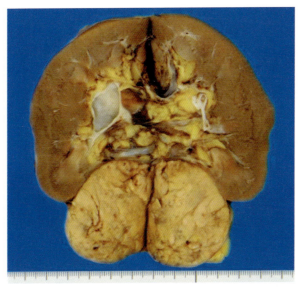

図1

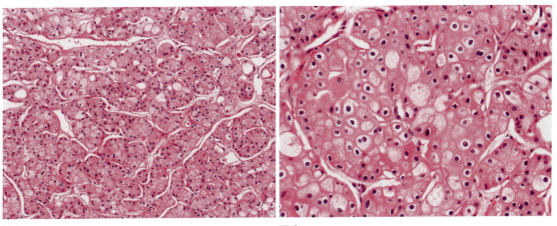

図2　　　　　　　　　　　　　　　図3

Chromophobe renal cell carcinoma：嫌色素性腎細胞癌

A1　病理診断：chromophobe renal cell carcinoma
A2　肉眼像の特徴：淡明細胞型腎細胞癌（clear cell renal cell carcinoma）に比べ，出血，壊死，囊胞形成などは目立たないことが多い．

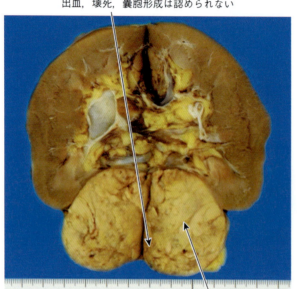

出血，壊死，囊胞形成は認められない

図1　腎下極に境界明瞭な黄褐色調の腫瘍が認められる

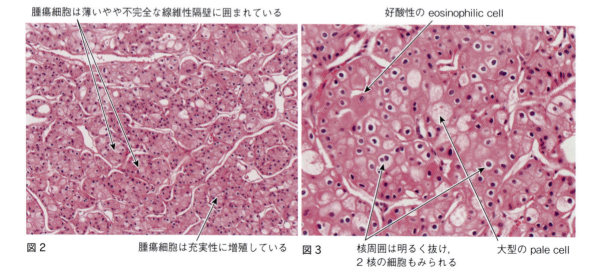

腫瘍細胞は薄いやや不完全な線維性隔壁に囲まれている

好酸性の eosinophilic cell

図2　腫瘍細胞は充実性に増殖している

図3　核周囲は明るく抜け，2核の細胞もみられる

大型の pale cell

概念

- 1985年にThoenesら[1]により，ヒトにおいて初めて嫌色素性腎細胞癌（chromophobe renal cell carcinoma）という腎癌の組織型が報告された．それ以前に動物でのchromophobe renal cell tumorの報告はあったが，ヒトではなかった．
- 外科的に切除された腎の上皮性腫瘍の約5％を占め，若干男性に多くみられる．また，患者の年齢としては50代に多い[2]．
- Chromophobe renal cell carcinomaの発生母地はoncocytomaと類似し，集合管の介在細胞と考えられており，oncocytomaと組織像が幾分類似している．
- 予後はclear cell renal cell carcinomaに比べて良好である．
- 染色体1，2，6，10，13，17，21番などの欠失が認められる点が通常の腎細胞癌と異なる[2]．

臨床像

- 無症状のことが多いため，特徴的な臨床症状はみられないが，腫瘍触知や血尿などで来院することもある．
- 多くの場合，画像診断では壊死や石灰化を伴わない，大きな片側性の腫瘤として認められる．

肉眼像

- 単発性の境界明瞭な腫瘍で，被膜形成はみられない．
- 腫瘍の大きさは2〜23 cm（平均8 cm）で，割面はベージュないしは淡褐色である．
- 淡明細胞癌に比べ，出血，壊死，囊胞形成などは少ない（図1）．

組織像

- 充実性の増殖を示し，部位によっては薄い線維性隔壁によって腫瘍胞巣が囲まれた特徴的な組織像が認められる（図2）[2]．
- Typical variantとeosinophilic variantに大別される．ただし，両者は混在することが多く，両者を区別する臨床的意義は少ない．
- Typical variantは，細胞境界が明瞭で，比較的小型で好酸性顆粒状細胞質を有するeosinophilic cellと，大型で微細顆粒状の細胞質を持つpale cellの2種類の細胞よりなる（図3）．Pale cellは透明な細胞であることからtransparent cellとも呼ばれ，血管性隔壁（vascular septa）に沿って存在する傾向がある[3]．
- Eosinophilic variantでは，細胞境界が明瞭で，好酸性顆粒状細胞質を有するeosinophilic cellが主体となる．
- 子宮頸部でみられるkoilocytotic changeに類似する所見がみられる．すなわち，腫瘍細胞の核は中央に位置するものの，核膜は不整で，しわがみられ，レーズン様（raisinoid）の所見を呈する．また，腫瘍細胞の核周囲が明るく抜けたようにみえる所見，すなわちperinuclear haloがみられる．2核細胞もよくみられる．これらの所見をまとめてkoilocytoid changeと呼ぶこともある（図3）[3]．
- 腫瘍細胞の境界は明瞭で，敷石状を呈し，植物細胞を連想させることからplant-like patternあるいはcobble stone appearanceと呼ばれる．
- 腫瘍細胞の細胞質はコロイド鉄染色（Hale colloidal iron stain）でびまん性に陽性であるが，lipidやglycogenの量は少ない（図4）．
- 免疫組織化学では，腫瘍細胞はCK7，EMAなどが陽性である（図5）．通常の

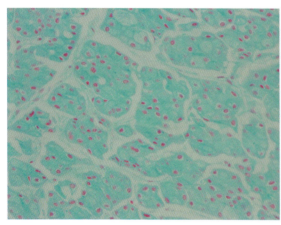 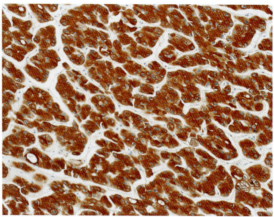

図4　コロイド鉄染色では，腫瘍細胞の細胞質はびまん性に陽性を示す．

図5　免疫染色にて腫瘍細胞はEMAが陽性である．

　　淡明細胞癌がvimentin，CD10が陽性であるのに対し，chromophobe renal cell carcinomaでは両者ともに陰性である[2〜4]．
- 電顕的には核周囲に拡張した微小嚢胞構造がみられ，この所見がperinuclear haloの所見に対応するものと考えられている．

鑑別診断

- Oncocytomaとの鑑別を要する症例がみられるが，perinuclear halo，核所見などに着目して鑑別を行うことが大切である．また，oncocytomaでは，電顕で多数のミトコンドリアが認められるが，大部分はその大きさや形が正常である．

予後

- 淡明細胞癌に比べて予後は良好で，死亡率は10％以下である[5]．
- 多くの症例はstage T1ないしはT2である．
- Sarcomatoid transformationを起こすとaggressiveな経過を取り，転移がみられる．

文献

1) Thoenes W, Störkel S and Rumpelt HJ：Human chromophobe cell carcinoma. Virchows Arch B Cell Pathol Incl Mol Pathol 48：207-217, 1985
2) Moch H, Humphrey PA, Ulbright TM, et al：WHO classification of tumours of the urinary system and male genital organs. IARC Press, Lyon, 2016
3) 清水道生，小川史洋，伴　慎一，他：知っていると役立つ外科病理の診断クルー47, koilocytotic change in chromophobe renal cell carcinoma. 病理と臨床 22：632-633, 2004
4) Abrahams NA, MacLennan GT, Khoury JD, et al：Chromophobe renal cell carcinoma：a comparative study of histological, immnohistochemical and ultrastructural features using high throughput tissue microarray. Histopathology 45：593-602, 2004
5) Crotty TB, Farrow GM and Lieber MM：Chromophobe cell renal carcinoma：clinicopathological features of 50 cases. J Urol 154：964-967, 1995

（清水道生，永田耕治）

10 症例：40代・男性

肉眼的血尿のため来院し，画像診断で左腎臓に腫瘍を指摘された．精査ののち入院となり，左腎全摘除術が施行された．図1は摘除腎の肉眼像で，図2，3はその代表的な組織像（弱拡大および強拡大）である．

Q1 病理診断は何か．
Q2 次に行うべき検査を述べよ．

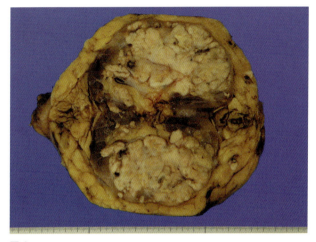

図1

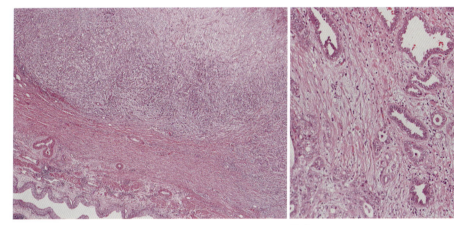

図2　　　　　　　　　　　　　　図3

Ⅰ. 腎臓

Collecting duct carcinoma：集合管癌

A1 病理診断：collecting duct carcinoma
A2 次に行うべき検査：膀胱の検索．約半数の症例で膀胱尿路上皮癌の合併がみられる．

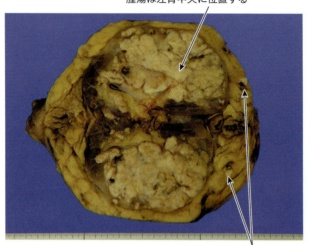

腫瘍は左腎中央に位置する

腎周囲脂肪織に転移巣を認める

図1

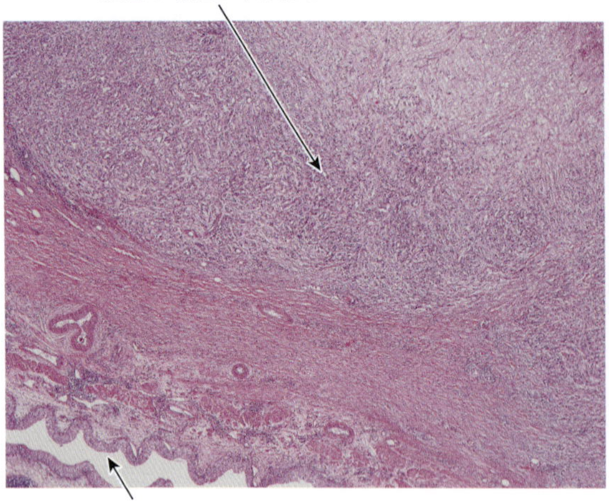

腫瘍の増殖がみられる

間質では炎症細胞浸潤を伴う線維化がみられる

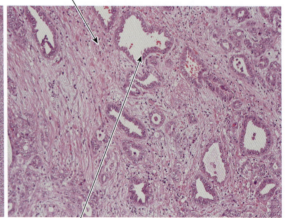

図2　腎盂の尿路上皮に異型はみられない

図3　腺管を形成する腫瘍細胞が腺管内へ突出する鋲釘パターン（hobnail pattern）がみられる

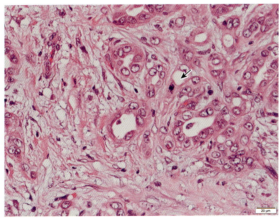 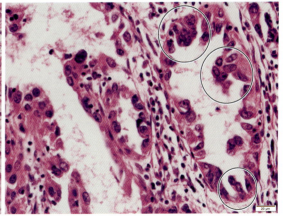

図4 間質の線維化と，核分裂像が認められる（矢印）．　　図5 間質には好酸球などの浸潤がみられ，腺管では微小乳頭状構造（○内）がみられる．

概念

- ベリニの集合管の主細胞に由来する稀な腫瘍である．
- 頻度は腎悪性腫瘍の1％未満で，Bellini duct carcinoma とも呼ばれる．

臨床像

- 13〜83歳の幅広い年齢（平均年齢55歳）でみられ，男女比は2：1である[1,2]．
- 臨床症状は腹痛，側腹部腫瘤，血尿などで，鎮痛薬腎症との関連性も示唆されている．
- 発見時に80％の症例で転移がみられ，局所リンパ節のほか，血行性に肺，肝，骨，副腎などの臓器に高頻度でみられ，骨転移は骨形成性を示す．

肉眼像

- 通常，腎臓中心部に生じ，小さい場合は髄質の錐体部にみられる．
- 2.5〜15 cm（平均5 cm）大，境界不整で，割面は灰白色調充実性を示す．
- 壊死や娘結節がみられる場合，腎盂内で増殖することもある．
- 腎周囲や腎洞脂肪織浸潤，腎静脈腫瘍塞栓をしばしば認める．

組織像

- 典型例では管状，管状乳頭状の不整な腺管が線維形成を伴って腎実質に浸潤性増殖を示し，腺管内への微小乳頭状増殖が特徴的である（図4, 5）．
- 腫瘍細胞が充実性，索状，肉腫様パターンなどを示すこともある．
- 集合管癌は髄質の集合管から生じるが，明細胞癌や乳頭癌などの腎細胞癌も腎柱（Bertin柱）の皮質組織から生じるため，位置による鑑別は困難な場合が多く，ある程度除外診断となるため，診断基準が設けられている（表1）[3]．
- 腫瘍細胞は鋲釘パターンを示し，核異型は高度（Fuhrman 3 to 4）で，細胞質は好酸性で，腺管内や細胞内粘液はみられるが，グリコーゲンは目立たない．
- 核分裂像がしばしばみられ，異型核分裂像も認められる．
- 免疫組織化学では，CAM5.2, AE1/AE3, 34βE12, CK7, CK8/18, CK19 などのケラチンに陽性で，CEA, vimentin, PAX8, PAX2, INI-1 が陰性を示す[4,5]．CD15 と EMA, MUC1 は一部の症例で陽性を示し，CD10 と villin, p63 は陰性である．さらに，UEA-1 や PNA などのレクチンが陽性を示す．

表 1　集合管癌の診断基準

1．少なくとも病変の一部が髄質領域を侵す
2．導管形成が優勢を示す
3．間質の反応性線維化が存在しなければならない
4．高度の細胞異型
5．浸潤性の増殖形態
6．ほかに腎明細胞癌（亜型を含む）や尿路上皮癌成分を認めない

鑑別診断
- 画像診断では腎細胞癌や腎盂癌が挙げられる．
- 組織学的には，乳頭状腎細胞癌と腺への分化を伴う尿路上皮癌，転移性腺癌（消化管や肺）が挙げられる．

治療・予後
- 外科的摘除のほか，細胞障害性薬剤を用いた化学療法（ゲムシタビンとカルボプラチン併用，パクリタキセルとカルボプラチン併用）や，分子標的治療薬ではキナーゼ阻害薬（スニチニブ，ソラフェニブ）が用いられている[6]．
- 初回診断から1〜3年以内に亡くなる症例が多い[2]．

関連用語
- レクチン：免疫反応の産物以外の糖結合性タンパク質・糖タンパク質で，一般的には，動植物に存在する糖タンパク質のうち，糖に対する特異的結合活性を持った物質の総称．癌細胞や癌周囲の細胞がさまざまなレクチンを産生しており，量的変化のほか，質的変化が腫瘍マーカーとして臨床応用されている．

文献
1) Karakiewicz PI, Trinh QD, Rioux-Leclercq N, et al：Collecting duct renal cell carcinoma：a matched analysis of 41 cases. Eur Urol 52：1140-1145, 2007
2) Tokuda N, Naito S, Matsuzaki O, et al：Collecting duct（Bellini duct）renal cell carcinoma：a nationwide survey in Japan. J Urol 176：40-43；discussion 43, 2006
3) Srigley JR, Delahunt B, Eble JN, et al：The International Society of Urological Pathology（ISUP）Vancouver Classification of Renal Neoplasia. Am J Surg Pathol 37：1469-1489, 2013
4) Albadine R, Schultz L, Illei P, et al：PAX8（＋）/p63（−）immunostaining pattern in renal connecting duct carcinoma（CDC）：a useful immunoprofile in the differential diagnosis of CDC versus urothelial carcinoma of upper urinary tract. Am J Surg Pathol 34：965-969, 2010
5) Carvalho JC, Thomas DG, McHugh JB, et al：p63, CK7, PAX8 and INI-1：an optimal immunohistochemical panel to distinguish poorly differentiated urothelial cell carcinoma from high-grade tumours of the renal collecting system. Histopathology 60：597-608, 2012
6) Ansari J, Fatima A, Chaudhri S, et al：Sorafenib induces therapeutic response in a patient with metastatic collecting duct carcinoma of kidney. Onkologie 32：44-46, 2009

（永田耕治，清水道生）

11 症例：30代・女性

発熱，右側腹部痛にて発症．画像にて腎腫瘍とリンパ節腫大が認められ手術となった．図1は腫瘍の肉眼像（割面），図2，3はその代表的な組織像である．

Q1 病理診断は何か．
Q2 病理診断確定に至る免疫組織化学は何か．

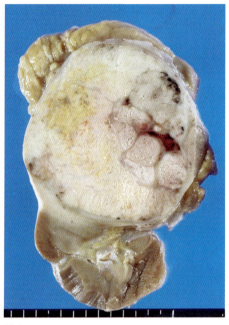

図1

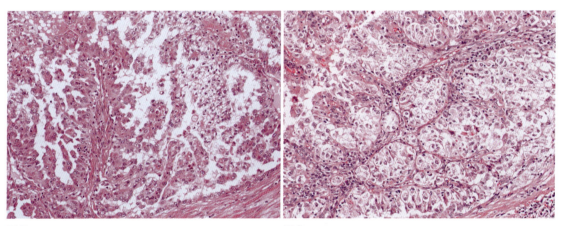

図2　　　　　　　　　　　　　　図3

I. 腎臓

MiT family translocation renal cell carcinoma（Xp11 translocation renal cell carcinoma：Xp11 転座型腎細胞癌）

A1 病理診断：MiT family translocation renal cell carcinoma（Xp11 translocation renal cell carcinoma）（renal carcinoma associated with Xp11.2 translocations/TFE3 gene fusions）

A2 免疫組織化学：transcription factor E3（TFE3）

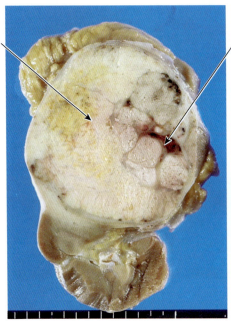

皮質から髄質，一部腎盂に突出する腫瘍（8cm 大）で，割面は白色調，分葉状である

一部には出血，壊死がみられる

図 1

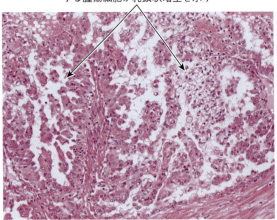

淡明もしくは好酸性の細胞質を有する腫瘍細胞が乳頭状増生を示す

図 2

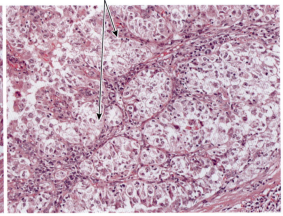

細胞質が淡明〜好酸性の腫瘍細胞が胞巣を形成している

図 3

| 概　念 | ■ 転写因子である MiT family に属する遺伝子（*TFE3* と *TFEB*）を含む遺伝子の転座が発症に関与する[1]．本例は，染色体 Xp11.2 に位置する *TFE3* 遺伝子の転座が関与している[2]． |

| 臨床像 | ■ 小児，若年者での報告の多い腎細胞癌である． |

| 肉眼像 | ■ 灰白色〜黄色の充実性腫瘍で，しばしば壊死や出血を生じる． |

| 組織像 | ■ 淡明な細胞質を有する腫瘍細胞が乳頭状構造を呈する像と，巣状配列を呈する像が混在する．
■ 好酸性顆粒状の細胞質を有する像もみられる．
■ 石灰化（砂粒体）を伴うことがある．
■ 本例のような Xp11.2 転座型腎細胞癌の場合，Xp11.2 遺伝子の転座の結果，キメラ蛋白ができるが，このキメラ蛋白は正常 TFE3 蛋白よりも半減期が長い．そのため，転座陽性症例では，TFE3 の免疫組織化学にて腫瘍細胞の核に陽性像が認められる（**図 4**）[3]． |

| 鑑別診断 | ■ 淡明細胞腎細胞癌，乳頭状腎細胞癌が鑑別となるが，臨床的には Xp11.2 転座型腎細胞癌では若年者での発症が多く，年齢が鑑別点の一助となる．
■ 組織学的に，淡明細胞が多いと淡明細胞癌が鑑別となるが，乳頭状構築を伴う点が淡明腎細胞癌と異なる．また通常の淡明細胞癌に比して核異型がやや強い． |

| 治療・予後 | ■ 一般に予後は良好であることが多いが，年長者では予後不良との報告がある． |

| 関連事項 | ■ TFE3：*TFE3* 遺伝子の転座は軟部腫瘍である胞巣状軟部肉腫（alveolar soft part |

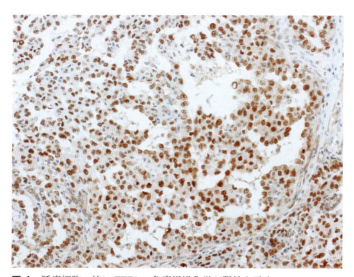

図 4　腫瘍細胞の核に TFE3 の免疫組織化学が陽性を示す．

sarcoma)でも知られている．もともと内在性 TFE3 はすべての臓器に存在していることから，免疫組織化学の染色法やその評価には注意が必要である．染色に際しては，陽性コントロールとして胞巣状軟部肉腫を，陰性コントロールとして正常の腎組織を置き，陽性陰性双方のコントロールの染色性を確認することが必要である[4]．

文献
1) Argani P, Cherille J and Ladanyi M：MiT family translocation renal cell carcinomas. In：WHO classification of tumours of the urinary system and male genital organs. edited by Moch H, Humphrey PA, Ulbright TM, et al. IARC Press, Lyon, pp33-34, 2016
2) Argani P, Antonescu CR, Couturier J, et al：PRCC-TFE3 renal carcinomas：morphologic, immunohistochemical, ultrastructural, and molecular analysis of an entity associated with the t（X；1）（p11.2；q21）. Am J Surg Pathol 26：1553-1566, 2002
3) Argani P, Lal P, Hutchinson B, et al：Aberrant nuclear immunoreactivity for TFE3 in neoplasms with TFE3 gene fusions：a sensitive and specific immunohistochemical assay. Am J Surg Pathol 27：750-761, 2003
4) 長嶋洋治，黒田直人，松嵜　理：第 4 版　腎癌取扱い規約の改正点および問題点．病理と臨床 30：954-959，2012

〔畑中佳奈子〕

12 症例：40代・女性

検診で施行された腹部超音波検査で，右腎に腫瘍性病変を見出され，精査のため来院した．腹部CT（図1）で腎細胞癌が疑われ，右腎摘除術が施行された．摘除腎の固定後の所見を図2に示す．腫瘍組織の代表的なHE染色標本所見を図3，4に示す．なお家族歴，既往歴に特記すべきことはない．

Q1 CT所見の特徴を述べよ．
Q2 肉眼所見の特徴を述べよ．
Q3 組織像の特徴を述べよ．また，病理診断は何か．

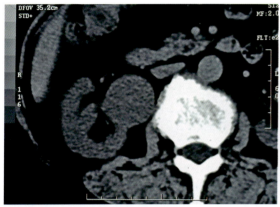

図1

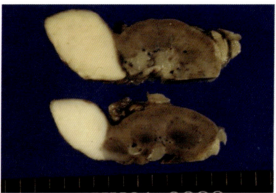

図2

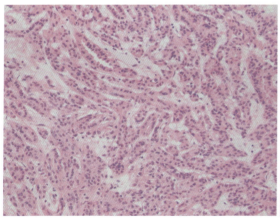

図3

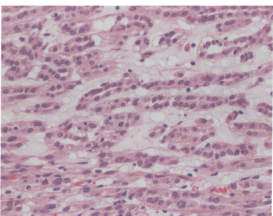

図4

Mucinous tubular and spindle cell carcinoma：粘液管状紡錘細胞癌

A1 CT所見の特徴：境界明瞭で均質な腫瘍である．
A2 肉眼所見の特徴：境界明瞭，白色，均質の腫瘍で，出血，壊死を欠く．
A3 組織像の特徴と病理診断：小型，均質な腫瘍細胞が伸長した管状構造，一部紡錘形構造を示す．間質に粘液状物質がみられる．病理診断は mucinous tubular and spindle cell carcinoma である．

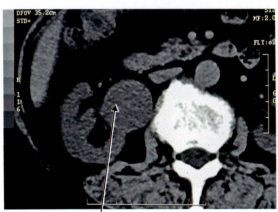

図1　境界明瞭均質な腫瘍

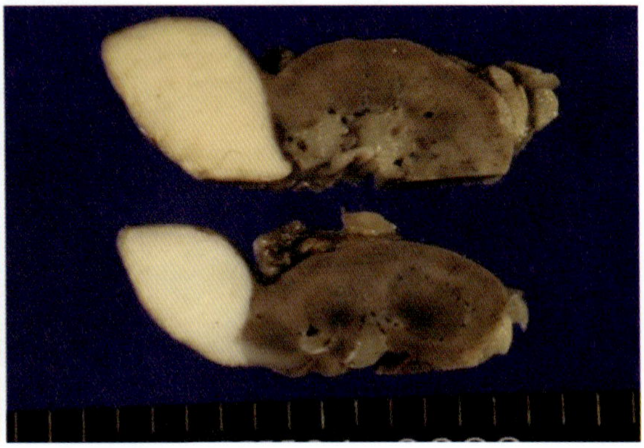

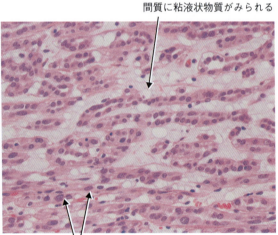

図2　境界明瞭で白色均質な腫瘍．

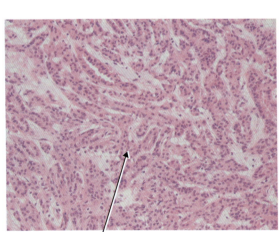

図3　腺管形成または紡錘形束状構造を形成

図4　腫瘍細胞は小型，均一

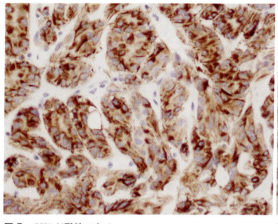
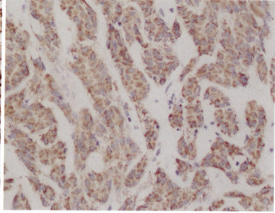

図5 CK7が陽性である．　　　　　　　　図6 AMACRが陽性である．

| 概念 | ■ 粘液管状紡錘細胞癌は，WHO分類2004，腎癌取扱い規約（2011年）に加わった腎細胞癌の組織亜型の1つである．
■ 伸長した管腔を形成する上皮性腫瘍細胞と束状に配列する紡錘腫瘍細胞からなり，間質では粘液状物質の沈着がみられる． |

| 臨床像 | ■ 患者年齢は17～78歳（平均52歳）で，女性に多い（M：F＝1：4）[1]．
■ 多くの症例は無症状のまま，検診や他疾患の精査中に放射線医学的検査で発見される[1]．
■ 予後は良好で，摘除により治癒するものが大部分であるが，転移をきたし不幸な転帰をたどる症例の報告もある[1]． |

| 肉眼像 | ■ 境界明瞭で，しばしば偽被膜を有する．髄質に位置することもある．
■ 灰白色，褐色ないし黄色で，割面で光沢を示すことがある．
■ 紡錘細胞癌への進行部分を除き，出血壊死は稀である． |

| 組織像 | ■ 裂隙状の管腔を形成する上皮性腫瘍細胞と，形態が類似する細胞からなる紡錘形束状細胞からなり，間質では好塩基性粘液を伴う[2]．
■ 立方形あるいは低円柱状上皮細胞が管腔を形成し，細胞質はわずかで，核異型度は通常低い．
■ 稀な形態として，紡錘形または管状構造が優勢な症例，間質の粘液に乏しい症例，一部淡明あるいは好酸性細胞質が目立つ症例，泡沫マクロファージ，乳頭状構築，紡錘細胞癌や高異型度成分がみられることがある．
■ 炎症細胞浸潤が背景にみられることもある． |

| 免疫組織化学・電顕 | ■ 乳頭状腎細胞癌と共通した免疫組織化学的性状を示し，CK7，AMACRは陽性（図5，6），CD10は通常陰性である[3]．
■ 神経内分泌的分化を示した症例の報告もある． |

鑑別診断

- 乳頭状腎細胞癌では，乳頭状構築が優勢で，壊死，出血がみられる．また，泡沫マクロファージ，砂粒小体が目立ち，間質の粘液を欠く．染色体7，17トリソミー，Y欠失がみられる．
- 血管筋脂肪腫（平滑筋成分が優勢な症例）では，血管成分，脂肪組織成分が存在し，上皮マーカーは陰性で，メラノサイト，平滑筋マーカーが陽性である．

治療・予後

- 多くの症例は外科的切除で治癒する．
- 予後は良好とされてきたが，転移，死亡例の報告も増加している[1,2]．

文献

1) Kenney PA, Vikram R, Prasad SR, et al：Mucinous tubular and spindle cell carcinoma （MTSCC） of the kidney：a detailed study of radiological, pathological and clinical outcomes. BJU Int 116：85-92, 2015
2) Kuroda N, et al：Mucinous tubular and spindle cell carcinoma. In：WHO classification of tumours of the urinary system and male genital organs. edited by Moch H, Humphrey PA, Ulbright TM, et al. IARC Press, Lyon, p37, 2016
3) Kuroda N, Tanaka A, Ohe C, et al：Recent advances of immunohistochemistry for diagnosis of renal tumors. Pathol Int 63：381-390, 2013

（長嶋洋治，鬼塚裕美）

13 症例：40代・男性

検診の超音波検査で偶然，左腎腫瘤を指摘され，腎癌の疑いで摘除術が施行された．図1は左腎腫瘤の肉眼像（割面）で，図2，3はその代表的な組織像である．

Q1 病理診断は何か．
Q2 鑑別診断を述べよ．

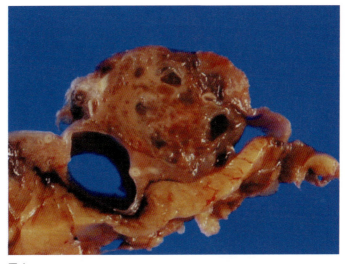

図1

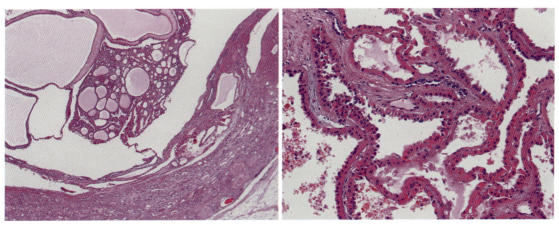

図2　　　図3

Tubulocystic renal cell carcinoma：管状嚢胞癌

A1 病理診断：tubulocystic renal cell carcinoma
A2 鑑別診断：①cystic nephroma，②multilocular cystic renal neoplasm of low malignant potential，③mixed epithelial and stromal tumor，④oncocytoma，⑤collecting duct carcinoma

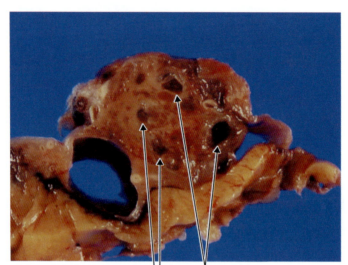

図1　種々の大きさの嚢胞を含む結節性病変が認められる

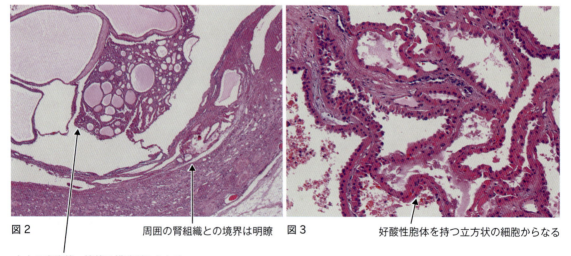

図2　周囲の腎組織との境界は明瞭　図3　好酸性胞体を持つ立方状の細胞からなる

大小の嚢胞状・管状の構造がみられる

概念

- 2004年のUSCAPでAminが提唱した腎細胞癌の亜型であり[1,2]，その後，2010年のAJCC会議などを経て，新WHO分類2016では独立した疾患名として記載されるようになった[3]．
- それ以前に，bellinien epitheliomaやtubular renal carcinoma of collecting duct originとして報告された症例は，現在ではtubulocystic carcinoma（TCCa）であろうと思われている．また，low-grade collecting duct carcinomaとして報告されていた腫瘍のうち，mucinous tubular and spindle cell carcinomaを除く腫瘍は，TCCaと考えられている[4,5]．現在では集合管癌とは予後や遺伝子パターンが異なり，関連性は乏しい独立した疾患概念として認識されている[6]．

臨床像

- 29〜94歳で報告があり，40〜50代が最も多い．男女比は約7：1で男性に多い[7]．
- 無症状のことが少なくないが，腹痛・腹満感や血尿などの症状が報告されている．

肉眼像

- 0.3〜17 cmで，平均はおおむね4 cmである．
- 境界明瞭ながら被膜を有しないことが多い．
- 割面は白色あるいは灰白色でスポンジ状あるいはスイスチーズ状を呈する．しばしば"bubble wrap"とも呼ばれる．

組織像

- 弱拡大では蜘蛛の巣やレース模様を連想させる構造を示す．数mm程度までの種々の大きさの管状あるいは囊胞状構造が，線維性間質を介して密に認められる．充実性構造はみられない．Desmoplastic reactionや卵巣様間質は認めない．
- 上皮は立方状あるいは円柱状であるが，扁平な細胞がみられることも少なくない．Hobnail細胞（図4）がしばしば認められる．好酸性あるいは両染性を示し，核は大きく，しばしば明瞭な核小体を持つ．
- 稀に小部分で淡明細胞や乳頭状構造を示す腫瘍の報告もある．
- 乳頭状腎癌の合併がなければ，泡沫状組織球，石灰化，ヘモジデリンは認めない．
- 電顕では，刷子縁とともに豊富な微絨毛を持ち，近位尿細管に類似した像を示すが，集合管介在部に似た所見も認められる[8]．
- 免疫染色では，CK8，CK18，CK19およびparvalbuminはほぼ常に陽性．CD10とAMACRは90％以上で陽性（図5）．CK7もしばしば陽性となるが弱く，また部分的な染色性のことが多い．34βE12は陰性のことが多い[3,6,8]．

鑑別診断

- Cystic nephromaは弱拡大では区別が難しいことがあるが，核異型が乏しいこと，特徴的な卵巣様間質などがみられないことなどから鑑別可能である．
- Multilocular cystic renal neoplasm of low malignant potentialは淡明な胞体を持つ細胞から構成されるが，TCCaでは，基本的には好酸性の細胞からなり，淡明細胞はみられたとしても限局的である．また，multilocular cystic renal neoplasm of low malignant potentialでは核異型度はFuhrman grade 1が大半であり，grade 3のことが多いTCCaとの鑑別の一助になる．

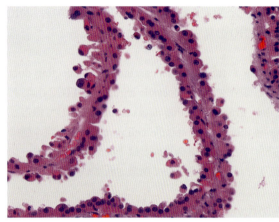
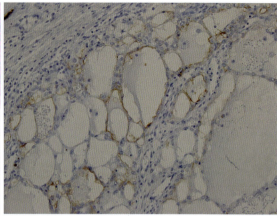

図4　Hobnail 細胞が認められる．　　　　図5　CD10 での陽性像を示す．

- Mixed epithelial and stromal tumor は広い線維性間質と囊胞構造からなるもので，これも卵巣様間質を示す場合がある．細胞異型は乏しい．
- Oncocytoma で管状構造が目立つ腫瘍も鑑別すべきである．Oncocytoma でも一部で核異型がみられる場合があるが，TCCa では全体に核異型を示す．
- Collecting duct carcinoma は，肉眼的にも顕微鏡的にも境界不明瞭で，desmoplastic reaction はほぼ必発であり，しばしば壊死を伴う．核異型も強い．

治療・予後

- 大半の症例は発見時には low stage である．稀に骨盤内リンパ・骨・肝・腹膜転移を示す．
- 一部で淡明細胞や乳頭状構造を含む症例は予後が悪いとする報告がある[6]．

文献

1) Amin MB, MacLennan GT, Parf F, et al：Tubulocystic carcinoma of the kidney：clinicopathologic analysis of 29 cases of a distinctive rare subtype of renal cell carcinoma. Mod Pathol 17：137 A, 2004
2) Amin MB, MacLennan GT, Gupta R, et al：Tubulocystic carcinoma of the kidney：clinicopathologic analysis of 31 cases of a distinctive rare subtype of renal cell carcinoma. Am J Surg Pathol 33：384-392, 2009
3) Moch H, Humphrey PA, Ulbright TM, et al：WHO classification of tumours of the urinary system and male genital organs. IARC Press, Lyon, 2016
4) MacLennan GT, Farrow GM and Bostwick DG：Low-grade collecting duct carcinoma of the kidney：report of 13 cases of low-grade mucinous tubulocystic renal carcinoma of possible collecting duct origin. Urology 50：679-684, 1997
5) MacLennan GT and Bostwick DG：Tubulocystic carcinoma, mucinous tubular and spindle cell carcinoma, and other recently described rare renal tumors. Clin Lab Med 25：393-416, 2005
6) Yang XJ, Zhou M, Hes O, et al：Tubulocystic carcinoma of the kidney：clinicopathologic and molecular characterization. Am J Surg Pathol 32：177-187, 2008
7) Bhullar JS, Varshney N, Bhullar AK, et al：A new type of renal cancer-tubulocystic carcinoma of the kidney：a review of the literature. Int J Surg Pathol 22：297-302, 2013
8) Alexiev BA and Drachenberg CB：Tubulocystic carcinoma of the kidney：a histologic, immunohistochemical, and ultrastructural study. Virchows Arch 462：575-581, 2013

（鹿股直樹，森谷卓也）

14 症例：70代・女性

肉眼的血尿にて近医を受診した．精査にて，左腎下極に 7.7×6.5 cm の腫瘍を認めた．Dynamic CT では，皮質相に hypervascular area と hypovascular area の混在を認めた．左腎摘除術が行われた．図1～4 は摘出腫瘍の肉眼像および組織像である．

Q1 肉眼像から推測される診断名を述べよ．
Q2 病理診断は何か．

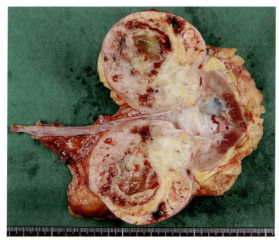
図1

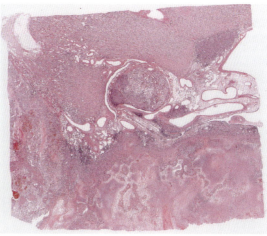
図2

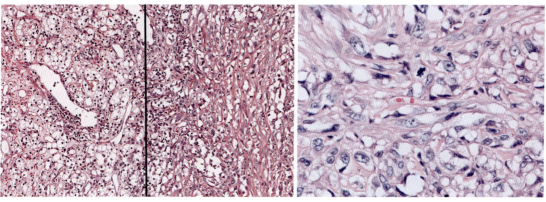
図3　　　　　　　　　　　　図4

Ⅰ. 腎臓

Clear cell renal cell carcinoma with sarcomatoid change：肉腫様変化を伴った淡明細胞型腎細胞癌

A1　sarcomatoid renal carcinoma（肉腫様腎癌）

A2　clear cell renal cell carcinoma with sarcomatoid change（肉腫様変化を伴った淡明細胞型腎細胞癌）

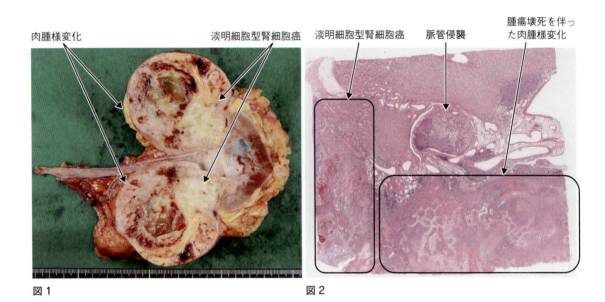

図1　　図2

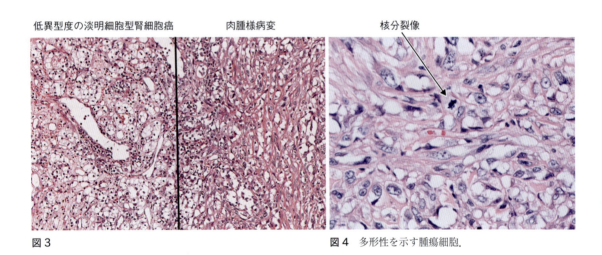

図3　　図4　多形性を示す腫瘍細胞．

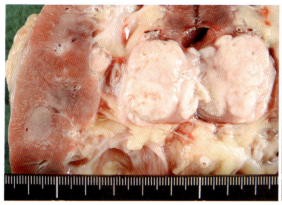
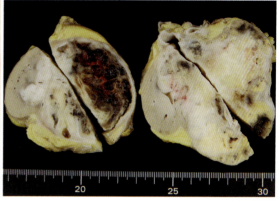

図5 肉腫様変化を伴った淡明細胞型腎細胞癌の固定前肉眼像．白色調の成分が肉腫様変化成分を，黄色調の成分が淡明細胞型腎細胞癌成分である．

図6 肉腫様変化を伴った嫌色素性腎細胞癌の固定後肉眼像．腫瘍辺縁白色調の成分が肉腫様変化成分，腫瘍中心褐色調の成分が淡明型腎細胞癌成分である．

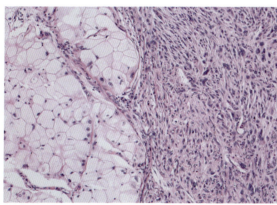
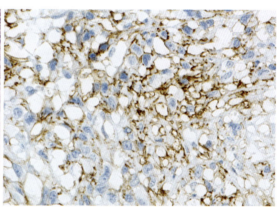

図7 肉腫様変化を伴った嫌色素性腎細胞癌．通常の嫌色素性腎細胞癌（右）と肉腫様変化（左）が隣接して存在する．

図8 淡明型腎細胞癌から発生した肉腫様変化に対するCAIX染色．淡明型腎細胞癌の性質が保たれている．

概念
- あらゆる腎細胞癌の脱分化した病態である[1]．
- 通常型腎細胞癌に比して，高齢者に発生する傾向が強い[1]．

肉眼像
- 白色で，境界不明瞭な結節状腫瘤として認められる（図5）．
- 腫瘍内に地図状壊死（腫瘍壊死）を認めることが多い（図6）．
- 病変に隣接して，通常型の腎細胞癌を認めることが多い．
- 腎盂粘膜は保たれている．

組織像
- 腫瘍内に地図状壊死（腫瘍壊死）を認めることが多い．
- 腫瘍内は腫瘍血管が乏しい．
- 腫瘍細胞は紡錘形，多形性を示す．

- 腫瘍細胞の核分裂像が目立つ．
- 腎盂粘膜や尿細管内に異常所見は認めない．
- 肉腫様腫瘍成分に隣接して，通常型の低異型度の腎細胞癌成分を認める（図7）．
- 低異型度の腎細胞癌成分はあらゆる組織型が対象となるが，淡明型腎細胞癌の頻度が最も高い．
- 低異型度腎細胞癌成分が認められない場合には，追加切り出しを行い，背景病変の存在を確認することが強く望まれる．

免疫組織化学
- 特異的な所見はない．
- Cytokeratin は陽性を示すことが多いが，時に陰性を示す場合もある．
- ほとんどの症例はびまん性に vimentin 陽性所見を示す．
- 背景に存在する低悪性度腎細胞癌の性状を示す所見を呈することがある（図8）．

鑑別診断
- 浸潤性尿路上皮癌：腎盂粘膜の検索が重要である．
- 肉腫：特に脱分化型脂肪肉腫．
- 転移性悪性腫瘍：特に低異型度腎細胞癌成分の隣接を認めない場合に考慮する．
- 血管筋脂肪腫：特に類上皮型血管筋脂肪腫．
- 黄色肉芽腫性腎盂腎炎：背景の炎症細胞に注意する．

治療・予後
- 転移能が高く，予後不良である[2]．
- 分子標的薬を含め，治療抵抗性である[3]．

関連用語
- 以前は紡錘形腎癌もしくは肉腫様腎癌と呼ばれ，独立した疾患概念であった．今日ではあらゆる種類の腎細胞癌の脱分化した組織型として認識され，独立した疾患概念ではなくなっている．

文献
1) Delahunt B, Cheville JC, Martignoni G, et al：The International Society of Urological Pathology（ISUP）grading system for renal cell carcinoma and other prognostic parameters. Am J Surg Pathol 37：1490-1504, 2013
2) Cheville JC, Lohse CM, Zincke H, et al：Comparisons of outcome and prognostic features among histologic subtypes of renal cell carcinoma. Am J Surg Pathol 27：612-624, 2003
3) Golshayan AR, George S, Heng DY, et al：Metastatic sarcomatoid renal cell carcinoma treated with vascular endothelial growth factor-targeted therapy. J Clin Oncol 27：235-241, 2009

（都築豊徳）

15 症例：50代・男性

　糖尿病にて慢性腎不全となり，25年前より人工透析となった．その後，後天性多発嚢胞腎の状態となった．経過観察のCTにて，偶然に右腎に腫瘍を認めたため，右腎摘除術が行われた．図1〜4はその肉眼像と組織像である．術後，再発は認めていない．

Q1 肉眼像から推測される診断名を述べよ．
Q2 病理診断名は何か．

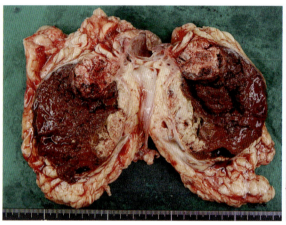

図1

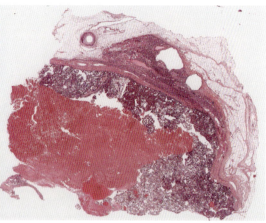

図2

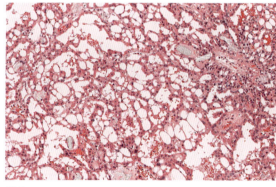

図3

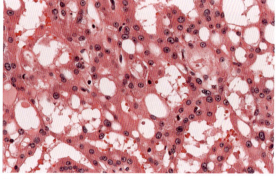

図4

I. 腎臓

Acquired cystic disease of the kidney-associated renal cell carcinoma：透析関連腎細胞癌

A1 推測される診断：後天性多発囊胞腎，腎腫瘍
A2 病理診断：acquired cystic disease of the kidney-associated renal cell carcinoma

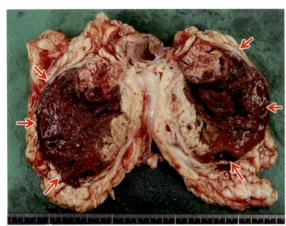

図1 囊胞内に褐色調の腫瘍を認める（矢印）．

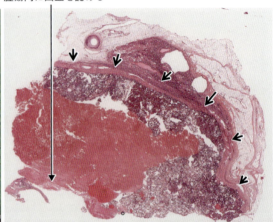

腫瘍内に出血を認める

図2 囊胞内に腫瘍を認める（矢印）．

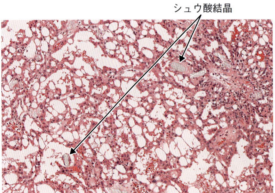

シュウ酸結晶

図3 網目状パターンを認める．

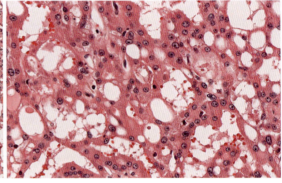

図4 腫瘍細胞の胞体は好酸性を示す．明瞭な核小体を認める．

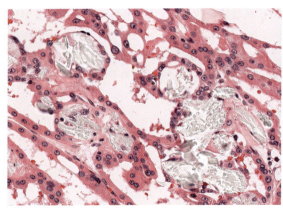 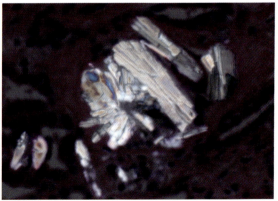

図5　シュウ酸カルシウム結晶のHE強拡大所見.　　図6　シュウ酸カルシウム結晶の偏光所見.

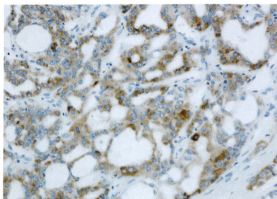 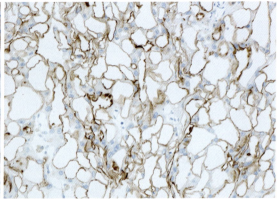

図7　AMACRの免疫組織所見．腫瘍細胞の胞体に陽性所見を示す．

図8　CD10の免疫組織所見．腫瘍細胞の細胞膜に陽性所見を示す．

概念

- 長期慢性腎不全患者および透析患者では，両側腎臓に多発性囊胞性変化をきたす[1,2]．
- 健常人に比して，透析患者では腎癌の発症頻度が高い[1,2]．
- 長期透析患者では，透析患者特有の腎癌が発生する[1,2]．

肉眼像

- 囊胞内に充実性病変を認める．
- 腫瘍は茶褐色・充実性で，比較的軟らかい．
- 病変が多発することは少なくない．
- しばしば血腫との鑑別が困難である．

組織像

- 同腫瘍は，囊胞腎の囊胞内に存在することが多い[2]．
- 腫瘍内部に出血を伴うことがある[2]．
- 腫瘍は網目状もしくは裂隙状パターンを呈する[2]．

- 腫瘍細胞は好酸性胞体を有し，核は比較的大型で，核小体が目立つことが多い[2]．
- 腫瘍細胞の核分裂像は目立たない．
- 腫瘍内に，偏光所見を示すシュウ酸カルシウム結晶を認めることが多い（図5，6）．
- 長期透析例では肉腫様変化を示す場合がある．

免疫組織化学

- AMACR（alpha-methylacyl-CoA racemase）が陽性を示す[3]（図7）．
- CD10，RCCma が陽性を示すことが多い[3]（図8）．
- CK7 は陰性もしくはわずかに陽性を示す[3]．

鑑別診断

- 通常型腎細胞癌：透析患者でも健常人と同じ腎癌が発生する．
- オンコサイトーマ：囊胞を形成しない．
- 血腫（肉眼的に）：腫瘍細胞成分を認める．

治療・予後

- 外科的切除が一般的である．
- 分子標的薬およびサイトカインの効果は明らかではない．
- おおむね予後は良好なことが多い．
- 肉腫様変化を伴う症例では予後不良である．
- 透析年齢と予後との間には相関関係を認める（透析期間が長いほど肉腫様変化を示すことが多いため）[4]．

文献

1) Rioux-Leclercq NC and Epstein JI：Renal cell carcinoma with intratumoral calcium oxalate crystal deposition in patients with acquired cystic disease of the kidney. Arch Pathol Lab Med 127：E89-92, 2003
2) Tickoo SK, dePeralta-Venturina MN, Harik LR, et al：Spectrum of epithelial neoplasms in end-stage renal disease：an experience from 66 tumor-bearing kidneys with emphasis on histologic patterns distinct from those in sporadic adult renal neoplasia. Am J Surg Pathol 30：141-153, 2006
3) Srigley JR, Delahunt B, Eble JN, et al：The International Society of Urological Pathology (ISUP) Vancouver Classification of Renal Neoplasia. Am J Surg Pathol 37：1469-1489, 2013
4) Sassa N, Hattori R, Tsuzuki T, et al：Renal cell carcinomas in haemodialysis patients：does haemodialysis duration influence pathological cell types and prognosis? Nephrol Dial Transplant 26：1677-1682, 2011

（都築豊徳）

16 症例：20代・男性　　　　　　　　　　　　　　　　　　　　　　Ⅰ．腎臓

　運動時の腹痛を主訴に受診．画像診断にて左腎下極に腎実質から突出する充実性腫瘍を認めた．他臓器に転移を疑う所見は明らかでなかった．左腎全摘除術が施行された．図1は左腎腫瘍の肉眼像（割面）で，図2，3はその代表的な組織像である．

- **Q1** 肉眼像における鑑別診断を述べよ．
- **Q2** 病理診断は何か．

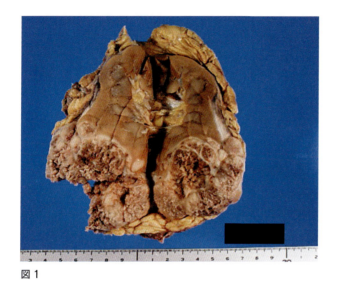

図1

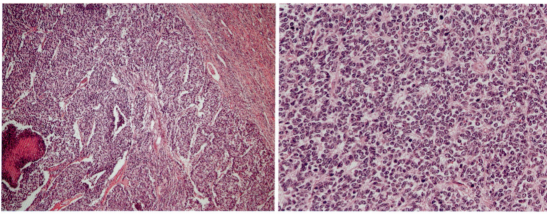

図2　　　　　　　　　　　　　　　　図3

I. 腎臓

Primitive neuroectodermal tumor（PNET）of the kidney：腎原発未熟神経外胚葉性腫瘍

A1 鑑別診断：腎細胞癌，成人型腎芽腫
A2 病理診断：primitive neuroectodermal tumor（PNET）of the kidney

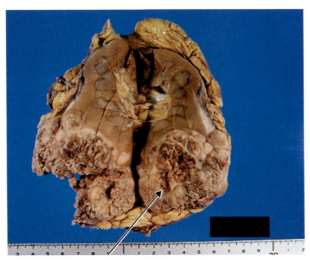

図1　内部に壊死を伴い線維結合織に分画された，6 cm 大の充実性腫瘍．

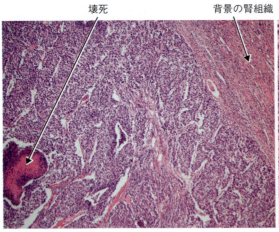

図2　充実性〜索状構造をとる腫瘍増殖部分．

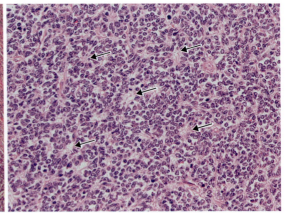

図3　類円形腫瘍細胞がロゼット（矢印）を形成しながら充実性増殖している．

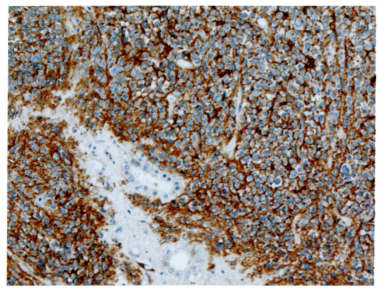

図4 CD99（MIC2）免疫染色．腫瘍細胞の細胞膜にびまん性陽性，内部の尿細管は陰性である．

概　念

- 骨軟部腫瘍として知られる Ewing 肉腫/PNET 腫瘍群の稀な腎内発生病変である．
- 近年，多くの症例で *EWS/FLI-1* 遺伝子の融合が診断の確認に用いられている[1,2]．

臨床像

- 現在までに 50 例以上の報告がみられる[2]．
- あらゆる年齢（1 か月〜72 歳）に発生するが，20〜30 代に多い．3：1 で男性に多い傾向がある[1]．症状は腹痛，血尿，腫瘤形成．腫瘍径は多くの症例で 10 cm 以上を呈する[2]．

肉眼像

- 出血と壊死を伴う境界不明瞭な灰白色調の腫瘍（**図 1**）で，しばしば囊胞化を認める．

組織像

- 壊死を伴い，類円形〜短紡錘形核と好酸性胞体を有する腫瘍細胞が線維結合織の分画を伴いシート状〜索状構造をとり増殖している（**図 2**）．大型異型核細胞も少数認められる．脈管侵襲をしばしば伴う．
- いわゆる小円形細胞性腫瘍（small round cell tumor）像で，腫瘍細胞の核クロマチンは粗く，核小体は目立たない．核分裂像は多い．細胞質は PAS 染色陽性のグリコーゲンを有し，淡明なことがある．部分的にロゼット形成がうかがわれる（**図 3**）．腫瘍細胞間に間質結合織は乏しく，髄様である．

免疫組織化学・分子生物学

- ほぼ全例で CD99（MIC2）（**図 4**），また FLI-1 および ERG 蛋白に陽性，30〜50％の症例で pancytokeratin AE1/AE3 に陽性，25％で CD117（c-kit）に陽性で

ある．WT-1 は常に陰性で，後腎芽細胞優位型（blastemal predominant type）の腎芽腫との鑑別に有用である[1～3]．
- 90％以上の症例では t（11；22）（q24；q12）の染色体相互転座が認められ，その結果としての *EWS/FLI-1* キメラ遺伝子の形成が確定診断に有用である[4]．

鑑別診断
- 低分化腎細胞癌，成人型腎芽腫，腎明細胞肉腫，神経内分泌癌，神経芽腫，胞巣型横紋筋肉腫，悪性リンパ腫，癌の転移などが鑑別に挙がる．

治療・予後
- 手術，多剤併用化学療法，放射線療法[5]が行われる．
- 症例の 60％が進行期で発見される．33％の症例で腎静脈塞栓，25％でリンパ節転移，20％で肺転移，14％で肝転移をみる．集学的治療により，約 60％で予後良好だが，40％が平均 8 か月で腫瘍死したとの報告がある[5]．無病 5 年生存率は 45～55％とされる[1]．

関連用語
- *EWS/FLI-1* 遺伝子：かつては異なる腫瘍と考えられていた Ewing 肉腫と PNET の多くに共通して生じている腫瘍特異的染色体転座に由来するキメラ遺伝子．この発見により，両疾患は Ewing 肉腫/PNET 腫瘍群（the Ewing family of the tumors）と認識されるようになった．
- ロゼット（rosette）：細胞が同心円状に配列するいわゆる花冠状構造をいうが，病理学的には，①true rosette（Flexner型，ependymal rosette），②Homer Wright rosette，③perivascular pseudorosette に分類される．PNET でみられるロゼット構造は通常②および③である．

文献
1) Martignoni G, Cheville J, Fletcher CDM, et al：Mesenchymal tumours occurring mainly in adults. In：WHO classification of tumours of the urinary system and male genital organs. edited by Moch H, Humphrey PA, Ulbright TM, et al. IARC Press, Lyon, pp59-69, 2016
2) Bostwick DG and Cheng L：Urologic Surgical Pathology. Primitive neuroectodermal tumor. Mosby Elsevier, Philadelphia, pp145-147, 2008
3) Jimenez RE, Folpe AL, Lapham RL, et al：Primary Ewing's sarcoma/primitive neuroectodermal tumor of the kidney：a clinicopathologic and immunohistochemical analysis of 11 cases. Am J Surg Pathol 26：320-327, 2002
4) Quezado M, Benjamin DR and Tsokos M：EWS/FLI-1 fusion transcripts in three peripheral primitive neuroectodermal tumors of the kidney. Human Pathol 28：767-771, 1997
5) Ellinger J, Bastian PJ, Hauser S, et al：Primitive neuroectodermal tumor：rare, highly aggressive differential diagnosis in urologic malignancies. Urology 68：257-262, 2006

（浦野　誠，黒田　誠）

17 症例：50代・男性 Ⅰ．腎臓

　全身倦怠感と下腹部痛を主訴に受診．腹部膨隆を認め，画像診断にて左腎腫瘍を認めたが，他臓器に悪性腫瘍を疑う所見は明らかではなかった．血管に富む腫瘍のため，塞栓術後に左腎全摘除術が施行された．腫瘍は腸管へ浸潤しており完全摘除が困難で，術後化学療法が行われた．約1年半後，腹腔内出血のため死亡した．図1は左腎腫瘍の肉眼像で，図2〜4はその代表的な組織像である．

Q1 肉眼像から推定される診断を述べよ．
Q2 病理診断は何か．

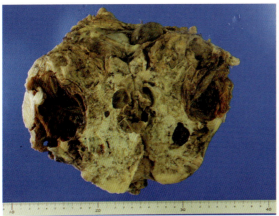
図1

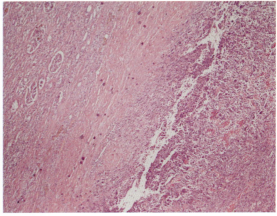
図2

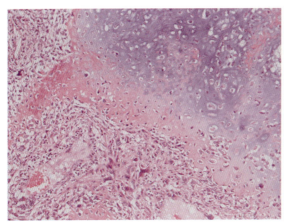
図3

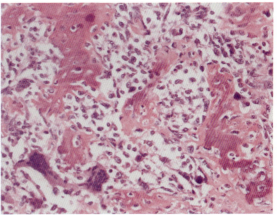
図4

Ⅰ. 腎臓

Osteosarcoma of the kidney：腎原発骨肉腫

A1　推定診断：腎細胞癌，特に紡錘細胞型（肉腫様）腎細胞癌
A2　病理診断：osteosarcoma of the kidney

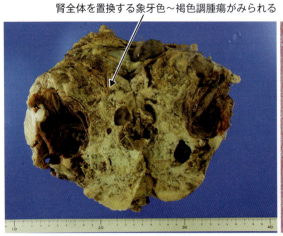

腎全体を置換する象牙色〜褐色調腫瘍がみられる

図1

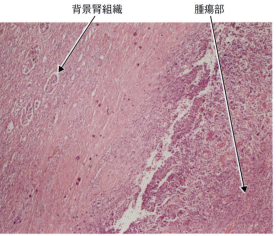

背景腎組織　　腫瘍部

図2

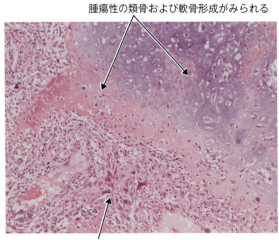

腫瘍性の類骨および軟骨形成がみられる

図3　異型に富む紡錘形〜多角形腫瘍細胞の増殖がみられる

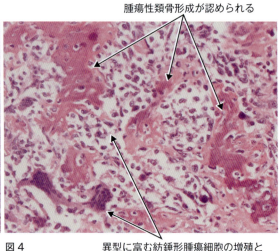

腫瘍性類骨形成が認められる

図4　異型に富む紡錘形腫瘍細胞の増殖と多核巨細胞が認められる

| 概　念 | ■ 極めて稀な腎原発性の骨肉腫である． |

| 臨床像 | ■ 現在までに30例弱の報告がみられる[1]．
■ 発生年齢は40～70代で，骨原発の骨肉腫と比べると明らかに高齢者に多い．
■ 性差はなく，症状は腫瘍触知，血尿，腹痛，体重減少などである．
■ 画像診断では大型で不整な石灰化像をみることがある．発見時には多くの症例で巨大な腫瘍を形成している[1~4]． |

| 肉眼像 | ■ 腎全体を置換する象牙色～褐色調の充実性～囊胞性腫瘍で（図1），脆く，出血，壊死，骨様に硬い部分を含む[5]． |

| 組織像 | ■ 背景腎組織とは比較的境界明瞭で（図2），異型性に富む紡錘形～多角形腫瘍細胞が未熟な腫瘍性類骨および軟骨を形成しながら高い細胞密度で増殖する通常型骨肉腫の像を呈する（図3）．
■ 腫瘍細胞はN/C比が高く，核クロマチンの増加した高度異型性を示し，核分裂像が多数みられる．腫瘍内では骨梁に沿って破骨型多核巨細胞の出現をしばしば認める（図4）．
■ 通常，腫瘍内には腎細胞癌の成分や他の肉腫像はみられない． |

| 鑑別診断 | ■ 紡錘細胞癌（肉腫様腎細胞癌），転移性骨肉腫，後腹膜発生肉腫の腎への進展などが鑑別に挙がる． |

| 治療・予後 | ■ 手術，多剤併用化学療法，放射線療法が行われる[1]．
■ 多くの症例がStage III以上の進行期で発見され，集学的治療にても平均生存期間は15か月である[2]． |

| 関連用語 | ■ 骨肉腫：主として長管骨の骨髄内に発生する，腫瘍性の骨あるいは類骨を形成する非上皮性悪性腫瘍．通常型，血管拡張型，高分化型，小細胞型などに分類される．骨外性骨肉腫の頻度は低いが，四肢および頸部軟部，食道，乳腺，肺，尿路，陰囊内，腸間膜などでの発生の報告がみられる．組織学的に，しばしば動脈瘤様骨囊腫変化〔ABC（aneurysmal bone cyst）change〕を伴う．
■ 多核巨細胞：多核巨細胞の種類には異物型，Langhans型，Touton型，破骨細胞型などがある．骨巨細胞腫や骨肉腫で認められるものは破骨細胞型であり，細胞内に数個～数十個の核を有する大型細胞の形態をとる． |

文献

1) Lopez-Beltrán A, Montironi R, Carazo JL, et al：Primary renal osteosarcoma. Am J Clin Pathol 141：747-752, 2014
2) Martignoni G, Cherille J, Fletcher CDM, et al：Mesenchymal tumours occurring mainly in adults. In：WHO classification of tumours of the urinary system and male genital organs. edited by Moch H, Humphrey PA, Ulbright TM, et al. IARC Press, Lyon, pp59-96, 2016
3) Weingartner K, Gerharz EW, Neumann K, et al：Primary osteosarcoma of the kidney：case report and review of literature. Eur Urol 28：81-84, 1995
4) 伊藤敬一, 頼母木 洋, 長谷川親太郎：腎原発骨肉腫の1例. 日泌尿会誌 88：507-510, 1997
5) MacLennan GT and Cheng L：Neoplasms of the kidney：osteosarcoma. In：Urologic surgical pathology. edited by Bostwick DG, Liang Cheng. Mosby Elsevier, pp129-130, 2008

（浦野　誠, 黒田　誠）

18 症例：40代・女性

発熱のため近医を受診，腹部CTにて左腎腫瘍を指摘され，当科に紹介された．MRIにて腎下極に3 cm大の腫瘤を認め，腎細胞癌の疑いで左腎部分切除術が施行された．図1〜4は腫瘍の代表的な肉眼像および組織像である．

Q1 病理診断は何か．

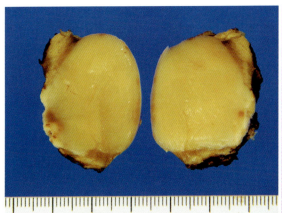

図1

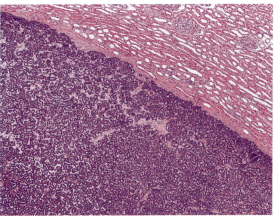

図2

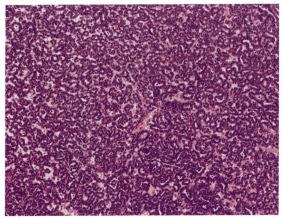

図3

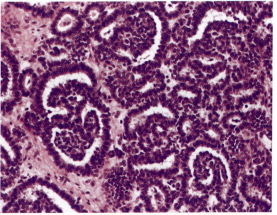

図4

Ⅰ. 腎臓

Metanephric adenoma：後腎性腺腫

A1 病理診断：metanephric adenoma

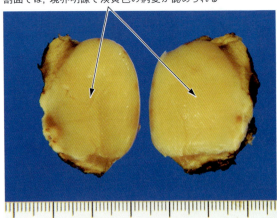

割面では，境界明瞭で淡黄色の病変が認められる

図1

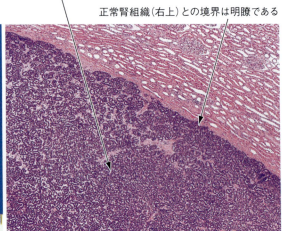

ヘマトキシリンに濃染する病変がみられる

正常腎組織（右上）との境界は明瞭である

図2

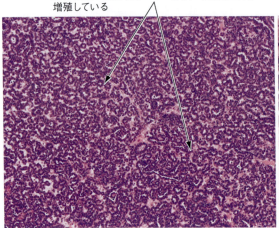

腫瘍細胞が腺房状ないしは管状の構造を呈し，増殖している

図3

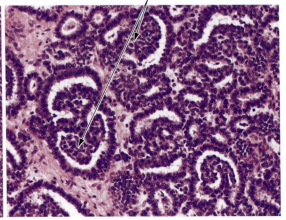

腫瘍細胞は管腔内に小乳頭状に突出し，未熟な糸球体様の所見を呈している

図4

概念

- 『腎癌取扱い規約（第3版）』では，腎臓の良性腫瘍として，乳頭状腺腫（papillary adenoma），オンコサイトーマ（oncocytoma），後腎性腺腫（metanephric adenoma）の3つが挙げられていた．しかしながら，2011年の第4版では後腎性腺腫は付記の項に記載され，腎実質に由来する良性上皮性腫瘍は乳頭状腺腫とオンコサイトーマの2型のみに分類されている[1]．
- Metanephric adenoma は稀な良性腫瘍で，その頻度は成人の上皮性腎腫瘍の0.2%に相当する[2]．
- 小児および成人いずれにも発生するが，中高年の女性に好発する．
- 組織像が胎児期にみられる後腎組織の細胞に類似することから，後腎性腺腫と呼ばれている．組織発生としては Wilms 腫瘍との関連が指摘されているが，Wilms 腫瘍でみられるような染色体異常はみつかっていない[2]．

臨床像

- 約半数は血尿，腹痛，多血症などを主訴として発見されるが，残りの半数は偶発病変としてみつかる[2]．
- 40～50代に多く（平均年齢41歳），男女比は2：1で女性に多い[3]．
- CT や MRI では metanephric adenoma に特徴的といえる所見がないため，穿刺吸引細胞診が施行されることがある[4]．

肉眼像

- 通常，片側性，単発性で，大きさは直径3～6 cm（平均5 cm）である．
- 腫瘍の境界明瞭な腫瘍であるが，被膜を欠く[3]．
- 割面は均一で，淡黄白色もしくは淡褐色を呈する．
- 一部に出血や壊死を認めることがある[3]．
- 約20%の症例で石灰化を，10%の症例で小囊胞を伴う．

組織像

- 弱拡大では圧排性の腫瘍で，充実性増殖を思わせる組織像がみられる．正常腎との境界は明瞭で，被膜形成はみられない．
- 中拡大では，均一な腫瘍細胞が腺房状や小管腔状構造を呈して増殖する．
- 強拡大では，腫瘍細胞は小型，単調で，核は円形ないしは卵円形で，細胞質はごく少量みられるのみである（図5）．
- 核小体は目立たず，核分裂像はみられない[2]．
- 約半数の症例で腫瘍細胞が管腔内に小乳頭状に突出し，未熟な糸球体を思わせる像（glomeruloid structure）を呈することがある（図4）[3]．
- 腺管が細長い分岐状の構造を呈することもある（図6）．
- 腫瘍の間質は浮腫状（図7），硝子化ないしは骨化を示すことがある．
- 微小石灰化，すなわち砂粒体（psammoma body）を認めることもある[3]．
- 免疫染色では，腫瘍細胞は WT-1 が核に陽性で（図8），CD57 および vimentin も陽性である[2,3]．AE1/AE3 は約半数で陽性であるが，EMA，AMACR や CK7 は通常，陰性である．

鑑別診断

- Nephroblastoma（腎芽腫，Wilms 腫瘍）：2～4歳に多く，被膜を有し，未熟な後腎芽細胞である blastema 成分，上皮成分，間葉系成分の triphasic pattern が

Ⅰ. 腎臓

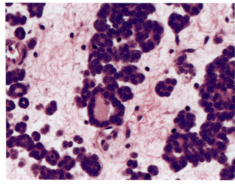

図5　腫瘍細胞の核はリンパ球よりもごくわずかに大きく，核クロマチンは繊細である．

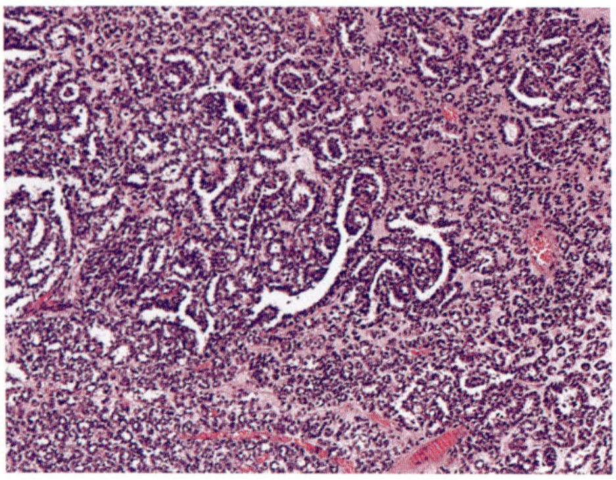

図6　腺管は細長い分岐状の構造を呈している．

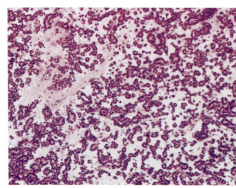
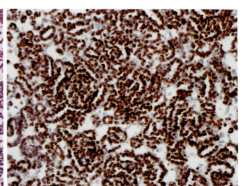

図7　腫瘍の間質は浮腫状である．

図8　免疫組織化学的には，WT-1 が腫瘍細胞の核に陽性である．

みられる．

- Papillary renal cell carcinoma（乳頭状腎細胞癌）：線維性の偽被膜を伴うことが多く，腫瘍細胞は細胞質が豊富である．泡沫細胞の集簇や，ヘモジデリンの沈着がみられる．免疫染色にて EMA や CK7 が陽性である．
- Papillary adenoma（乳頭状腺腫）：通常，5 mm 以下の小さな病変で，手術腎や剖検腎で偶然に発見されることが多い．

治療・予後

- 治療としては，局所切除術が行われる[2,4]．
- 局所再発や遠隔転移の報告はなく，予後良好である[3,4]．

文献

1) 日本泌尿器科学会，日本病理学会，日本医学放射線学会（編）：泌尿器・病理・放射線科，腎癌取扱い規約第4版．金原出版，2011
2) Burger M, Junker K, Denzinger S, et al：Metanephric adenoma of the kidney：a clinico-pathological and molecular study of two cases. J Clin Pathol 60：832-833, 2007
3) Kuroda N, Toi M, Hiroi M, et al：Review of metanephric adenoma of the kidney with focus on clinical and pathological aspects. Histol Histopathol 18：253-257, 2003
4) Schmelz HU, Stoschek M, Schwerer M, et al：Metanephric adenoma of the kidney：case report and review of the literature. Int Urol Nephrol 37：213-217, 2005

（清水道生）

19 症例：60代・女性

検診の際に施行された超音波検査で，偶然，左腎の腫瘤を指摘された．腎癌の疑いのもとに腹腔鏡下左腎摘除術が施行された．図1は割面の肉眼像，図2，3はその組織像である．

Q1 病理診断は何か．
Q2 鑑別診断を述べよ．

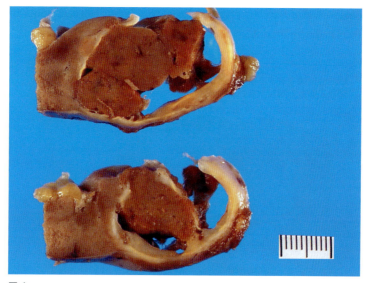

図1

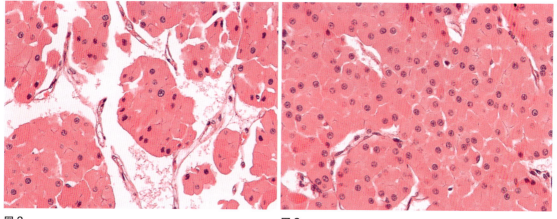

図2　　　　　　　　　　　　　　図3

Ⅰ. 腎臓

Oncocytoma of the kidney：腎臓オンコサイトーマ

A1 病理診断：oncocytoma of the kidney

A2 鑑別診断：①嫌色素性腎癌（chromophobe renal cell carcinoma），②乳頭状腎癌（papillary renal cell carcinoma），③淡明細胞癌（clear cell renal cell carcinoma），④後天性嚢胞随伴腎細胞癌（acquired cystic disease-associated renal cell carcinoma），⑤類上皮性血管筋脂肪腫（epithelioid angiomyolipoma），⑥神経芽腫随伴腎細胞癌（oncocytoid renal cell carcinoma after neuroblastoma, carcinoma associated with neuroblastoma, post-neuroblastoma carcinoma）

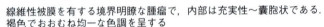
線維性被膜を有する境界明瞭な腫瘤で，内部は充実性～嚢胞状である．褐色でおおむね均一な色調を呈する

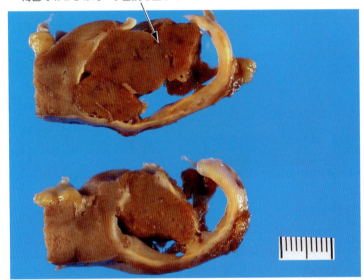

図1

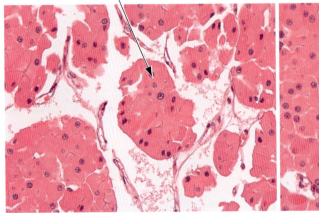
好酸性の強い細胞が胞巣状にみられる．背景はやや浮腫状

図2

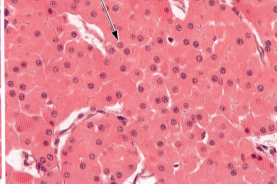
核は円形で核形不整は乏しい

図3

概　念	■ 好酸性顆粒状の細胞質を有する大型の腫瘍細胞からなる良性腫瘍である[1].
	■ ミトコンドリアを豊富に持つ．集合管の介在部から発生するといわれている[1].

臨床像	■ 尿路上皮腫瘍を除く腎腫瘍の約5〜7％程度の頻度でみられる．10〜94歳までの報告がある（ピークは60歳代）．男女比は1.7〜2：1程度で男性に多い[1,2].
	■ 両側性・多発性の症例もあり，oncocytosisやoncocytomatosisと呼ばれる状態で発見されることもある．
	■ 約75％の症例は，無症状で発見される．血尿・側腹部痛・腹部腫瘤が主訴で発見されることもある[2]．画像所見では腎細胞癌との鑑別が困難である．

肉眼像	■ 数mm程度の顕微鏡的な大きさから，26cmまでの報告がある[2].
	■ 割面の肉眼像では，マホガニーブラウンと呼ばれる赤褐色を呈する症例が多い．黄褐色（小麦色）や薄黄色のこともある[3].
	■ 1/3程度の症例では中心部瘢痕（中心硝子化）を示す．大きな腫瘍ほど中心部瘢痕の頻度が高い．出血は20％程度でみられる．肉眼的に認識可能な壊死は極めて稀である[1].
	■ 肉眼的な腎周囲組織や腎静脈への浸潤も稀ながら認められる場合がある[1].

組織像	■ 充実性胞巣状，腺房状，管状あるいは小囊胞状を示す．明瞭な乳頭状構造を示すことはない．しばしば，硝子化を示す間質組織がみられる．
	■ 細胞境界は不明瞭なことが多く，好酸性顆粒状の豊富な胞体を持つ．核・細胞質比が高い細胞や淡明な胞体を持つ細胞が少量かつ局所的に認められることがある．
	■ 円形で均等なクロマチンパターンを示す核が多いが，多形性の強い核やクロマチンに濃染する核を持つ細胞がみられることが稀ではない．
	■ 核分裂像は通常はみられないが，1切片あたりで1〜2個の核分裂像が認められることはある．

鑑別診断	■ 嫌色素性腎癌（chromophobe renal cell carcinoma）が鑑別としては最も重要である（図4，表1）．
	■ その他，乳頭状腎癌（特に好酸細胞性亜型）[4]，淡明細胞癌，後天性囊胞随伴腎細胞癌，類上皮性血管筋脂肪腫，神経芽腫随伴腎細胞癌[5]が鑑別に挙がる（図5，6）．

治療・予後	■ 手術での切除が行われる．良性の経過で，転移による死亡はない．

表1 オンコサイトーマと嫌色素性腎癌の鑑別

所見	オンコサイトーマ	嫌色素性腎癌
割面の色調	マホガニー（赤褐色）	ベージュ（黄褐色）
中心部瘢痕	約1/3でみられる	あまりみられない
細胞構築	胞巣状あるいは管状	充実性シート状
壊死	非常に稀	しばしばあり
細胞質	濃い好酸性顆粒状	網状
核周囲空胞	なし	あり
核形状	円形	不整，切れ込みあり
高クロマチン異型核	しばしばあり	むしろ稀
核小体	しばしばあり	なし〜小さい
2核細胞	しばしばあり	常にあり
電顕	ミトコンドリア	微小空胞状
コロイド鉄	陰性〜限局性陽性	びまん性陽性
免疫染色		
CK7	陰性〜限局性陽性	陽性
PAX2	陽性	陰性
CK20	陽性	陰性
CD15	陽性	陰性

〔文献2, 3から改変して引用〕

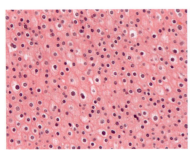 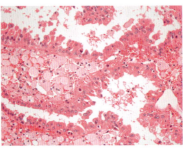 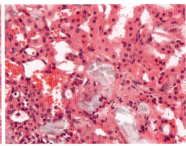

図4 嫌色素性腎細胞癌．核周囲に空胞が認められる．

図5 乳頭状腎癌．泡沫状組織球の豊富な間質を伴う明瞭な乳頭状構造を示す．

図6 後天性嚢胞随伴腎細胞癌．病歴に加え，シュウ酸カルシウム結晶の存在が鑑別に有用．

文献
1) Hes O, Moch H and Reuter VE：Oncocyton. In：WHO classification of tumours of the urinary system and male genital organs. edited by Moch H, Humphrey PA, Ulbright TM, et al. IARC Press, Lyon, pp43-44, 2016
2) MacLennan GT and Cheng L：Oncocytoma. In：Urologic Surgical Pathology. 2nd ed. edited by Bostwick DG and Cheng L. Mosby Elsevier, Maryland Heights, pp79-82, 2008
3) Perez-Ordonez B, Hamed G, Campbell S, et al：Renal oncocytoma：a clinicopathologic study of 70 cases. Am J Surg Pathol 21：871-883, 1997
4) Hes O, Brunelli M, Michal M, et al：Oncocytic papillary renal cell carcinoma：a clinicopathologic, immunohistochemical, ultrastructural, and interphase cytogenetic study of 12 cases. Ann Diagn Pathol 10：133-139, 2006
5) Medeiros LJ, Palmedo G, Krigman HR, et al：Oncocytoid renal cell carcinoma after neuroblastoma：a report of four cases of a distinct clinicopathologic entity. Am J Surg Pathol 23：772-780, 1999

（鹿股直樹，森谷卓也）

20 症例：60代・女性　　　　　　　　　　　　　　　　　　　Ⅰ．腎臓

　肉眼的血尿のため来院し，画像診断で左腎腫瘍を指摘された．腎癌の診断にて左腎全摘除術が施行された．図1は摘除腎の肉眼像で，図2，3は○で囲んだ病変の代表的な組織像（弱拡大および強拡大）である．

- Q1　この病変（○内の病変）の起源とされる細胞を述べよ．
- Q2　この病変（○内の病変）の病理診断は何か．

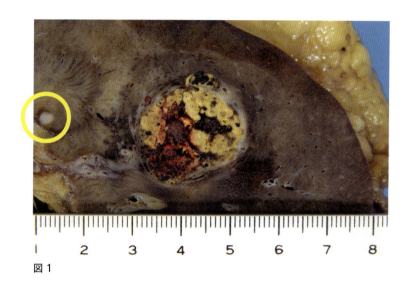

図1

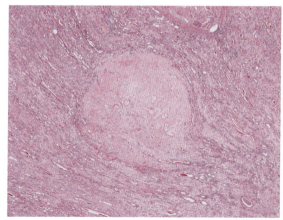

図2

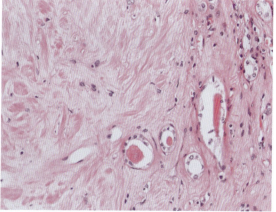

図3

I. 腎臓

Renomedullary interstitial cell tumor：腎髄質間質細胞腫

A1 起源とされる細胞：髄質間質細胞（renomedullary interstitial cell）
A2 病理診断：renomedullary interstitial cell tumor

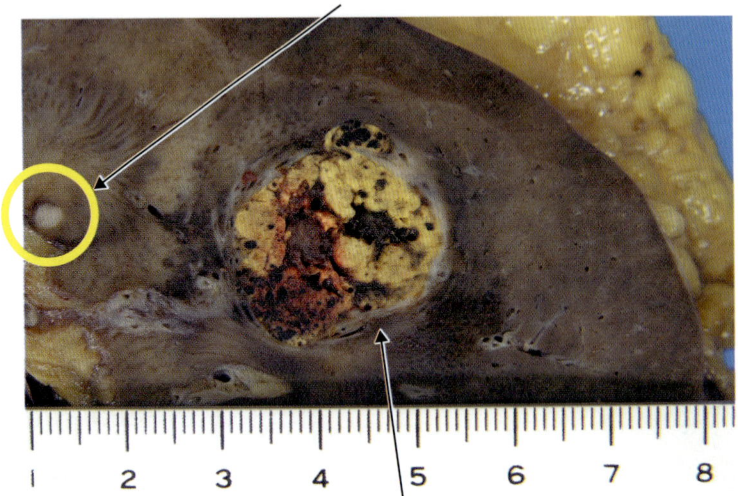

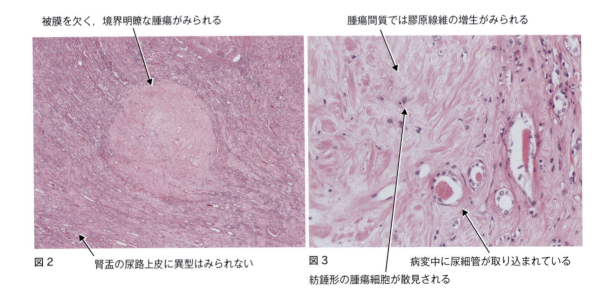

腫瘍は腎の髄質に位置する

切除の対象となった腎明細胞癌

図1

被膜を欠く，境界明瞭な腫瘍がみられる

腫瘍間質では膠原線維の増生がみられる

図2　腎盂の尿路上皮に異型はみられない

図3　紡錘形の腫瘍細胞が散見される　病変中に尿細管が取り込まれている

概念

- 腎髄質間質細胞腫は，髄質の間質細胞由来の細胞が，膠原線維や好塩基性基質を伴って増殖する良性腫瘍である．
- 腎髄質に生じ，以前は medullary fibroma や medullary hamartoma とも呼ばれた[1]．
- 腫瘍細胞の cyclooxygenase-2（COX-2）過剰産生，microsomal prostaglandin E synthase-1，prostaglandin E2，EP2 receptor のオートクラインループによって生じると考えられている[2]．

臨床像

- 剖検や腎摘で偶然見つかる病変で，ほとんどは無症状である．
- 20 歳未満では稀である．
- 剖検例を注意深く観察すると，約半数の症例で少なくとも 1 病変認められる[1,3]．

肉眼像

- 髄質の錐体に位置する境界明瞭な円形の充実性腫瘍である．
- 割面は白色ないしは薄灰色で直径 1〜10 mm で，多くは 3 mm 未満である．
- 稀ではあるが，腫瘤が大きくなるとポリープ状になり，腎盂腔に突出することもある（図 4）[4,5]．

組織像

- 被膜形成はみられず，小型の紡錘形ないしは星芒状や多角形の細胞と，粗密な膠原線維組織，好塩基性ないし粘液性基質からなる（図 5）．
- 腫瘍の辺縁では尿細管が取り込まれる像がみられる（図 6）．
- 核分裂像や壊死は認められない．
- 硝子化が目立ち，細胞成分をほとんど認めず，アミロイド沈着を示す病変もみられる．
- 特殊染色では，腫瘍中の脂質を容れた細胞に，Oil Red O，Sudan Black B が染まる[6]．
- 免疫組織化学的には，COX-2，PGE2 に陽性，S100 蛋白，CD34 に陰性を示す[2]．
- 電子顕微鏡では細胞質にプロスタグランジンを含む脂肪滴を認める[6]．

鑑別診断

- Mixed epithelial and stromal tumor や間葉系腫瘍の転移が鑑別に挙がる．

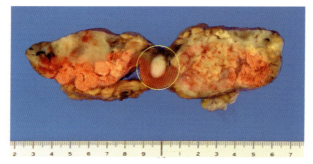

図 4　この例のような 1 cm 大の病変は稀なため，組織学的に確認する必要がある（別症例）．

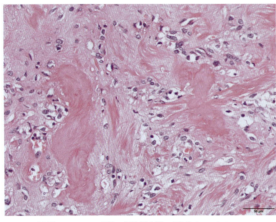
図5 間質にケロイド様の膠原線維の増生もみられる．

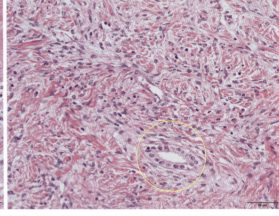
図6 細胞成分の多い病変でも尿細管の取り込みがみられる（○印）．

治療・予後

- 腎髄質間質細胞腫が画像診断で指摘される症例は有病腎の0.2％で，その場合は1cmを超える大きさのものがほとんどである．大きい病変を確定診断のため部分切除をする場合は超音波ガイド下で行う必要がある[4]．
- 診断が確定されれば特に治療は必要としない．

関連事項

- 正常の腎臓で緻密斑や髄質間質細胞に存在するCOX-2は，プロスタグランジンの分泌，レニン放出を介してナトリウム排泄の調節と腎血流量の維持に関係し，最終的に血圧を調整し抗高血圧作用を有するが，高血圧とこの腫瘍の関連性は明らかではない．
- COX-2は多くの腎細胞癌でも過剰発現している．

文献

1) Tamboli P, Ro JY, Amin MB, et al：Benign tumors and tumor-like lesions of the adult kidney. Part Ⅱ：Benign mesenchymal and mixed neoplasms, and tumor-like lesions. Adv Anat Pathol 7：47-66, 2000
2) Gatalica Z, Lilleberg SL, Koul MS, et al：COX-2 gene polymorphisms and protein expression in renomedullary interstitial cell tumors. Hum Pathol 39：1495-1504, 2008
3) Mai KT：Giant renomedullary interstitial cell tumor. J Urol 151：986-988, 1994
4) Bazzi WM, Huang H, Al-Ahmadie H, et al：Clnicopathologic features of renomedullary interstitial cell tumor presenting as the main solid renal mass. Urology 83：1104-1106, 2014
5) Glover SD and Buck AC：Renal medullary fibroma：a case report. J Urol 127：758-760, 1982
6) Lerman RJ, Pitcock JA, Stephenson P, et al：Renomedullary interstitial cell tumor（formerly fibroma of renal medulla）. Hum Pathol 3：559-568, 1972

（永田耕治，清水道生）

21 症例：30代・女性

　左背部痛および腹痛のため来院したところ，左腎腫瘍を指摘され，同腫瘍の破裂が疑われたため入院となり，保存的加療が行われた．その後，左腎摘除術が施行された．**図1**は左腎腫瘍の肉眼像（割面）で，**図2，3**はその代表的な組織像である．

- Q1　肉眼像における鑑別診断を述べよ．
- Q2　病理診断は何か．

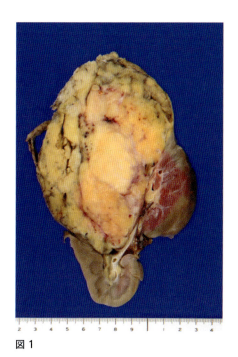

図1

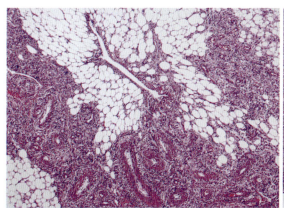

図2

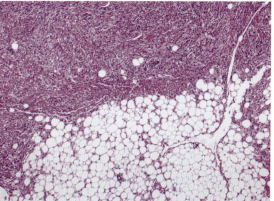

図3

Ⅰ. 腎臓

Angiomyolipoma of the kidney：腎血管筋脂肪腫

A1 鑑別診断：①angiomyolipoma, ②lipoma, ③liposarcoma, ④renal cell carcinoma
A2 病理診断：angiomyolipoma of the kidney

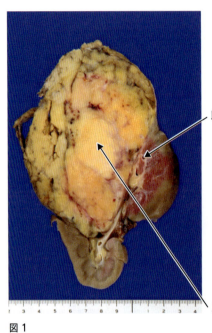

既存の腎組織と病変との境界は明瞭である

正常の腎組織を置換する形で黄色調の病変が認められる

図1

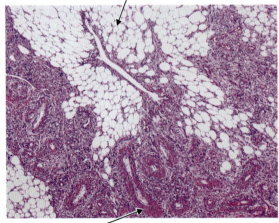

成熟した異型のない脂肪組織がみられる

血管成分が認められる

図2

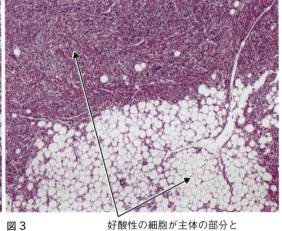

好酸性の細胞が主体の部分と脂肪成分が主体の部分がみられる

図3

| 概　念 | ■ 血管，平滑筋，脂肪組織で構成される腫瘍で，これらの構成成分の比率は症例により異なる．
■ 以前は過誤腫と考えられていたが，最近では遺伝子検索の結果から単クローン性増生を示す真の腫瘍であることが明らかになっている[1]．Perivascular epithelioid cell（PEC）由来の腫瘍で，PEComa family に属する腫瘍とされている[2]．
■ 腎臓に発生するものが最も多いが，それ以外にも肝臓，縦隔，鼻腔，腟，子宮，大腸，皮膚，脊髄などでも報告がみられる．

| 臨床像 | ■ 腎臓の充実性腫瘍としては，腎細胞癌についで頻度が高く，女性に多い．
■ 無症状のことが多いが，症状としては疼痛が最も多く，血尿，腫瘤触知などがそれに続く[3]．
■ 腎血管筋脂肪腫（AML）の患者において結節性硬化症（tuberous sclerosis）を合併する頻度は約10%と低いものの，結節性硬化症の患者の剖検例では67%で腎の AML の合併がみられる[4]．

| 肉眼像 | ■ 大きさは平均6 cm で，割面の色調は混在する血管，平滑筋，脂肪組織の割合で異なるが，典型例では黄色調で，黄褐色の領域が混在する．
■ 出血を散在性に認めることが多く，壊死を認めることもある．
■ 多くは単発性，一側性であり，多発性あるいは両側性の場合は結節性硬化症を認めることが多い．

| 組織像 | ■ 脂肪組織，平滑筋，血管の成分を種々の程度認める．
■ 脂肪成分は成熟した脂肪細胞からなり，lipoblast に類似するような細胞をみることは稀である．
■ 平滑筋細胞は主として好酸性の細胞質を有する紡錘形細胞からなり，血管壁から放射状に広がるように存在することが多い．
■ 血管に関しては，肥厚し，硝子化した血管を認めることが多い（図4）[3]．
■ HMB-45 や melan-A の免疫染色を行うと，少なくとも一部に陽性所見が認められる（図5）[2]．

| 鑑別診断 | ■ 画像的には，腎細胞癌や腎周囲より発生する脂肪肉腫が鑑別に挙がる．
■ 組織学的に多角形で好酸性の細胞質を占める epithelioid cells が目立つ，いわゆる epithelioid variant の症例では，renal cell carcinoma や oncocytoma が鑑別に挙がる．特に術中迅速診断や穿刺吸引細胞診では注意が必要である．
■ 脂肪成分が目立つ場合は well-differentiated liposarcoma や lipoma との鑑別を要し，平滑筋成分が目立つ場合には leiomyosarcoma や sarcomatoid renal cell carcinoma が鑑別に挙がる．鑑別には HMB-45 の免疫染色が有用である．

| 治療・予後 | ■ 腫瘍が小さい（3〜4 cm 程度まで）場合は経過観察されるが，腫瘍径が大きく，増大傾向がみられる場合は，出血や破裂の危険性があり，動脈塞栓術や切除術が行われる[4]．

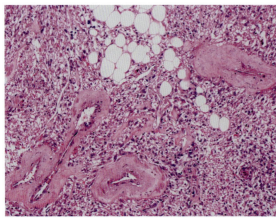 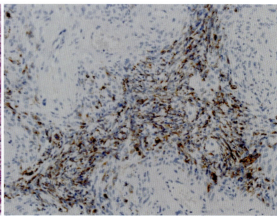

図4　壁が肥厚し，硝子化した血管が認められる．　　図5　免疫染色にてHMB-45が陽性の領域が認められる．

- 多くの症例は良性腫瘍の経過を取り，再発はみられないが，出血や破裂を起こすと予後不良なことがある．
- 稀に下大静脈などの周囲組織に浸潤することがある．局所リンパ節への浸潤をみる症例では転移というよりは，多発と考える立場もある．
- きわめて稀であるがsarcomatous transformationの報告もある．

関連用語

- PEComa：狭義には血管周囲に存在する多分化能を有するPECで構成される腫瘍を指すが，広義には免疫染色や電顕所見を含め，PECへの分化を示す腫瘍を指す[5]．具体例を挙げると，狭義には従来monotypic epithelioid AMLと呼ばれたものを指し，広義には肺のclear cell sugar tumorやlymphangioleiomyomatosis，さらにclear cell myomelanocytic tumorなどが含まれる[2]．PEComaの発生部位は全身に広く分布し，腫瘍細胞は，悪性黒色腫のマーカーであるHMB-45や，筋原性マーカーであるdesminやactinが陽性となる．

文献

1) Paradis V, Laurendeau I, Vieillefond A, et al：Clonal analysis of renal sporadic angiomyolipomas. Hum Pathol 29：1063-1067, 1998
2) 野々村昭孝，榎本泰典，武田麻衣子，他：肝臓原発の血管筋脂肪腫・PEComaの病理．診断病理25：155-170，2008
3) Eble JN：Angiomyolipoma of kidney. Semin Diagn Pathol 15：21-40, 1998
4) Bisslier JJ and Kingswood JC：Renal angiomyolipomata. Kidney Int 66：924-934, 2004
5) Walsh SN and Sangüeza OP：PEComas：a review with emphasis on cutaneous lesions. Semin Diagn Pathol 26：123-130, 2009

〈清水道生〉

22 症例：50代・女性

家族歴：父は慢性腎疾患で死亡，既往歴：30歳代から腎機能低下，5年前から腎疾患のため血液透析を受けていた．現病歴：自宅で突然の頭痛，吐き気，めまいを訴え，意識障害に陥った．救急搬送されたが死亡した．死因究明のために病理解剖が行われた．図1は病理解剖での右腎の肉眼所見〔腎の重量は左右とも約4kg（正常130～150g）〕，図2は脳の肉眼所見，図3は剖出された脳動脈輪の肉眼所見である．

Q1 透析の原因となった疾患は何か．
Q2 剖出された脳の所見を述べよ．
Q3 他臓器にはどのような病変があると考えられるか述べよ．

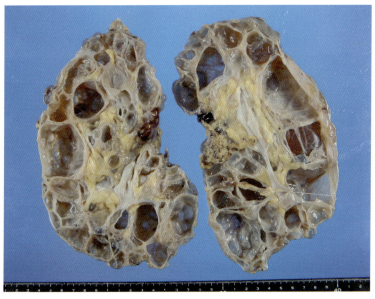

図1

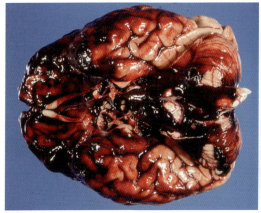

図2

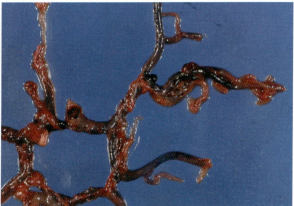

図3

Autosomal dominant polycystic kidney disease：常染色体優性多囊胞腎症

A1 透析の原因となった疾患：autosomal dominant polycystic kidney disease
A2 脳の所見：クモ膜下出血（前交通動脈の動脈瘤破裂）
A3 他臓器にある病変：肝，脾，膵などに多発性嚢胞がある可能性がある．

腎は多数の囊胞を伴い腫大
腎実質はほとんど残存していない

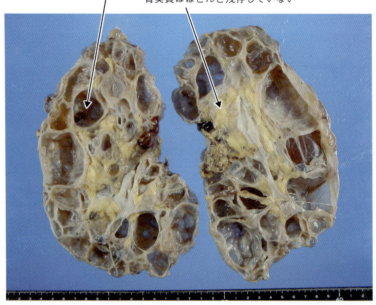

図1

クモ膜下出血

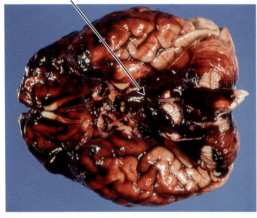

図2

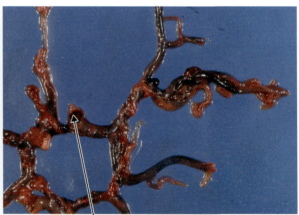

図3　前交通動脈の囊状動脈瘤が破裂

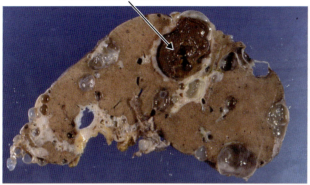
図4　常染色体優性遺伝多囊胞腎症に合併した多発肝囊胞．胆汁性内容を含む肝囊胞

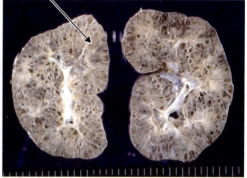
図5　常染色体劣性多囊胞腎症の腎．無数の囊胞に置換された腎実質

概念
- 両側腎に圧排性に成長する囊胞が多発し，実質が破壊される常染色体遺伝性疾患である．
- 500〜1,000人に1人が罹患し，慢性腎不全の原疾患の10％を占める．
- 2つの責任遺伝子のうち1つが異常をきたし，高い浸透率をもって発生する．
- 85〜90％の家系は16番染色体上の責任遺伝子 *PKD1* の異常が原因．本遺伝子は細胞膜関連蛋白，polycystin-1 をコードする[1]．
- 蛋白の異常によって生じる細胞-基質相互作用の異常が尿細管上皮の増殖，接着，分化，基質産生に変化を生じ，囊胞を形成すると考えられる．
- 4番染色体上に位置する *PKD2* 遺伝子は10〜15％の症例で異常を示す．より小型の蛋白，polycystin-2 をコードする[1]．
- *PKD2* 変異症例は *PKD1* 変異症例に比して緩徐な進行を示す．

臨床像
- 思春期から小型囊胞が形成され始めるが，腎が巨大化する30代まで症状は自覚されない．
- 初発症状は腹痛もしくは強い圧痛をみる（囊胞の急激な拡張，囊胞内出血または閉塞による）．時には最初に腹部腫瘤として触知される．
- 間歇性肉眼的血尿も高頻度にみられ，高血圧や感染を高頻度に合併する．
- 10〜30％にはウィリス動脈輪に囊状動脈瘤が発生し，クモ膜下出血の頻度が高くなる．
- 無症候性の肝囊胞が1/3にみられる（図4）．

肉眼像
- 両側腎は腫大，重量4kgに及ぶ．腫大した腎は腹部触診で触知でき，骨盤内に至る．
- 腎は様々な大きさの3〜4cm径の囊胞に置換され，囊胞間にも実質をほとんど認めない．
- 囊胞は淡明，混濁または出血性の液を含む．

組織像
- 正常組織が囊胞間に散在し，囊胞はネフロンのいずれの分節からも発生する．

- 上皮は多彩で，しばしば萎縮性で，時にボーマン嚢も嚢胞形成に関与する．この場合，糸球体係蹄が嚢胞内に存在する．
- 圧排性に成長する嚢胞の圧により，介在する腎実質に虚血壊死がみられる．

鑑別診断

≪常染色体劣性多囊胞性腎症（乳児型）≫（図5）[2]
- 周産期型および新生児型の頻度が高い．
- 重度の症状が生後間もなく出現し，肝不全と腎不全のため，乳児期早期に死亡する．
- 乳児期を経過して生存した症例では肝硬変（先天性肝線維症：congenital hepatic fibrosis）が発生する．
- 常に両側性に，腎皮質および髄質に多数の小型嚢胞がみられ，スポンジ状の外観を示す．
- 拡張した細長い空隙が皮質表面に垂直に向かい，腎実質を置換する．
- ほとんどすべての症例で肝に門脈域胆管増殖とともに多発性真性嚢胞を認める．

治療・予後

- 最終的に致死的だが，他の慢性腎疾患よりは緩徐な経過をとる．
- 終末期腎不全は50歳頃生じるが，症例によってさまざまで，平均寿命まで生存した症例もある．
- 腎不全に対しては腎移植が行われる．
- 死因は通常，尿毒症，高血圧の合併症，または動脈瘤破裂によるクモ膜下出血である．

文献
1) Ong AC, Devuyst O, Knebelmann B, et al：ERA-EDTA Working Group for Inherited Kidney Diseases. Autosomal dominant polycystic kidney disease：the changing face of clinical management. Lancet 385：1993-2002, 2015
2) Dell KM：The spectrum of polycystic kidney disease in children. Adv Chronic Kidney Dis 18：339-347, 2011

（長嶋洋治，澤田杏理）

Ⅱ. 腎盂・尿管・膀胱

23 症例：50代・女性

血尿を主訴に近医を受診．画像検査で左腎上極から腎門部に8cm大の腫瘤を認め，尿細胞診はClass Ⅲであった．腎癌の疑いで左腎全摘除術が施行された．**図1**は摘出腎の肉眼像で，**図2〜4**は代表的な組織像である．

Q1 肉眼での鑑別診断を述べよ．
Q2 病理診断は何か．

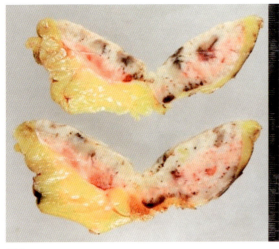

図1

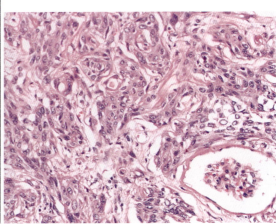

図2

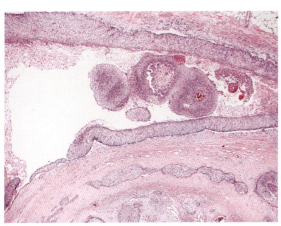

図3

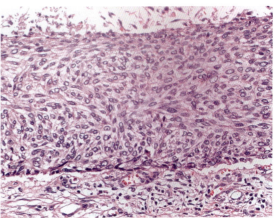

図4（図3の拡大）

Infiltrating urothelial carcinoma of the renal pelvis：腎盂原発浸潤性尿路上皮癌（腎実質破壊性尿路上皮癌）

A1 鑑別診断：腎盂原発尿路上皮癌のほか，髄質に主座を有する腫瘍で，腎実質に浸潤性に発育する腫瘍として集合管癌が鑑別に挙がる．

A2 病理診断：infiltrating urothelial carcinoma of the renal pelvis

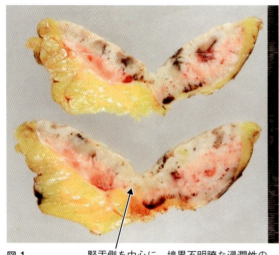

図1　腎盂側を中心に，境界不明瞭な浸潤性の広がりを示す黄白色病変が認められる

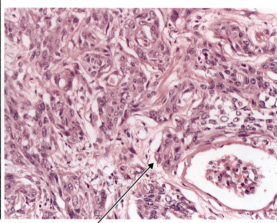

図2　腎実質内に胞巣状に浸潤性増生を示す腫瘍

腎盂粘膜内に乳頭状尿路上皮癌および上皮内癌を認める

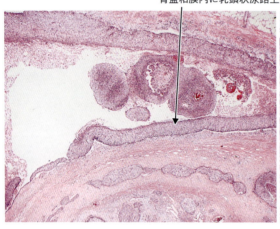

図3

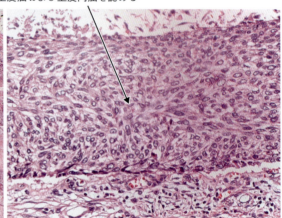

図4　（図3の拡大）

概念

- 腎盂を含む上部尿路には，膀胱と同様に尿路上皮癌が発生する．
- 腎盂内に乳頭状の腫瘤を形成する場合，腎盂原発の診断は比較的容易である．一方，腎実質に境界不明瞭な浸潤性の発育を示すことがあり，その場合は臨床的に腎原発腫瘍（腎癌）との鑑別が問題となる．このようなものは特に，腎実質破壊性尿路上皮癌と呼ばれる．

臨床像

（腎盂を含む上部尿路原発の尿路上皮癌に共通の事項）

- 発症年齢は平均で60代，60〜80％は男性に発症するとされ，膀胱原発尿路上皮癌とほぼ同様である[1]．
- 上部尿路原発の癌は全尿路の5％未満にとどまり，腎盂・腎杯原発癌の頻度は尿管原発の約2倍である[2,3]．
- 単発症例が多いが，多発例，両側発生例もみられる．
- 通常は血尿が初発症状で，半数に肉眼的血尿がみられる．凝血塊による尿路閉塞があった場合は側腹部の疝痛を発症し，尿管結石と診断されることがある．

肉眼像

- 膀胱癌と同様に早期では内腔側に乳頭状の増殖を認めることが多いが，平坦性病変のみの場合もある．
- 腎盂粘膜内病変が明らかでなく，髄質側に主座を有する灰白色充実性腫瘍が腎実質を置換性・浸潤性に増生する場合には，集合管癌をはじめとする腎原発性腫瘍との鑑別を要する．

組織像

- 他の臓器の尿路上皮癌と同様の形態を示し，扁平上皮癌や腺癌への分化，肉腫様の形態を示すことも稀ではない．
- 腎盂原発の尿路上皮癌の確定診断には，腎盂粘膜内の癌病変（乳頭状・平坦状）の同定が必須である．

免疫組織化学

- GATA3は尿路上皮癌に感度，特異度ともに高いマーカーとして有用であり，腎細胞癌との鑑別においても用いられる．
- その他としては，高分子量サイトケラチン（34βE12），CK20，p63が陽性，PAX8は陰性となる．

鑑別診断

- 典型的な尿路上皮癌の像を示す場合には診断は比較的容易であるが，腺上皮への分化を示す場合，肉腫様の形態を示す高異型度の腫瘍では，それぞれ集合管癌（図5），肉腫様腎細胞癌（図6）との鑑別を要する．
- 尿路上皮癌の診断確定のためには，腎盂粘膜をできるだけ多く切り出し，上皮内病変を同定することが重要である．
- 粘膜内の癌病変を欠き，腎実質内に浸潤性あるいは集合管内癌病変が存在する場合は，集合管癌を示唆する．集合管癌では腫瘍に隣接する集合管に異形成を認めることがある．
- 肉腫様腎細胞癌では，腫瘍の一部に分化した典型的な腎細胞癌の組織像を認めることが多く，異なる肉眼像を示す部位はなるべく多く切り出して検索するこ

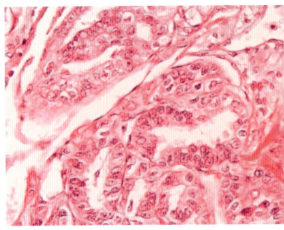

図5 集合管癌.

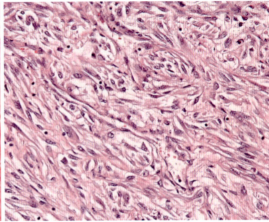

図6 肉腫様腎細胞癌.

とが重要である．

- 免疫染色では，集合管癌で PAX8 陽性，p63 陰性となるのに対して，尿路上皮癌では PAX8 陰性，p63 陽性となる[4]．
- GATA3 は尿路上皮癌に陽性となる重要なマーカーであるが，肉腫様尿路上皮癌においては陽性率が低く，30％程度とする報告もある．そのため，陰性となった場合の解釈に注意を要する[5]．

治療・予後

- 手術可能症例では腎・尿管摘除術が行われる．腎癌として扱われた場合は腎摘除術が行われることもある．
- 腎実質内あるいは周囲組織・臓器への浸潤を示す pT3 もしくは pT4 の腎盂癌の予後は，膀胱癌における pT3，4 の予後とほぼ同様とされている．

文献

1) Guinan P, Vogelzaing NJ, Randazzo R et al：Renal pelvic cancer：a review of 611 patients treated in Illinois 1975-1985. Cancer Incidence and End Results Committee. Urology 40：393-399, 1992
2) Murphy WM, et al（eds）：AFIP Atlas of Tumor Pathology, Fourth series, Fascicle 1：Tumor of the Kidney, Bladder, and Related Urinary Structures. AFIP, Washington DC, 2004
3) Mazeman E：Tumours of the upper urinary tract calyces, renal pelvis and ureter. Eur Urol 2：120-126, 1976
4) Chang A, Brimo F, Montgomery EA, et al：Use of PAX8 and GATA3 in diagnosing sarcomatoid renal cell carcinoma and sarcomatoid urothelial carcinoma. Hum Pathol 44：1563-1568, 2013
5) Albadine R, Schultz L, Illei P, et al：PAX8（＋）/p63（－）Immunostaining pattern in renal collecting carcinoma（CDC）：a useful immunoprofile in the differential diagnosis of CDC versus urothelial carcinoma of upper urinary tract. Am J Surg Pathol 34：965-969, 2010

（佐藤　峻，鷹橋浩幸）

24 症例：70代・男性

Ⅱ．腎盂・尿管・膀胱

数か月に及ぶ血尿を主訴に泌尿器科を受診．CTなどの画像にて，右腎盂に約2.5 cm大の境界明瞭な充実性腫瘍を認めた．右腎摘除術が施行された．図1，2にその代表的な病理組織像を示す．

Q1 病理診断は何か．

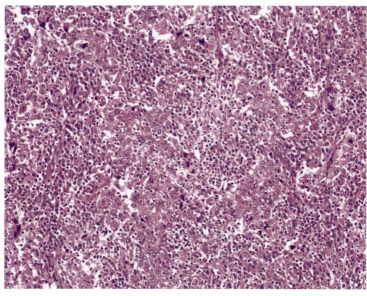

図1

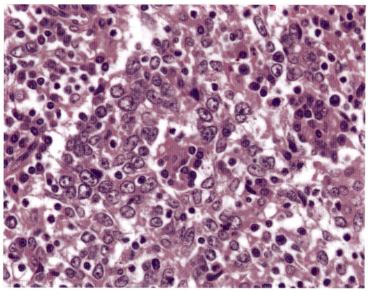

図2

Lymphoepithelioma-like carcinoma of the renal pelvis：腎盂のリンパ上皮腫様癌

A1 病理診断：lymphoepithelioma-like carcinoma of the renal pelvis

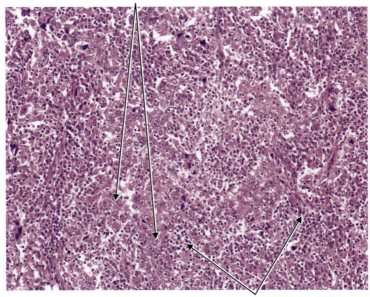

異型細胞の充実性，胞巣状の増殖をみる

背景にリンパ球，形質細胞の浸潤をみる

図1

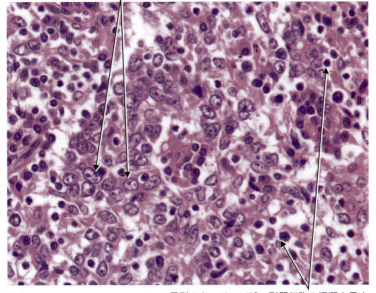

大型の類円型の核，好酸性の胞体を有する未分化細胞の胞巣状の増殖を示す

異型のないリンパ球，形質細胞の浸潤を示す

図2

概　念

- 鼻咽頭に原発するリンパ上皮腫様癌と同様の像を示す鼻咽頭外に発生する腫瘍をいう．
- 鼻咽頭発生症例ではEpstein-Barr virus感染との密接な関係を示す．唾液腺，肺，胸腺，胃，尿路系などに本腫瘍が稀に発生する．
- 組織学的に未分化な腫瘍細胞のシート状，胞巣状の配列と反応性リンパ球の浸潤を特徴とする．
- 尿路系のリンパ上皮腫様癌のうち，腎盂原発例は極めて稀で，本例を含めて5例の報告をみるのみである[1〜5]．その2例では一部に高度異型尿路上皮癌を伴っている[1〜5]．膀胱原発が最も多く，約40例の報告がある．尿管原発は5例である．画像，針生検や細胞診による確定診断は容易ではない．
- Epstein-Barr virusは，鼻咽頭症例と異なり尿路系などの他部の発生例では通常陰性である[1]．

臨床像

- 無症候性血尿を主訴とすることが多い．
- 画像的には腎盂癌と同様の像を示す．

肉眼像・組織像

- 肉眼的には，腎盂に限局する境界明瞭な白黄色，軟の充実性腫瘍のことが多い．
- 組織学的には，大型の類円形核，大型の核小体，中等量の好酸性の胞体を有する細胞の充実性，地図状，胞巣状の増殖がみられる．
- 腫瘍細胞の異型は高度で，尿路上皮様，乳頭状，管状の増殖を示さず，未分化な像を呈する．多数の核分裂像をみる．
- 間質には高度のリンパ球，形質細胞，組織球の浸潤を認める．
- 免疫組織学的には，腫瘍細胞はcytokeratin 7，cytokeratin 20，EMAに陽性，リンパ球マーカー，vimentinに陰性である．
- Epstein-Barr virusは通常陰性で，本例でも*in situ* hybridizationによるEpstein-Barr viral genomic sequenceの検索は陰性であった．

鑑別診断

- 腎盂の尿路上皮癌，集合管（Bellini管）由来癌，腎細胞癌：この3疾患では間質の高度のリンパ球，形質細胞の浸潤はみられない．尿路上皮癌では腎盂粘膜病変が存在し，尿路上皮に類似し，一般的に細胞異型はリンパ上皮腫様癌に比して弱い．集合管由来癌は腺管構造，集合管への浸潤像や線維性の間質を特徴とする．腎細胞癌では細胞異型が弱く，間質の毛細血管が豊富である．
- 悪性リンパ腫：悪性リンパ腫では腫瘍細胞の上皮様の配列はみられず，免疫組織学的には上皮マーカーが陰性である．

治療・予後

- 腎盂リンパ上皮腫様癌は腎摘除が基本となる．
- 化学療法，放射線療法の効果については症例数が少なく不明である[1〜5]．
- リンパ上皮腫様癌の予後は概して良好であるが，腎盂例については症例数が少なく，観察期間も短く不明である．
- 本例はその後，放射線療法が施行され，術後6年，再発や転移を認めていない[1]．

文献

1) Fukunaga M and Ushigome S：Lymphoepithelioma-like carcinoma of the renal pelvis：a case report with immunohistochemical analysis and *in situ* hybridization of the Epstein-Barr viral genome. Mod Pathol 11：1252-1256, 1998
2) Yamada Y, Fujimura T, Yamaguchi T, et al：Lymphoepithelioma-like carcinoma of the renal pelvis. Int J Urol 14：1093-1094, 2007
3) Haga K, Aoyagi T, Kashiwagi A, et al：Lymphoepithelioma-like carcinoma of the renal pelvis. Int U Urol 14：851-853, 2007
4) Cohen RJ, Stanly JC and Dawkins HJ：Lymphoepithelioma-like carcinoma of the renal pelvis. Pathology 31：434-435, 1999
5) Perez-Montiel D, Wakely PE, Hes O, et al：High-grade urothelial carcinoma of the renal pelvis：clinicopathologic study of 108 cases with emphasis on unusual morphologic variants. Mod Pathol 16：494-503, 2006

〔福永真治〕

25 症例：30代・女性

　下痢・血便のため前医を受診し，腹部CTで24 mm大の右尿管腫瘤と水腎症を指摘された．逆行性腎盂造影検査で中部尿管に陰影欠損が認められ，尿管腫瘍の診断で右尿管部分切除術が施行された．図1は摘出された腫瘤の肉眼像で，図2～4はその代表的な組織像である．

Q1 病理診断は何か．

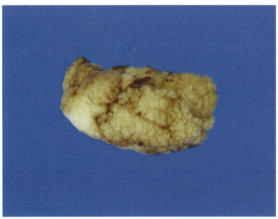

図1

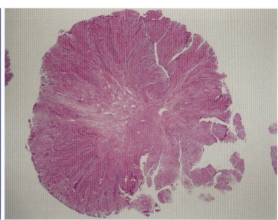

図2

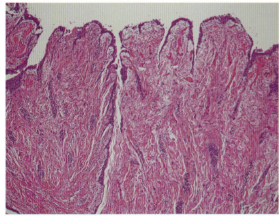

図3

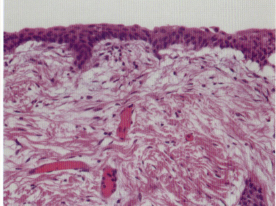

図4

Ⅱ. 腎盂・尿管・膀胱

Fibroepithelial polyp of the ureter：線維上皮性尿管ポリープ

A1 病理診断：fibroepithelial polyp of the ureter

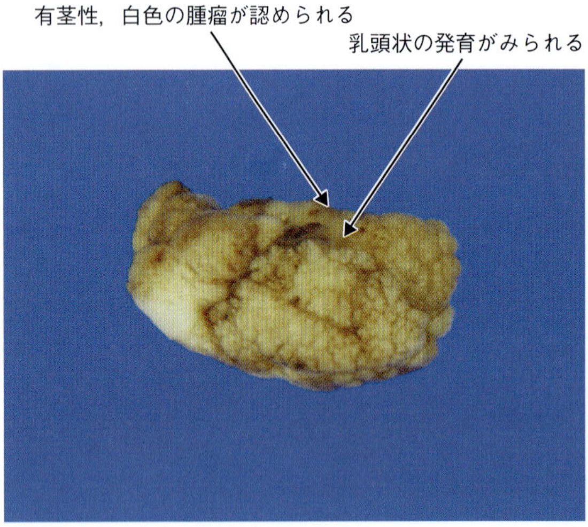

有茎性，白色の腫瘤が認められる
乳頭状の発育がみられる
分葉状，乳頭状の構築がみられる

図1

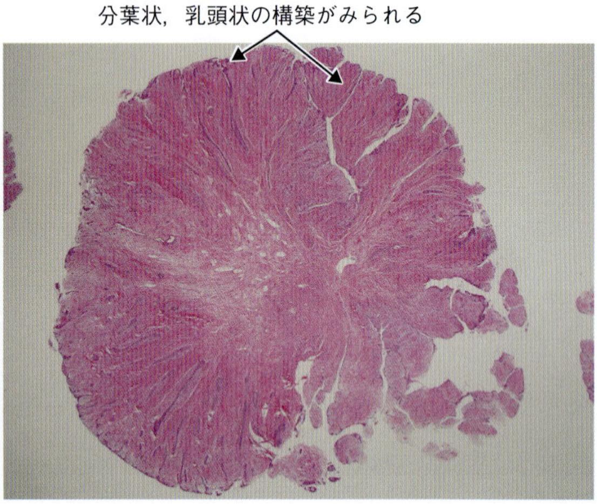

図2

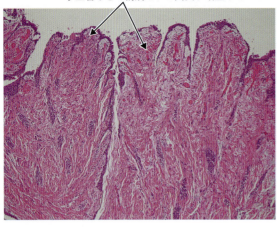
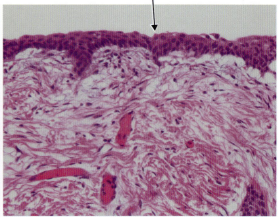

表層を尿路上皮に覆われ，上皮下に膠原線維や小血管などで構成される間質が増生している

表層の尿路上皮に異型性や多層化はみられない

図3

図4

概念

- 尿管に発生する良性非上皮性の腫瘍様病変である．
- 小児例では先天的要因の関与が推測されている一方，成人例では慢性炎症や機械的刺激などの成因が考えられている．
- 尿路系では，腎盂・尿管のほか，稀に膀胱・尿道にも発生する[1]．

臨床像

- 小児にも発症し，発症年齢は学童期の小児および成人の二峰性分布をなす[2,3]．
- 多くは単発性であるが，稀に多発する症例もある[2〜4]．
- 小児では男児に多く，左側の上部尿管に多く発生するが，成人では明らかな男女差や左右差はみられない[3,4]．
- 症状に特異的なものはないが，肉眼的血尿，側腹部痛が多くみられる[4]．ポリープによる尿管の閉塞に伴って症状が出現すると考えられている[2]．

肉眼像

- 大きさは平均 4 cm で[3]，表面は平滑で白色の有茎性隆起性病変である．

組織像

- 尿路上皮に覆われた結合組織の分葉状・乳頭状発育からなり，全体像は clover-leaf 様の形態を示す．
- ポリープの表層を覆う上皮は異型の乏しい尿路上皮で，しばしば上皮の脱落を伴う．
- 間質は膠原線維，平滑筋，血管を豊富に含む結合組織からなり，筋線維芽細胞が混じることもある．稀に，脂質を有するマクロファージもみられる．
- 腺性膀胱炎の像や Brunn's nest を伴うことがある[1]．

鑑別診断

- 外向性発育を示す尿路上皮癌との鑑別が重要である．
- 経静脈性尿路造影や逆行性腎盂造影では，表面が平滑であり，陰影欠損の大きさ・程度に比して通過障害が軽度であることが悪性腫瘍との鑑別点の１つである．内視鏡でも，悪性腫瘍が表面不整で易出血性であるのに対し（図5），比較的表面が平滑・整である．
- 画像所見や内視鏡所見から良性疾患を疑われた場合でも，術前の確定診断が難しく，尿管鏡下生検や術中迅速病理診断が必要となることもある．
- ほかに，尿管に発生する乳頭腫が鑑別に挙がる．乳頭腫は，異型の乏しい上皮が多層化して乳頭状に増生する良性上皮性腫瘍であり，組織学的に本症と鑑別が可能である．

治療・予後

- 本症は良性疾患であるが，かつては腎尿管全摘除術や尿管切除術が施行されていた．
- 現在では，画像診断や内視鏡の進歩に伴い，尿管部分切除術や内視鏡的治療が選択されるようになり，腎臓や尿管の温存が可能なことが多い．
- 予後は良好で，再発や悪性化は極めて稀であるが，成人では尿路上皮癌の併存例が少数報告されている[5]．

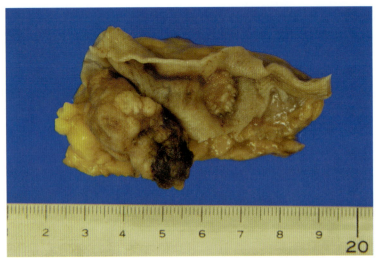

図5 Non-invasive papillary urothelial carcinoma. 出血を伴う表面不整な腫瘍性病変.

文献
1) Amin M, McKenney J, Tickoo S, et al：Diagnostic pathology genitourinary. Amirsys Publishing, Salt Lake City, 2010
2) Murphy W, Grignon D, Perlman E, et al：AFIP Atlas of tumor pathology fourth series tumors of the kidney, bladder, and related urinary structures. American Registry of Pathology, Washington DC, 2004
3) Cassar Delia E, Joseph VT, Sherwood W：Fibroepithelial polyps causing ureteropelvic junction obstruction in children—a case report and review article. Eur J Pediatr Surg 17：142-146, 2007
4) Ludwig DJ, Buddingh KT, Kums JJ, et al：Treatment and outcome of fibroepithelial ureteral polyps：A systematic literature review. Can Urol Assoc J 9：E631-637, 2015
5) Zervas A, Rassidakis G, Nakopoulou L, et al：Transitional cell carcinoma arising from a fibroepithelial ureteral polyp in a patient with duplicated upper urinary tract. J Urol 157：2252-2253, 1997

〔高柳奈津子, 清水道生〕

26 症例：30代・女性

　不妊治療にて通院中，経腟超音波検査にて偶然膀胱後壁に約2 cmの腫瘤が発見され，TURが施行された．図1〜4はTUR標本の代表的な組織像である．図1，2は弱拡大，図3は強拡大，図4はアルシアンブルー染色である．

Q1　病理診断は何か．
Q2　病理診断に有用な免疫染色を述べよ．

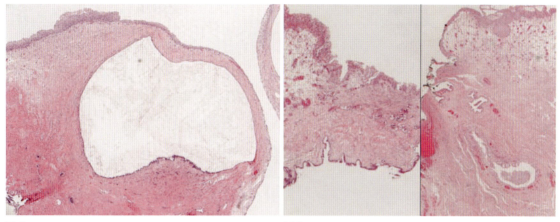

図1　　　　　　　　　　　図2

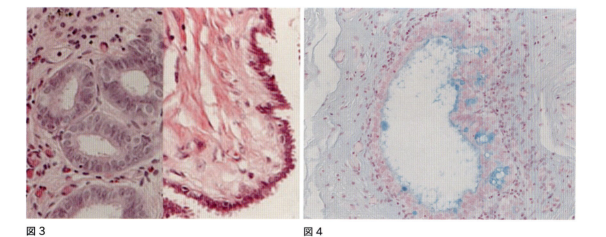

図3　　　　　　　　　　　図4

Müllerianosis（endometriosis）of the urinary bladder：膀胱子宮内膜症

A1 病理診断：müllerianosis（endometriosis）of the urinary bladder
A2 有用な免疫染色：①estrogen receptor（ER），②progesterone receptor（PgR），③CD10．①②は上皮成分が，③は内膜腺管周囲間質成分が陽性となる．

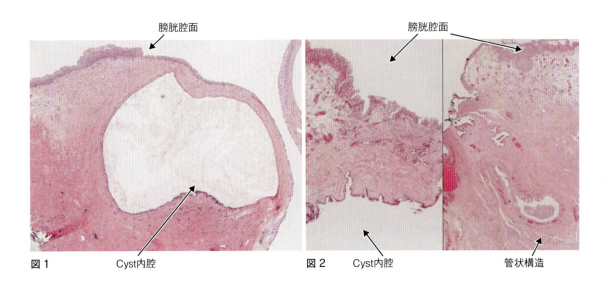

図1　Cyst内腔　　　　　図2　Cyst内腔　　管状構造

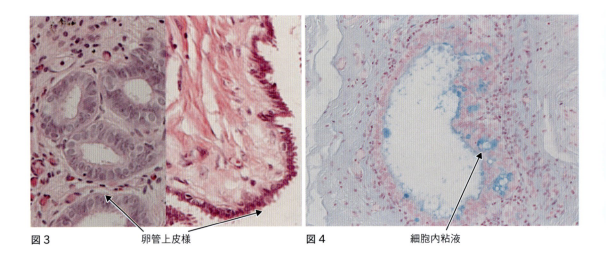

図3　卵管上皮様　　　　図4　細胞内粘液

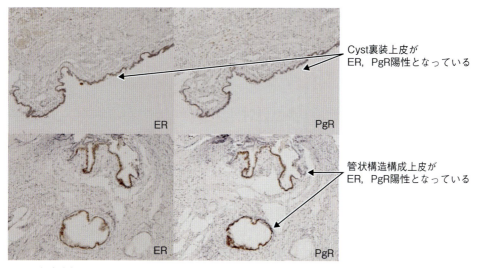

図5 免疫染色.

| 概　念 | ■ 尿路系の中で膀胱は子宮内膜症の最好発臓器であり，多数報告されている．
■ 1996年ClementとYoungが子宮内膜，内頸部上皮，卵管上皮に類似した成分の2つ以上含むものをMüllerianosis of the urinary bladderとして報告した[1]．

| 臨床像 | ■ 20〜40代の性成熟期女性に好発するが，閉経後の女性にも発生する．
■ 骨盤内手術の既往や子宮内膜症の合併を半数程度に認める．
■ 下腹部痛，排尿困難，血尿，月経異常を呈するが，無症状のこともある．

| 肉眼像 | ■ 膀胱後壁に好発する．
■ 1〜5 cmほどの囊胞状の粘膜下腫瘤を形成する．

| 組織像 | ■ 病変は主に上皮下，膀胱深部に広がり，膀胱固有筋層や膀胱周囲脂肪組織まで分布する．
■ 病変は大小の囊胞，管状構造からなり，内膜腺管周囲に内膜様間質を伴うところもある．
■ 腺管や囊胞は，内膜腺様の円柱上皮，内頸部上皮様の粘液を有する円柱上皮，卵管上皮様の線毛細胞などから構成される．
■ 上皮細胞の核にER，PgRが陽性となり，内膜様間質にER，PgR，CD10が陽性となる（図5）．

| 鑑別診断 | ■ Adenocarcinoma：Müllerianosisは固有筋層，膀胱周囲脂肪組織まで分布しうるので，浸潤と誤らないことが重要である．上皮の異型や周囲の間質反応の有無に着目して鑑別する．
■ Nephrogenic adenoma（metaplasia）：肉眼的に乳頭状病変を形成することが多く，膀胱深部への進展はない．構成細胞や構造が多彩で，血管様構築や管腔不

明瞭な小型管状構造などをとることもある．免疫組織化学的に ER，PgR は陰性である．
- Cystitis glandularis：表層優位の分布と上皮の非 Müllerian な細胞所見，内膜様間質の有無などに注意する．

治療・予後
- TUR 後の再発は多く，抗ホルモン治療が一時的に有効なことがあるが，投薬中止により再発することが多い．

関連事項
- 骨盤内手術操作による Müllerian 上皮の移植説[1]や尿路上皮の化生説[2]があるが発生原因は明らかではない．
- Müllerianosis を背景に，稀に carcinoma が発生することがある[3]．

文献
1) Young RH and Clement PB：Müllerianosis of the urinary bladder. Mod Pathol 9：731-737, 1996
2) Koren J, Mensikova J, Mukensnabl P, et al：Müllerianosis of the urinary bladder：report of a case with suggested metaplastic origin. Virchows Arch 449：268-271, 2006
3) Garavan F, Grainger R and Jeffers M：Endometrioid carcinoma of the urinary bladder complicating vesical Müllerianosis：a case report and review of the literature. Virchows Arch 444：587-589, 2004

（小島史好，村田晋一）

27 症例：10代・女性

Ⅱ．腎盂・尿管・膀胱

　膀胱癌（非浸潤性乳頭状尿路上皮癌）のため経尿道的膀胱腫瘍切除術（TURBT）後の経過観察中，治療部と背景の膀胱粘膜発赤部からの生検が行われた．図1はその際の代表的な組織像で，図2はその強拡大像である．

Q1 この病変で主に増殖している細胞を述べよ．
Q2 病理診断は何か．

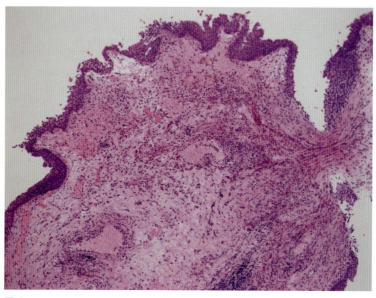

図1

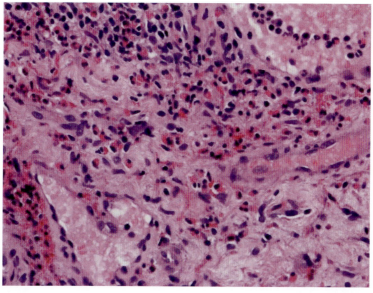

図2

Eosinophilic cystitis：好酸球性膀胱炎

A1 増殖している細胞：好酸球（eosinophils）
A2 病理診断：eosinophilic cystitis（急性期）

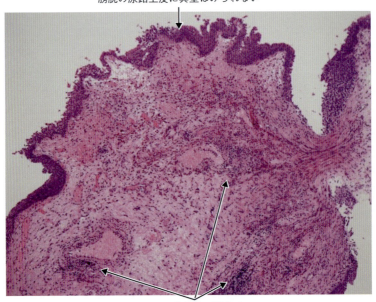

膀胱の尿路上皮に異型はみられない

図1　炎症細胞の集簇巣が散見される

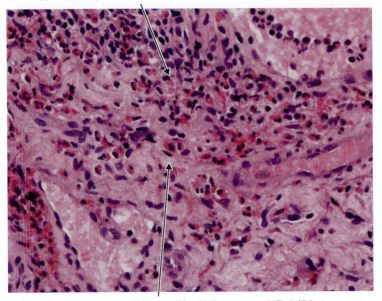

リンパ球，形質細胞，好酸球などの慢性炎症浸潤がみられ，好酸球が過半を占める

図2　好酸球浸潤は高倍率（対物20倍）1視野あたり20細胞を超える

| 概　念 | ■ 好酸球性膀胱炎は，頻尿，排尿障害，肉眼的血尿，排尿時痛などの症状を繰り返す非感染性膀胱炎である．
■ 膀胱粘膜を主体とする膀胱壁や尿沈渣に多数の単核白血球と好酸球が出現することを特徴とし，組織学的な診断基準として，山田，田口基準の一部が本邦のみならず，国際的にも用いられている[1,2]．
■ 末梢血の好酸球増加（約1/3）がみられるが，ランゲルハンス細胞肉芽腫症とは関係しない．

| 臨床像 | ■ 新生児から80代までの広範な年齢にみられ，男女比は1：2と，女性優位とされるが，成人例に限ると1.3：1に逆転する[3]．
■ 約20%を占める小児例のなかには，自然に症状が消失するものもみられる[4]．
■ 成人例の25%は膀胱癌の既往や併発を認めるが，画像所見や臨床所見は非特異的である[5,6]．

| 肉眼像 | ■ 発赤ないし紅斑性粘膜や浮腫状，ビロード状でわずかに隆起性の粘膜を示すものから，結節状，亜有茎性の病変やポリープ状の腫瘤（鼻中隔のアレルギー性ポリープに類似）を形成するものがみられ，潰瘍を示す場合もある．

| 組織像 | ■ 組織学的な診断基準は定まっていないが，山田，田口らの基準である「好酸球増加部位200倍5視野における1視野平均好酸球数が20以上，さらに全円形細胞数における好酸球の割合が50%以上を呈するもの」のうち，「好酸球増加部位200倍5視野における1視野平均好酸球数が20以上」が一般的に用いられている[2]．
■ 組織学的には，急性期と慢性期に分けられる．
■ 急性期は前述した基準を満たす好酸球浸潤が粘膜固有層主体にみられ，浮腫や二次的な筋壊死，シャルコー-ライデン結晶の存在などがみられる．
■ 慢性期は少数の好酸球と，顕著な肥満細胞，形質細胞浸潤と筋線維症がみられる（図3，4）[7]．

| 鑑別診断 | ■ 成人例では polypoid cystitis や urothelial carcinoma（組織学的好酸球増多は浸潤性尿路上皮癌近傍でもみられる）が鑑別に挙げられる．
■ 小児例では rhabdomyosarcoma が挙げられる．

| 治療・予後 | ■ アレルギー疾患に随伴する場合は原疾患の治療を行う．
■ 非ステロイド性消炎薬と抗ヒスタミン薬が第一選択薬で，難治性の場合，副腎皮質ステロイドまたはシクロスポリンが用いられる．
■ 治療は，一般的に治癒的ではなく，投与を中止すると再発する場合がある．
■ すべての症例で長期的な経過観察が望まれ，難治症例では経尿道的切除術が行われることもある．
■ 表在性尿路上皮癌の2%に好酸球性膀胱炎が併存するが，併存しないものより予後がよいとの報告もある[7]．

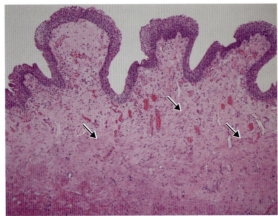

図3 Eosinophilic cystitis（慢性期）．慢性期の病変は，腫瘍やほかの炎症性疾患などとの鑑別のため，診断の確定に組織学的な確認が必要である（別症例）．炎症細胞浸潤は軽快し，myofibroblast（矢印）の増生をみる．

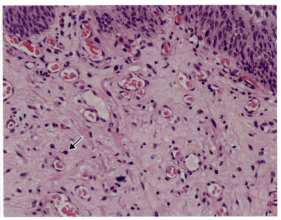

図4 Eosinophilic cystitis（慢性期）．細胞成分の多い部位でも好酸球浸潤は20個未満となり，肥満細胞，形質細胞浸潤がみられるようになる．

関連事項

■ 好酸球性膀胱炎は，単一の疾患概念ではなく，臨床的には以下の3種の病態が考えられている．①非特異的，限局性，自然寛解する亜急性の炎症反応で，前立腺過形成や膀胱癌，経尿道的生検など，さまざまな原因による粘膜損傷によって生じるもの．②主に小児におけるアレルギー性胃腸炎や喘息などのアレルギー疾患に関連してみられる例で，稀に薬剤性に発症し，しばしば末梢血の好酸球増多症を生じる．③稀ではあるが，寄生虫感染症に続発するもの．

文献
1) Yamada T and Taguchi H：Clinical study of eosinophilic cystitis. I. On the definition of eosinophilic cystitis. I-1. Histological observation of eosinophilic infiltration. Hinyokika Kiyo 30：1781-1784, 1984
2) Popescu OE, Landas SK and Haas GP：The spectrum of eosinophilic cystitis in males：case series and literature review. Arch Pathol Lab Med 133：289-294, 2009
3) Thompson RH, Dicks D and Kramer SA：Clinical manifestations and functional outcomes in children with eosinophilic cystitis. J Urol 174：2347-2349, 2005
4) van den Ouden D：Diagnosis and management of eosinophilic cystitis：a pooled analysis of 135 cases. Eur Urol 37：386-394, 2000
5) Li G, Cai B, Song H, et al：Clinical and radiological character of eosinophilic cystitis. Int J Clin Exp Med 8：533-539, 2015
6) Mosholt KS, Dahl C and Azawi NH：Eosinophilic cystitis：three cases, and a review over 10 years. BMJ case reports 2014, 2014
7) Flamm J：Tumor-associated tissue inflammatory reaction and eosinophilia in primary superficial bladder cancer. Urology 40：180-185, 1992

（永田耕治，清水道生）

28 症例：70代・女性

約1週間に及ぶ膿尿を主訴に泌尿器科を受診し，超音波検査で膀胱腫瘍が疑われた．膀胱鏡検査では多数の黄褐色の斑状小結節が観察され，経尿道的切除術が施行された．図1〜3はその代表的な組織像である．

Q1 病理診断は何か．
Q2 鑑別診断を述べよ．

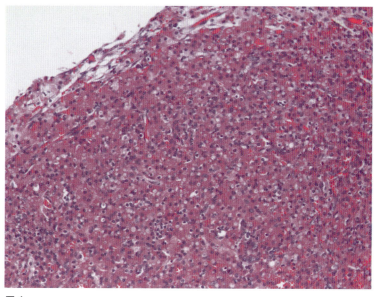

図1

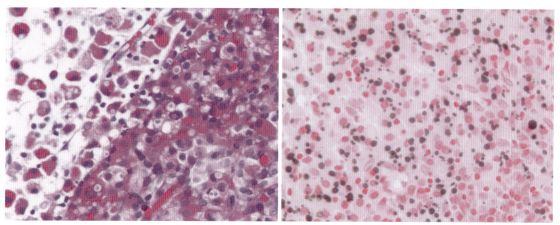

図2　　　　　　　　　　　　　　図3　von Kossa染色．

Malakoplakia of the urinary bladder：膀胱のマラコプラキア

A1 病理診断：malakoplakia of the urinary bladder
A2 鑑別診断：①黄色肉芽腫性膀胱炎，②好酸球性肉芽腫，③悪性リンパ腫，④印環細胞癌の転移

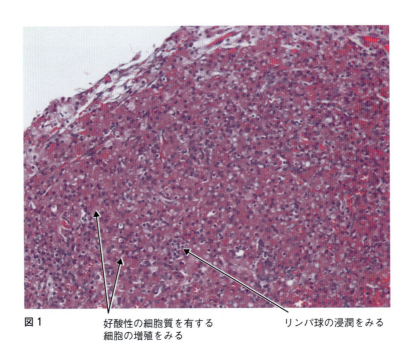

図1　好酸性の細胞質を有する細胞の増殖をみる　　リンパ球の浸潤をみる

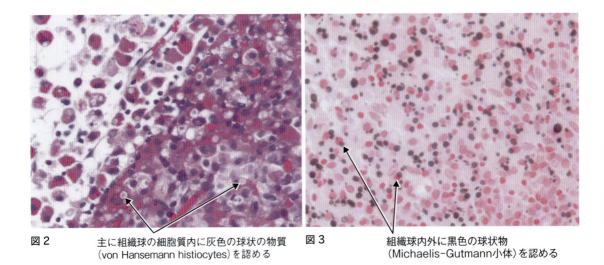

図2　主に組織球の細胞質内に灰色の球状の物質（von Hansemann histiocytes）を認める

図3　組織球内外に黒色の球状物（Michaelis-Gutmann小体）を認める

概念

- マラコプラキア（malakoplakia）は，通常，泌尿生殖器（膀胱，腎盂，尿管，前立腺，精巣）で観察される慢性肉芽腫性病変で，それ以外の部位では大腸が最も多い[1〜4]．
- マラコプラキアは，ギリシャ語の malakos（柔らかい）と plakos（斑）との合成語である．
- 原因として大腸菌の感染，マクロファージの殺菌作用の低下が考えられている．

臨床像

- 排尿障害，頻尿，膿尿を主訴とすることが多い．
- 尿培養で Escherichia coli が同定されることもある．
- 膀胱鏡では多数の軟らかい黄褐色の斑状小結節が観察される．膀胱の三角部に好発する．

肉眼像・組織像

- 肉眼的には，黄褐色ないし黄色の境界不明瞭な軟らかい斑状病変である．
- 組織学的に粘膜固有層において，好酸性，顆粒状の豊富な胞体，小型の類円形の核を有する細胞（組織球）の集簇巣が多数形成される．この組織球は報告者の名にちなんで von Hansemann histiocytes と呼ばれる（図2）．
- その胞体内に Michaelis-Gutmann 小体（小型の球状物で周囲に明庭を有する．カルシウムと鉄の沈着よりなる）が観察される．von Kossa 染色，PAS 染色，ベルリン青染色で陽性を示す（図3）．
- Michaelis-Gutmann 小体は，腸内細菌を貪食した二次リゾゾームが腫大し，residual body となった構造物である．小体を入れる細胞は KP-1（CD69）陽性で，ケラチン（CAM5.2）や S100 蛋白は陰性で，組織球と考えられる．またリンパ球，形質細胞の浸潤，周囲にリンパ濾胞の形成がみられる．
- 通常，粘膜上皮には著変はみられない．
- マラコプラキアの診断は生検や切除術検体で診断されることが多いが，時に尿細胞診で診断されることもある．
- 電顕的に Michaelis-Gutmann 小体は，Escherichia coli などの細菌の破壊物を含む phagolysosome として観察される[1]．

鑑別診断

- 黄色肉芽腫性膀胱炎：マラコプラキア様の像を示す病変で Michaelis-Gutmann 小体のみられないものは，黄色肉芽腫性膀胱炎（xanthogranulomatous cystitis）と呼ばれる．よって von Kossa 染色が鑑別上必要となる．
- 好酸球性肉芽腫：好酸球性肉芽腫では核溝を有する組織球様細胞の増殖と好酸球の浸潤が特徴で，免疫組織化学的に S100 蛋白が陽性である．Michaelis-Gutmann 小体はみられない．
- 悪性リンパ腫：核/細胞質比の高い異型細胞の密な増殖がみられ，KP-1 は陰性で，Michaelis-Gutmann 小体はみられない．
- 印環細胞癌の転移：粘液を入れる胞体と偏在性の異型核よりなる細胞が特徴である．粘液染色が陽性で免疫組織化学的に CAM5.2 などの上皮性マーカーが陽性である．

治療・予後

- 本例は術後4年，再発を認めていない．
- TUR や膀胱部分切除が施行されることが多い．
- 膀胱全体に多発するものや，再発を繰り返す症例に対しては抗菌薬や cholinergic agonist による治療効果も期待できる．
- 予後は一般に良好であるが，20〜40％の例で病変の残存や再発がみられる．

文献

1) McClure J：Malakoplakia of the testis and its relationship to granulomatous orchitis. J Clin Pathol 33：670-678, 1980
2) Smith BH：Malakoplakia of the urinary tract. Am J Clin Pathol 43：409-417, 1965
3) Qualman SJ, Gupta PK and Mendelsohn G：Intracellular *Escherichia coli* in urinary malacoplakia：a reservoir of infection and its therapeutic implication. Am J Clin Pathol 81：35-42, 1984
4) Stanton MJ and Maxted W：Malacoplakia：a study of the literature and current concepts of pathogenesis, diagnosis and treatment. J Urol 125：139-146, 1981

（福永真治）

29 症例：70代・男性

Ⅱ．腎盂・尿管・膀胱

膀胱尿路上皮癌のため膀胱全摘除術が行われた．TURによる瘢痕の近傍に図1（弱拡大），図2（強拡大）に示す病変が認められた．

Q1 病理診断は何か．
Q2 鑑別診断を述べよ．

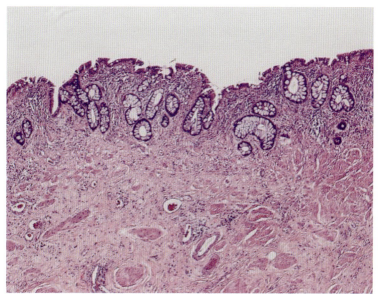

図1

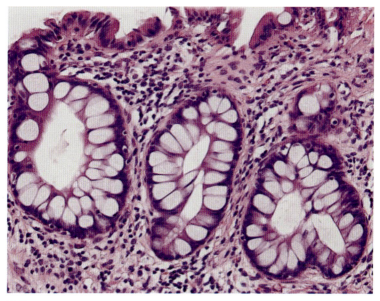

図2

Cystitis glandularis of the urinary bladder, intestinal type：腺性膀胱炎，腸型

A1 病理診断：cystitis glandularis of the urinary bladder, intestinal type
A2 鑑別診断：①adenocarcinoma，②urotherial carcinoma（microcystic variant），③nephrogenic adenoma（metaplasia），④endometriosis など．

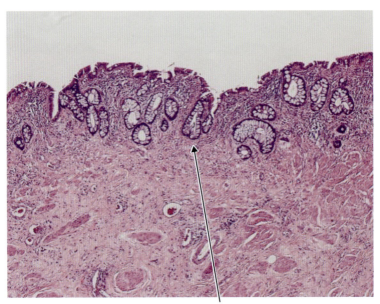

図1　粘膜表層におおむね直線的な単純管状腺管が増生している

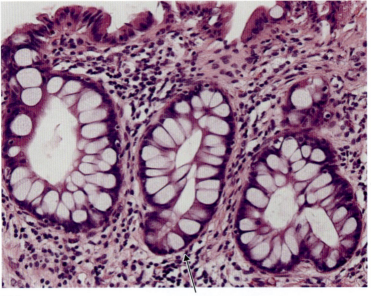

図2　腺管は細胞内粘液を有する腸上皮に類似した円柱細胞で構成されている

| 概　念 | ■ Cystitis glandularis は尿路上皮が内向性に増殖（Brunn's nest）し，その上皮胞巣内に円柱上皮からなる管腔が形成された病態であり，最終的には一層の腺上皮で覆われる完全な管状構造が形成される．一種の化生と考えられる．この腺上皮に杯細胞を含む腸型上皮がみられる病態を cystitis glandularis, intestinal type という． |
| ■ 尿路閉塞，結石・感染など慢性炎症，あるいは神経因性膀胱など，慢性的な刺激により生ずると考えられているが，慢性的な炎症・刺激を同定できない症例もある[1]． |

| 臨床像 | ■ 小児の発生は稀だが，全年齢に発生する．
■ 通常無症状であり，膀胱鏡検査時や切除された膀胱に偶然発見されることが多いが，血尿や排尿障害を呈することもある． |

| 肉眼像 | ■ 肉眼的に低い隆起を呈することがあるが，肉眼的に同定できないことも少なくない． |

| 組織像 | ■ 病変は膀胱粘膜表層に分布し，固有筋層に達したとしてもその表層にとどまり，破壊性変化やdesmoplasiaは伴わない．Brunn's nest と混在することも多い．
■ 病変は管状構造，cystic に拡張した腺管からなり，腺管は円柱上皮細胞から構成される．杯細胞が混在すると intestinal type といわれ，管内に粘液が貯留し，周囲間質に溢出することもある．
■ 管腔構成細胞の核は小型卵円形で，基底側に整然と配列している．
■ 稀に化生腺管が広範囲，時に粘膜筋板近傍にまで拡がることがあり，florid cystitis glandularis といわれる[2]． |

| 鑑別診断 | ■ Adenocarcinoma：Cystitis glandularis は粘膜表層を中心に分布し，固有筋層への破壊性浸潤はない．上皮の異型や周囲の間質反応の有無に着目して鑑別する．Florid cystitis glandularis では，adenocarcinoma との鑑別に苦慮することが少なくない[2]．
■ Urothelial carcinoma（microcystic variant）：固有筋層への浸潤や管状構造の分布の不規則性，各管状構造の形状の不均一性，核異型などに注目する．
■ Nephrogenic adenoma（metaplasia）：構造や構成上皮の形態が多彩で，血管様構築や管腔不明瞭な小型管状構造などをとりうる．
■ Endometriosis：深部優位の管状構造の分布と上皮の非 Müllerian な細胞所見，内膜様間質の有無などに注意する． |

| 治療・予後 | ■ 膀胱癌発生の危険因子とは考えられていない[3,4]．症状のあるものには慢性刺激の原因の除去，抗生剤投与，TUR などが施行されるが，しばしば反応が不良で，再発することがある． |

| 関連事項 | ■ Cystitis glandularis に軽度〜高度の細胞異型を伴うことが稀にあり，これが膀

胱原発 adenocarcinoma の前駆病変である可能性を示唆するとの報告がある[5].

文献
1) Epstein JI, Amin MM and Reuter VE：Cystitis cystica/cystitis glandularis. Biopsy interpretation of the bladder. Lippincott Williams and Wilkins, Philadelphia, pp9-13, 2010
2) Young RH and Bostwick DG：Florid cystitis glandularis of intestinal type with mucin extravasation：a mimic of adenocarcinoma. Am J Surg Pathol 20：1462-1468, 1996
3) Corica FA, Husmann DA, Churchill BM, et al：Intestinal metaplasia is not a strong risk factor for bladder cancer：study of 53 cases with long-term follow-up. Urology 50：427-431, 1997
4) Smith AK, Hansel DE and Jones JS：Role of cystitis cystica et glandularis and intestinal metaplasia in development of bladder carcinoma. Urology 71：915-918, 2008
5) Gordetsky J and Epstein JI：Intestinal metaplasia of the bladder with dysplasia：a risk factor for carcinoma？ Histopathology 67：325-330, 2015

（小島史好，村田晋一）

30 症例：60代・男性

Ⅱ．腎盂・尿管・膀胱

　5年前に表在性の膀胱癌に対し経尿道的膀胱腫瘍切除術（TURBT）が施行された．その後再発を繰り返し，生検およびTURBTが複数回施行された．今回も経過観察中に多発する再発病変を指摘され，その中で膀胱左側壁の2mm大の乳頭状病変から生検が行われた．図1〜3はその代表的な組織像である．

- Q1　鑑別診断を述べよ．
- Q2　病理診断は何か．

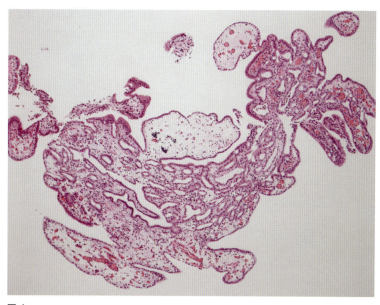

図1

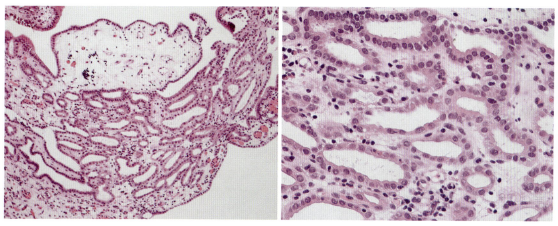

図2　　　　　　　　　　　　図3

II．腎盂・尿管・膀胱

Nephrogenic adenoma：腎原性腺腫

A1　鑑別診断：①nephrogenic adenoma，②clear cell adenocarcinoma，③urothelial carcinoma（nested variant），④prostatic carcinoma

A2　病理診断：nephrogenic adenoma

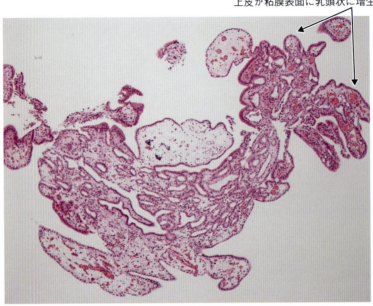

図1　上皮が粘膜表面に乳頭状に増生する

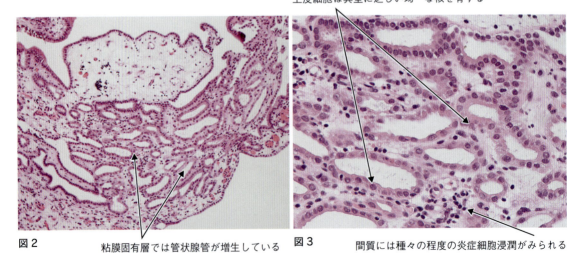

図2　粘膜固有層では管状腺管が増生している

図3　上皮細胞は異型に乏しい均一な核を有する／間質には種々の程度の炎症細胞浸潤がみられる

| 概　念 | ■ Nephrogenic adenoma と呼称されているが真の腫瘍性病変ではなく，炎症，外傷あるいは免疫不全などにより生じる尿路上皮の化生性変化（腎原性化生：nephrogenic metaplasia）と考えられている．
■ 剥離した腎尿細管上皮が着床するとの説が提唱されている[1]．|

| 臨床像 | ■ 男性に多く，通常は成人に認められるが，小児にも発生することもある[2]．
■ 膀胱に最も多いが尿道，尿管，腎盂にも発生する．
■ 頻回の尿路感染や憩室，結石，長期のカテーテル留置，TUR 後の症例にみられることが多い．
■ 肉眼的に隆起性のため，膀胱鏡では乳頭状腫瘍として認識され，確定診断は病理診断でなされる．|

| 肉眼像 | ■ 通常は 1 cm 以下で，乳頭状，ポリープ状の形態を呈し，多発することもある．
■ 膀胱内での発生部位は三角部，側壁，頂部の順に多い．|

| 組織像 | ■ 病変は粘膜固有層にとどまり，単層の立方上皮が粘膜表面に乳頭状に，粘膜固有層では管状構造を形成して増生する．
■ 上皮は時に平坦状，hobnail 状の形態を示す．
■ 上皮細胞は淡明ないし好酸性の細胞質と卵円形の小さな核を有し，異型性は乏しい．
■ 間質には浮腫や種々の程度の炎症細胞浸潤を伴う．|

| 鑑別診断 | ■ 管状構造が優勢な症例では adenocarcinoma との鑑別を要し，特に胞体が淡明な場合には膀胱ないし尿道原発の clear cell adenocarcinoma との鑑別が問題となる．腫瘍径や細胞異型，浸潤性増殖像などの所見が重要となる．
■ 膀胱鏡で乳頭状を呈するため，臨床的に urothelial carcinoma と診断されることがあり，組織学的にも urothelial carcinoma, nested variant と類似することがある．免疫組織化学的に，nephrogenic adenoma では PAX-8 陽性，p63 陰性であるのに対し（図 4, 5），urothelial carcinoma はこれらが逆の染色態度を示す[3,4]．
■ Prostatic adenocarcinoma との鑑別には形態像の比較のほか，CK7，PSA などの免疫染色が有用である（図 6）．|

| 治療・予後 | ■ 切除後の再発率は 0.5% から 80% と報告によってばらつきがあるが，癌のリスクファクターとは考えられていない．|

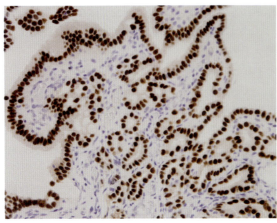
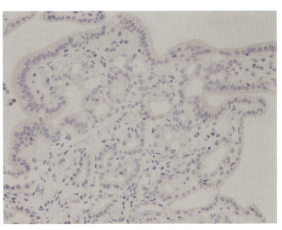

図4　Nephrogenic adenomaの上皮細胞はPAX-8にびまん性に陽性を示す．

図5　Urothelial carcinomaで高率に陽性となるp63はnephrogenic adenomaでは陰性を示す．

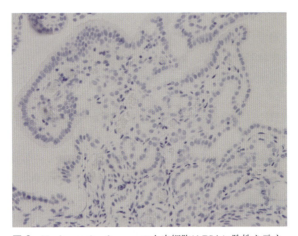

図6　Nephrogenic adenomaの上皮細胞はPSAに陰性を示す．

文献

1) Mazal PR, Schaufler R, Altenhuber-Muller R, et al：Derivation of nephrogenic adenomas from renal tubular cells in kidney transplant recipients. N Engl J Med 347：653-659, 2002
2) Kao CS, Kum JB, Fan R, et al：Nephrogenic adenomas in pediatric patients：a morphologic and immunohistochemical study of 21 cases. Pediatr Dev Pathol 16：80-85, 2013
3) López JI, Schiavo-Lena M, Corominas-Cishek A, et al：Nephrogenic adenoma of the urinary tract：clinical, histological, and immunohistochemical characteristics. Virhows Arch 463：819-825, 2013
4) Tong GX, Weeden EM, Hamele-Bena D, et al：Expression of PAX8 in nephrogenic adenoma and clear cell adenocarcinoma of the lower urinary tract：evidence of related histogenesis? Am J Surg Pathol 32：1380-1387, 2008

（菊地　淳，清水道生）

31 症例：30代・男性

Ⅱ．腎盂・尿管・膀胱

血尿の原因精査の結果，膀胱内に腫瘤を認め，浸潤性膀胱癌の臨床診断でTURが施行された．図1〜3はTURにて切除された膀胱内腫瘤の代表的な組織像である．

Q1 病理診断は何か．
Q2 この疾患に認められることのある遺伝子異常を述べよ．

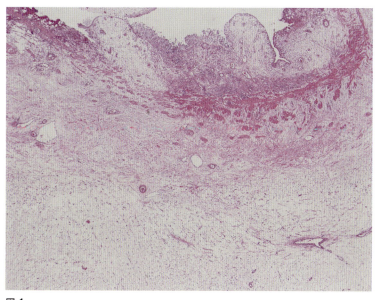

図1

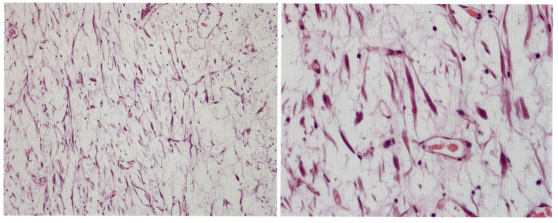

図2　　　　　　　　　図3

Inflammatory myofibroblastic tumor：炎症性筋線維芽細胞性腫瘍

A1 病理診断：inflammatory myofibroblastic tumor（pseudosarcomatous myofibroblastic proliferation, postoperative spindle cell nodule）

A2 特徴的な遺伝子異常：*ALK* 遺伝子再構成

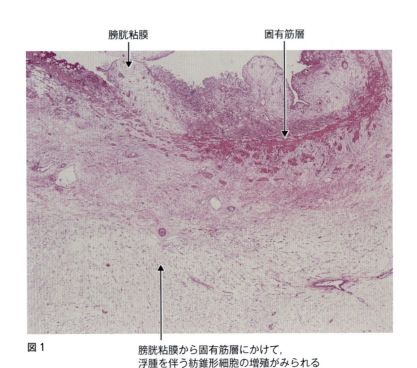

図1　膀胱粘膜／固有筋層　膀胱粘膜から固有筋層にかけて，浮腫を伴う紡錐形細胞の増殖がみられる

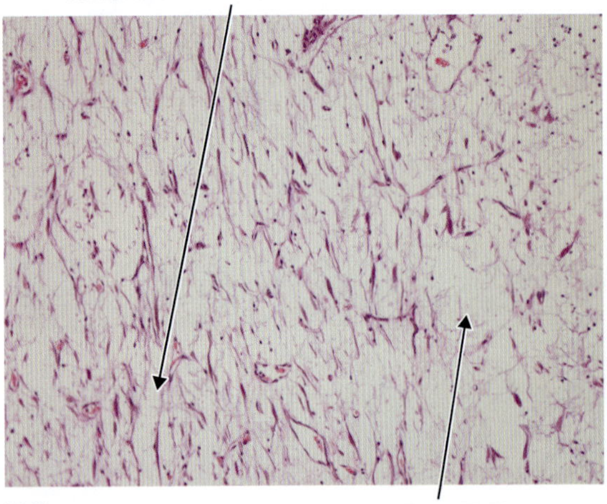

図2　紡錐形細胞が疎に増殖している／浮腫状の間質

図3　紡錐形細胞は筋線維芽細胞に類似し，暗調の細胞質と腫大した紡錘形核を持つ／毛細血管

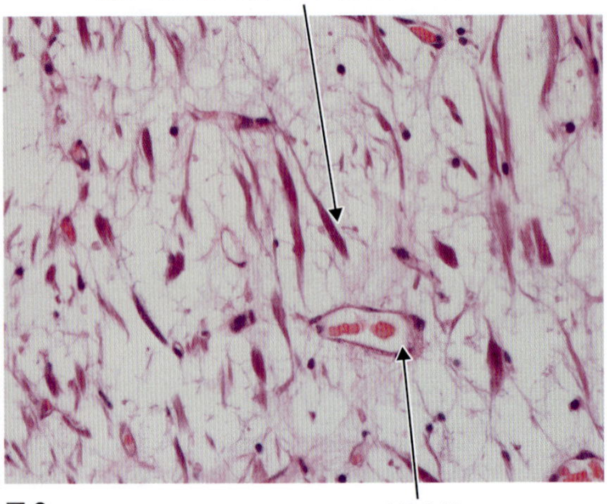

概念

- 膀胱の炎症性筋線維芽細胞性腫瘍は，線維芽細胞の増生からなる病変である．
- 最初の報告は，1980 年 Roth[1]により nodular fasciitis に類似した反応性変化としてなされた．その後 Proppe ら[2]により，TUR 後に発生した膀胱，尿道の筋線維芽細胞性病変として postoperative spindle cell nodule が報告された．しかし，その後も，下記の同義語に示されるような，さまざまな名称で報告されており，統一されていない．
- 一部の症例で ALK 遺伝子の転座を認め，腫瘍性病変（inflammatory myofibroblastic tumor）と反応性病変（pseudosarcomatous myofibroblastic proliferation）からなると考えられるが，両者は組織学的に類似しており，組織学的区別は困難である[3〜5]．
- 同義語としては，inflammatory myofibroblastic tumor, pseudosarcomatous-myofibroblastic proliferation, postoperative spindle cell nodule, inflammatory pseudotumor などがある．

臨床像

- 血尿を主訴とすることが多い．
- 若年者から高齢者まで幅広く発生し，男女比は諸説ある．

肉眼像

- 円蓋部から後壁が好発部位である[4,5]．
- 単発のポリープ様，結節状腫瘤であることが多い．

組織像

- Myxoid あるいは線維性間質を背景に，さまざまな程度の炎症細胞浸潤や毛細血管増生を伴って，紡錘形あるいは星芒状の線維芽細胞が疎〜密に増生する．
- ①myxoid/vascular pattern，②compact spindle cell pattern，③hypocellular fibrous（fibromatosis-like）pattern の 3 型をとるが，しばしば混在する．
- 紡錘形細胞は均一で，淡好酸性細胞質を持ち，腫大した卵円形〜先細りした紡錘形核からなり，1〜2 個の核小体を有する．顆粒状のクロマチンを有し，異型の明らかなものはない．神経節様細胞が散見される．
- 核分裂像は少ないことが多く，異型核分裂像は認められない．
- 病変が筋層に及ぶことが比較的多く，膀胱周囲組織に病変が達することもある．
- 壊死は認められ得るが，広範なことは少ない．
- 免疫染色では SMA が通常陽性で，時に cytokeratin や ALK が陽性となる（図 4，5）．

関連事項

- 同義語である postoperative spindle cell nodule という診断名は，TUR などの尿路系手術操作後 3 か月以内に発生した病変に対して用いられ，反応性病変（pseudosarcomatous myofibroblastic proliferation）とされることが多い[2]．

鑑別診断

- Sarcomatoid carcinoma：細胞異型の程度や上皮成分の有無で鑑別する．Inflammatory myofibroblastic tumor でも cytokeratin が陽性になることがある．
- undifferentiated pleomorphic sarcoma：これまで malignant fibrous histiocytoma と呼ばれてきた病変で，細胞異型が強く，異型核分裂像や壊死も認められる．

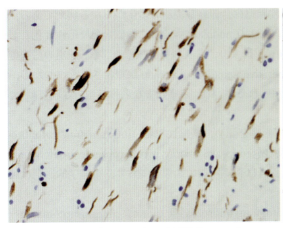

図4 Cytokeratin（AE1/AE3）の免疫染色．Cytokeratin（AE1/AE3）が紡錘形細胞の胞体に強く発現している．上皮性マーカーが陽性の症例では，sarcomatoid carcinoma との鑑別が必要となる．

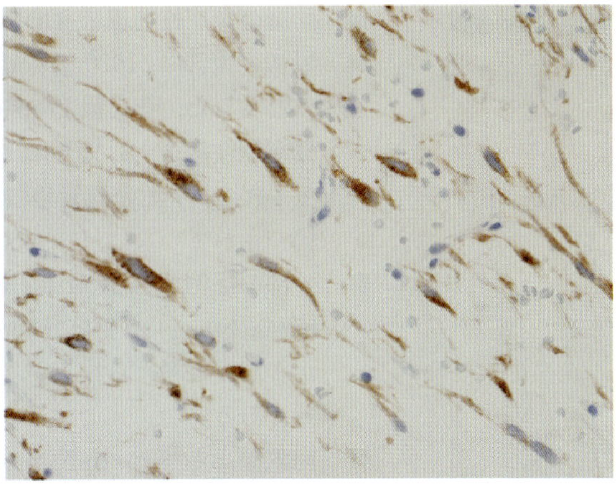

図5 ALK の免疫染色．ALK 陽性の症例が存在し，腫瘍性病変説の根拠となっている．

Keratin が陰性である．
- Leiomyosarcoma：細胞密度が高く，核異型がより強い．異型核分裂像や壊死も認められる．

予後

- 20～30％の症例が再発するが，遠隔転移は5％未満であり，大部分の症例は良性の経過を示す[4～6]．
- 臨床経過と相関を示す組織学的予後因子はまだ認められていない[6]．

文献

1) Roth JA：Reactive pseudosarcomatous response in urinary bladder. Urology 16：635-637, 1980
2) Proppe KH, Scully RE and Rosai J：Postoperative spindle cell nodules of genitourinary tract resembling sarcomas：a report of eight cases. Am J Surg Pathol 8：101-108, 1984
3) Epstein JI, Amin MB and Reuter VE：Biopsy interpretation of the bladder. Lippincott Wiliams and Wilkins, Philadelphia, 2010
4) Harik LR, Merino C, Coinder JM, et al：Pseudosarcomatous myofibroblastic proliferations of the bladder：a clinicopathologic study of 42 cases. Am J Surg Pathol 30：787-794, 2006
5) Hirsch MS, Cin PD and Fletcher CD：ALK expression in pseudosarcomatous myofibroblastic proliferations of the genitourinary tract. Histopathology 48：569-578, 2006
6) Coffin CM and Fletcher JA：Inflammatory myofibroblastic tumour. In：WHO classification of tumours of soft tissue and bone. edited by Fletcher CDM, Bridge JA, Hogendoorn PCW, et al. IARC, Lyon, pp83-84, 2013

（小島史好，村田晋一）

32 症例：50代・女性

　血尿，高血圧のため来院し，膀胱鏡検査で膀胱左側壁に粘膜下腫瘍を指摘された．精査ののち入院となり，膀胱摘除術が施行された．図1は腫瘍の弱拡大像で，図2はその代表的な組織像である．

Q1 臨床検査で異常が疑われる項目を述べよ．
Q2 病理診断は何か．

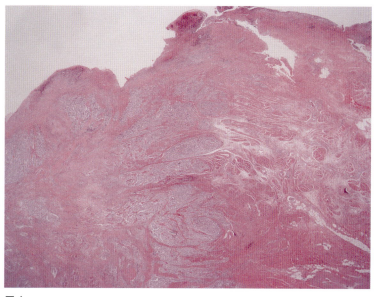

図1

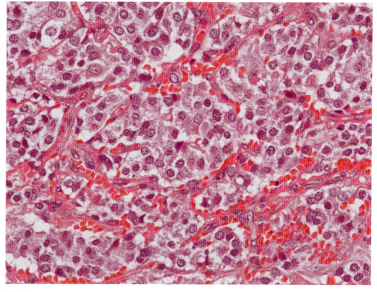

図2

Paraganglioma of the urinary bladder：パラガングリオーマ，傍神経節腫

A1 異常が疑われる項目：血性ノルアドレナリン，尿中バニリルマンデル酸（VMA）高値
A2 病理診断：paraganglioma of the urinary bladder

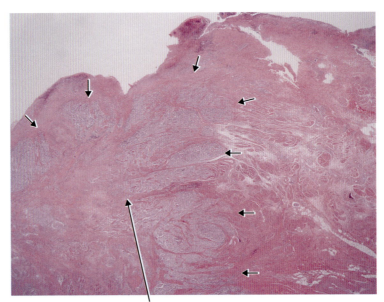

図1　膀胱固有筋層を主座として比較的境界明瞭な粘膜下腫瘍が認められる

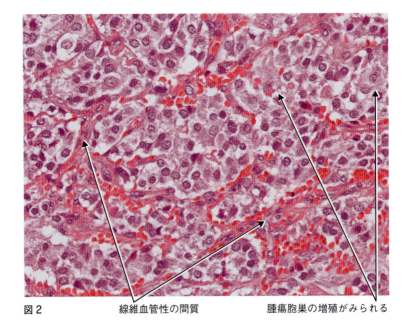

図2　　線維血管性の間質　　腫瘍胞巣の増殖がみられる

| 概　念 | ■ 膀胱筋層内の交感神経節細胞に由来する稀な腫瘍で，pheochromocytoma of bladder（膀胱褐色細胞腫）とも呼ばれ，頻度は膀胱腫瘍の約0.05％とされる．
■ 典型例ではカテコールアミンを過剰分泌する．
■ 悪性化のリスクは，副腎外交感神経性傍神経節腫が，副腎性や副交感神経性の傍神経節腫より高く，他臓器転移やリンパ節転移を示す． |

| 臨床像 | ■ 10～90歳でみられるが，平均年齢は43.3歳で，男女比は2：3である[1]．
■ 血尿が最も多い症状で，血清，尿中カテコールアミン上昇がみられる．
■ 通常はカテコールアミン活性を有し，15％程度の症例はカテコールアミン症状（持続性もしくは発作性の高血圧，頭痛，排尿時発汗，動悸など）を示す． |

| 肉眼像 | ■ 通常膀胱側壁に生じ，多くは5cm未満である．
■ 粘膜下腫瘍の形態を示し，境界は明瞭である．
■ 出血が散在性にみられることが多く，壊死を認めることもある． |

| 組織像 | ■ 境界明瞭な腫瘍で，線維血管性の間質で境界された胞巣状の腫瘍細胞が増殖する（Zellballen pattern/nested arrangement）．
■ 正常の尿路上皮に覆われ腫瘍胞巣がびまん性に増殖する像（diffuse pattern）や，線維性間質の増殖が目立つ像（sclerosing pattern）を示す．
■ 腫瘍細胞は類円形から多角形を示し，好酸性ないし顆粒状の豊富な細胞質と，中心に位置する微細顆粒状の核を持つ．核分裂像は稀である．
■ 多形性細胞（endocrine atypia/anaplasia）が散見される（図3）．
■ 免疫組織化学では，腫瘍細胞はchromogranin A（図4），synaptophysin，CD56，GATA3で陽性，サイトケラチンで陰性を示す[2,3]．
■ 支持細胞（sustentacular cell）はS100蛋白で陽性を示す（図5）． |

| 鑑別診断 | ■ 画像的には，上皮性腫瘍との鑑別が困難な場合がある[4]．
■ 組織学的には，浸潤性尿路上皮癌（nested type，typical type），顆粒細胞腫，肺大細胞神経内分泌癌の転移，悪性黒色腫，腎細胞癌の転移，高異型度前立腺癌が挙げられ[5]，既往歴を含む臨床情報が重要な腫瘍である． |

| 治療・予後 | ■ 外科的摘除が行われるが，取り残した場合には局所再発をきたす．
■ 多くは良性の経過をとるが，10～30％程度は悪性の経過をとり，転移をきたす[6]．特にSDHB変異を有する症例は高率に転移を生じる[7]． |

| 関連用語 | ■ 10％病：褐色細胞腫は，他臓器転移を生じる悪性例の頻度や副腎外発生，副腎両側性，家族性，小児例がそれぞれ10％の頻度でみられ，10％病と呼ばれていた．近年，コハク酸脱水素酵素のサブユニット（SDHB，SDHD）やRET，NF1，VHLなどの遺伝子変異の存在が報告され，1/4～1/2の症例で原因となる遺伝子変異が明らかになっている．膀胱傍神経節腫でもSDHサブユニットをコードする遺伝子に生殖細胞系列変異がみられる[4]． |

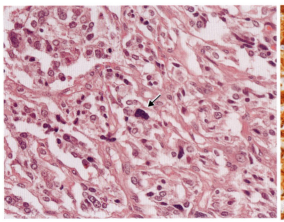

図3 多形性細胞（endocrine atypia/anaplasia）が認められる（矢印）．

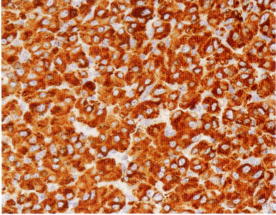

図4 免疫染色にてchromogranin Aがびまん性に陽性を示す．

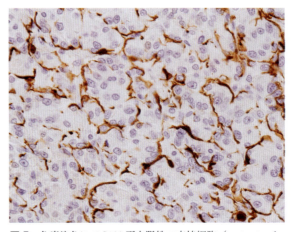

図5 免疫染色にてS100蛋白陽性の支持細胞（sustentacular cell）が認められる．

文献

1) Beilan JA, Lawton A, Hajdenberg J, et al：Pheochromocytoma of the urinary bladder：asystematic review of the contemporary literature. BMC urology 13：22, 2013
2) Moyana TN and Kontozoglou T：Urinary bladder paraganghomas. An immunohistochemical study. Arch Pathol Lab Med 112：70-72, 1988
3) So JS and Epstein JI：GATA3 expression in paragangliomas：a pitfall potentially leading to misdiagnosis of urothelial carcinoma. Modern pathology：an official journal of the United States and Canadian Academy of Pathology, Inc 26：1365-1370, 2013
4) Nakajo M, Nakajo M, Fukukura Y, et al：Diagnostic perfbrmances of FDG-PET/CT and diffusion-weighted imaging indices for differentiating benign pheochromocytoma from other benign adrenal tumors. Abdominal imaging 40：1655-1665, 2015
5) Plaza JA, Wakely PE Jr, Moran C, et al：Sclerosing paraganglioma：report of 19 cases of an unusual variant of neuroendocrine tumor that may be mistaken for an aggressive malignat neoplasm. Am J Surg Pathol 30：7-12, 2006
6) Cheng L, Leibovich BC, Cheville JC, et al：Paraganghoma of the urinary bladder：can biologic potential be predicted？ Cancer 88：844-852, 2000
7) Kimura N, Takayanagi R, Takizawa N, et al：Pathological grading fbr predicting metastasis in phaeochromocytoma and paraganghoma. Endocrine-related cancer 21：405-414, 2014
8) Mason EE, Sadow PM, Wagner AJ, et al：Identification of succinate dehydrogenase-deficient bladder paragangliomas. Am J Surg Pathol 37：1612-1618, 2013

（永田耕治，清水道生）

33 症例：60代・男性

数か月前から血尿に気づいていたが，尿細胞診にて悪性と診断され，広範な病変が疑われたため膀胱全摘除術が施行された．切除材料ではやや粘膜の肥厚した領域が比較的広範囲に認められた．図1～3はその代表的な組織像（弱拡大，中拡大，強拡大）である．

Q1 鑑別診断を述べよ．
Q2 病理診断は何か．

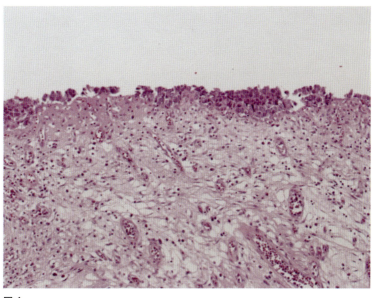

図1

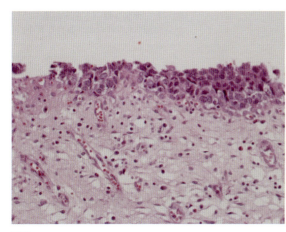

図2

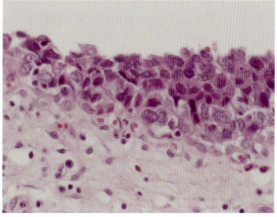

図3

Ⅱ．腎盂・尿管・膀胱

Urothelial carcinoma *in situ*：尿路上皮内癌

A1　鑑別診断：①reactive atypia，②urothelial dysplasia，③urothelial carcinoma *in situ*
A2　病理診断：urothelial carcinoma *in situ*

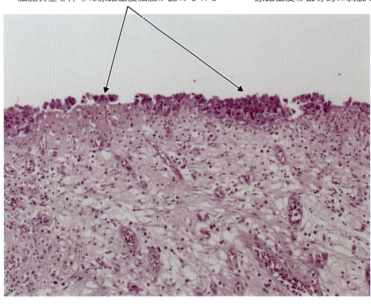

細胞異型を伴った尿路上皮細胞が認められる　　　尿路上皮は部分的に剥脱し認められない

図1

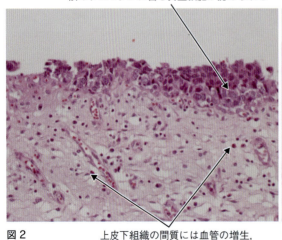

核のクロマチンに富む異型細胞が認められる

図2　　上皮下組織の間質には血管の増生，リンパ球浸潤，浮腫が認められる

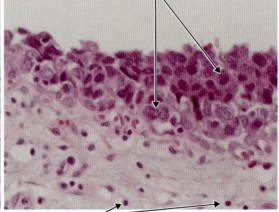

明らかに大型な核（上皮下組織内のリンパ球核の5倍以上）もみられる

図3　リンパ球

| 概念 | ■ 非浸潤性平坦状尿路上皮腫瘍（non-invasive flat urothelial tumors）は，①尿路上皮異形成（urothelial dysplasia）と②尿路上皮内癌（urothelial carcinoma in situ：CIS）に分類される[1]．
■ 尿路上皮異形成では上皮内癌と診断できるほどの細胞異型は認められない．一方，尿路上皮内癌（CIS）は乳頭状増殖を示さず，粘膜上皮内に限局する病変である．腫瘍細胞は明らかに悪性と判断できる高度の細胞異型を示す．子宮などのCISと異なり，腫瘍細胞が既存の尿路上皮を完全に置換しない症例にもCISの診断がなされる．また，これまで高度異形成（severe dysplasia）と診断されてきた病変もCISに含まれる[1]． |

| 臨床像 | ■ 尿路上皮内癌は，単独（primary あるいは de novo）のものと，乳頭状尿路上皮癌や浸潤性尿路上皮癌に併存するものがある．単独症例の頻度は尿路上皮腫瘍の1〜3%以下と稀であり，その多くは膀胱に認められる[2]．
■ 年齢としては40〜50代に多く，無症状のこともあれば，血尿，排尿障害，頻尿などの症状を呈することもある[2]．
■ 上皮成分が剝離しやすいために診断が難しいことが多い．症例によっては尿細胞診が有用なことがある．また，浸潤癌に進行するものが多い． |

| 肉眼像 | ■ 症例によって局所的（focal），多発性（multiple）あるいはびまん性（diffuse）の病変で，病変が不明瞭なこともある．
■ 粘膜面に発赤や浮腫を認めたり，びらんを伴うこともある[2]． |

| 組織像 | ■ 構造異型では，細胞の配列は乱れ，極性の消失が認められる（図2）．正常の尿路上皮との間にいわゆるフロント形成が明瞭な症例もある．
■ 核は腫大し，核の切れ込みが目立つ．クロマチンは増量し，粗顆粒状を示し，しばしば多形性がみられる（図3）[2]．
■ 腫瘍細胞の中には核小体が目立つものも認められる．核分裂像もみられ，異常核分裂像も認められることがある．
■ 尿路上皮内癌には，多形大細胞型，非多形大細胞型，小細胞型，匍匐型（clinging type），パジェット型，堀削型（undermining type）の亜型がある．匍匐型では，尿路上皮の大部分が剝脱し，一部にのみ異型細胞を伴う尿路上皮がみられることもある[2,3]．
■ 上皮下組織では炎症細胞の浸潤，うっ血，浮腫を認めることが多い（図2）． |

| 鑑別診断 | ■ 反応性異型（reactive atypia）と異形成（urothelial dysplasia）が鑑別に挙がる[3]．
■ 反応性異型は，生検などの検査や化学療法などの治療に伴う場合や，結石による炎症など種々の原因により生じる．尿路上皮細胞の核は腫大するものの，核の不整やクロマチンの増量は目立たない．上皮内に炎症細胞浸潤を伴うことが多い．
■ 異形成は，上皮内に限局し，平坦状に増殖する腫瘍性病変である[1]．軽度〜中等度の細胞異型で，上皮内癌と診断するほどの高度な異型はみられない． |

- 異形成と上皮内癌の鑑別の指標は，①核のクロマチンの増量：背景の血管内皮細胞の核クロマチンと比較，②核の大きさ：背景の小型リンパ球と比較，が有用である．たとえ少数でも腫瘍細胞がクロマチン増量を伴い，かつリンパ球の5倍以上（5〜6倍）の大きさを示す場合は上皮内癌が示唆される（**図3**）[3]．

治療・予後

- 治療としては，化学療法やBCGの膀胱内注入が行われる[4]．ただし，広範な病巣の存在が示唆される場合には膀胱全摘除術が行われることもある．
- 膀胱全摘除術にて病変が尿路上皮内癌のみであった症例の予後を検討した報告では，たとえ多発例であっても予後は良好とされる．ただし，病変が尿道に及ぶ症例などでは再発の危険性が高いとされる[5]．

関連事項

- So-called denuding cystitis：膀胱粘膜の大部分の尿路上皮が剥離した病変であるが，この名称が使用される頻度は減少傾向にあるように思われる．その理由として，denuding cystitis はその多くが匍匐型の尿路上皮内癌と考えられるため，誤解を生じやすいからかもしれない．匍匐とは「伏せた状態で移動する，すなわち腹這いになって，手と足ではうこと」で，組織のイメージをうまく表現している．匍匐型の尿路上皮内癌では残存する腫瘍細胞が少ないため，生検材料などでは病変の深切り（deeper section）などを行うことが大切である[3]．

文献

1) 日本泌尿器科学会・日本病理学会・日本医学放射線学会（編）：泌尿器・病理・放射線科，腎盂・尿管・膀胱癌取扱い規約．第4版，金原出版，2011
2) Moch H, Humphrey PA, Ulbright TM, et al：WHO classification of tumours of the urinary system and male genital organs. IARC Press, Lyon, 2016
3) 村田晋一：非浸潤性平坦状尿路上皮腫瘍．腫瘍病理鑑別アトラス 腎盂尿管膀胱癌．文光堂，pp36-41，2012
4) Witjes JA：Bladder carcinoma *in situ* in 2003：state of the art. Eur Urol 45：142-146, 2004
5) Hassan JM, Cookson MS, Smith JA Jr, et al：Outcomes in patients with pathological carcinoma *in situ* only disease at radical cystectomy. J Urol 172：882-884, 2004

（清水道生，村田晋一）

34 症例：60代・男性

Ⅱ．腎盂・尿管・膀胱

肉眼的血尿にて来院し，膀胱鏡検査にて膀胱後壁に腫瘤が認められ，経尿道的膀胱腫瘍切除術（TURBT）が施行された．図1〜3は腫瘍の代表的な組織像である．

Q1 病理診断は何か．

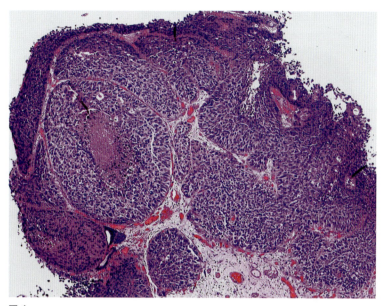

図1

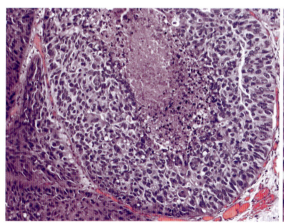

図2

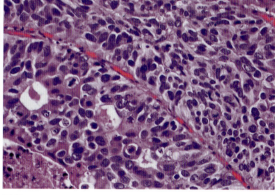

図3

Invasive urothelial carcinoma of the urinary bladder：膀胱の浸潤性尿路上皮癌

A1 病理診断：invasive urothelial carcinoma of the urinary bladder

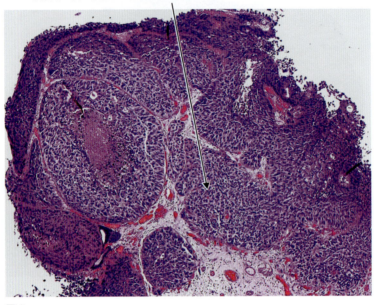

正常尿路上皮に類似した異型細胞が間質に浸潤している

図1

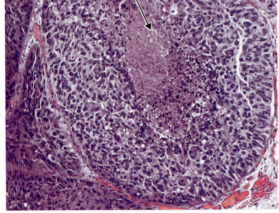

腫瘍胞巣の中心部では壊死がみられる

図2

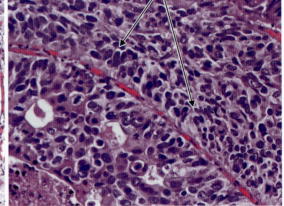

腫瘍細胞の核は大小不同を示し，クロマチンも濃染している

図3

概念

- 2011年の腎盂・尿管・膀胱癌取扱い規約（第1版）では，尿路上皮系腫瘍を大きくⒶ非浸潤性平坦状尿路上皮腫瘍（non-invasive flat urothelial tumor），Ⓑ非浸潤性乳頭状尿路上皮腫瘍（non-invasive papillary urothelial tumor），Ⓒ浸潤性尿路上皮癌（invasive urothelial carcinoma）に分類している[1]．
- 非浸潤性平坦状尿路上皮腫瘍は，①尿路上皮異形成（urothelial dysplasia），②尿路上皮内癌（urothelial carcinoma in situ）に分類され，非浸潤性乳頭状尿路上皮腫瘍は，①尿路上皮乳頭腫（urothelial papilloma），②内反性乳頭腫（inverted urothelial papilloma），③低異型度非浸潤性乳頭状尿路上皮癌（non-invasive papillary urothelial carcinoma, low grade），④高異型度非浸潤性乳頭状尿路上皮癌（non-invasive papillary urothelial carcinoma, high grade）に分類される[1]．浸潤性尿路上皮癌は，腫瘍細胞が基底膜を越えて間質に浸潤するものをいう．

異型度分類

- 尿路上皮癌は，構造異型および細胞異型によりG1，G2，G3の3段階評価による異型度分類が行われてきたが，今回の取扱い規約では，低異型度（low grade）と高異型度（high grade）の2段階評価が採用されている[1,2]．
- 低異型度非浸潤性乳頭状尿路上皮癌は，通常，浸潤性尿路上皮癌に進行しないのに対し，高異型度非浸潤性乳頭状尿路上皮癌では浸潤性尿路上皮癌へ進行する頻度が高い．このため両者の病理組織学的な鑑別が重要と考えられている．
- 非浸潤性乳頭状尿路上皮癌の異型度の判定は，中拡大で構造異型が明らかでない症例は低異型度に，明らかな症例は高異型度と判断し，そのうえで強拡大にして核腫大，核クロマチンの増量，核縁不整，核分裂像などで確認する．

膀胱癌の疫学

- 膀胱癌の約80％は尿路上皮癌で，次いで扁平上皮癌や腺癌が続く．男女ともに60～70歳以降で増加し，40歳以下の若年性発症は稀である．また，男性のほうが女性に比べて罹患率が高い（男女比は3～4：1）．
- 膀胱癌の危険因子としては，喫煙，職業性曝露（ナフチルアミン，ベンジジン，アミノフェニルなど），放射線治療，住血吸虫症，ヒ素，フェナセチンなどが挙げられている[2]．

臨床像

- 膀胱癌の初期症状として頻度が高いのは肉眼的血尿，あるいは顕微鏡的血尿で，無症候性のことが多い．
- 腫瘍が進行すると，排尿痛，頻尿，背部痛などが認められる．さらに尿路感染や尿管口の閉塞などが加われば水腎症や腎機能低下をきたす[2]．
- 診断には膀胱内視鏡検査および組織検査が行われる．尿細胞診も有用である．病期の同定にはCT，超音波，MRI，胸部X線などの検査が行われる．

肉眼像

- 腫瘍の肉眼分類としては，乳頭型（有茎性，広基性），結節型（有茎性，広基性），平坦型，潰瘍型がある[1]．
- 病変は単発性のこともあるが，多発性のことも多い．

組織像
- pT1 症例の多くは乳頭状の尿路上皮癌（低異型度もしくは高異型度）であるのに対し，pT2〜pT4 症例は高異型度の非乳頭状の尿路上皮癌である[2]．
- 腫瘍の粘膜固有層（lamina propria）への浸潤の判定は，間質線維反応（desmoplastic stromal response）の有無，腫瘍周囲の裂隙形成（tumor cells within the retraction spaces），腫瘍が最も浸潤している部位での豊富な細胞質を有する腫瘍細胞の浸潤胞巣（paradoxical differentiation），孤在性の腫瘍細胞の存在などによる[1〜3]．
- 免疫染色では，腫瘍細胞は CK7，CK20 の両者に陽性である．また，p63 は腫瘍細胞の核に陽性である．

鑑別診断
- 特殊型である nested variant では，Brunn's nest が鑑別に挙がる．
- 低分化癌で，男性の場合には前立腺癌が鑑別に挙がる．前立腺癌では，免疫組織化学的に PSA が陽性で，p63 が陰性となる[2]．

治療・予後
- 治療としては，外科的治療として TURBT，膀胱全摘除術が行われる．そのほか，放射線療法や抗癌剤による化学療法が行われる．また，膀胱上皮内癌では BCG の膀胱内注入療法が行われることがある．
- T1 症例の 5 年生存率は約 70% との報告もみられる．

関連事項
- Transitional cell carcinoma（移行上皮癌）：1997 年から 1998 年にかけて行われたいわゆる WHO/ISUP（International Society of Urological Pathology）のコンセンサス会議をきっかけに，これまで膀胱癌の組織型として使用されてきた transitional cell carcinoma に代わって，urothelial carcinoma という用語が使用されるようになった．現在では泌尿器科領域においては transitional cell carcinoma の名称はほとんど使用されなくなっている．WHO 分類(2016)では WHO 分類(2004)同様に synonym として transitional cell carcinoma の名称が挙げられているが，"not recommended" との記載が加わった[2,4]．

文献
1) 日本泌尿器科学会，日本病理学会，日本医学放射線学会（編）：泌尿器・病理・放射線科，腎盂・尿管・膀胱癌取扱い規約．第 1 版．金原出版，2011
2) Moch H, Humphrey PA, Ulbright TM, et al：WHO classification of tumours of the urinary system and male genital organs. IARC Press, Lyon, 2016
3) Epstein JI, Amin MB, Reuter VR, et al：The World Health Organization/International Society of Urological Pathology consensus classificaton of urothelial（transitional cell）neoplasms of the urinary bladder. Am J Surg Pathol 22：1435-1448, 1998
4) Eble JN and Young RH：Carcinoma of the urinary bladder：a review of its diverse morphology. Semin Diagn Pathol 14：98-108, 1997

（清水道生）

35 症例：60代・男性

Ⅱ．腎盂・尿管・膀胱

肉眼的血尿と右水腎症にて紹介され，精査にて膀胱右側壁〜右尿管口にかけて血管拡張を伴う壁の不整が認められた．**図1**は膀胱鏡写真，**図2**は自然尿の細胞診写真，**図3，4**は経尿道的摘除標本の代表的な組織像である．

Q1 鑑別診断を述べよ．
Q2 病理診断は何か．

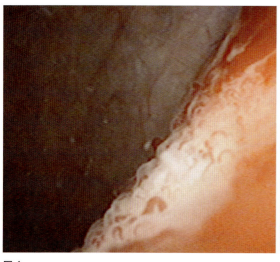

図1

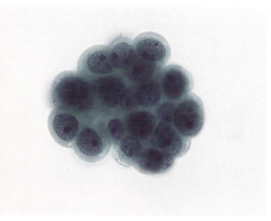

図2

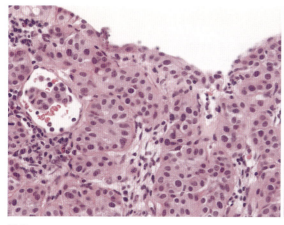

図3

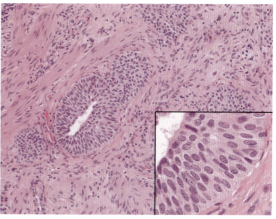

図4

Nested urothelial carcinoma：胞巣型尿路上皮癌

A1 鑑別診断：①von Brunn nests/florid von Brunn nests（ブルン細胞巣），②cystitis glandularis/cystica（腺性・嚢胞性膀胱炎），③nephrogenic adenoma（腎原性腺腫），④inverted urothelial papilloma（内反性尿路上皮乳頭腫），⑤non-invasive or invasive urothelial carcinoma with an inverted growth pattern（内反性増生を伴う非浸潤性または浸潤性尿路上皮癌）⑥nested urothelial carcinoma（胞巣型尿路上皮癌）

A2 病理診断：nested urothelial carcinoma

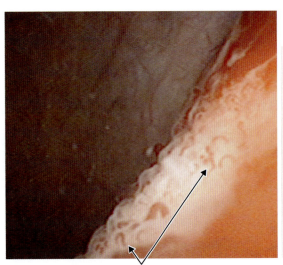

図1　血管の拡張を伴うイクラ様の不整粘膜

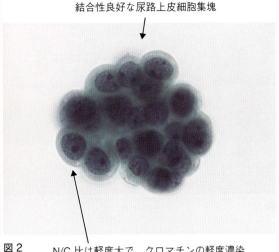

図2　結合性良好な尿路上皮細胞集塊
N/C比は軽度大で，クロマチンの軽度濃染がみられるが，核形不整はみられない

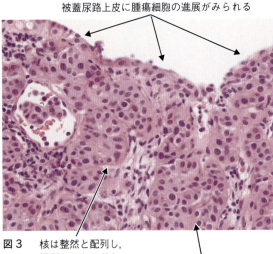

図3　被蓋尿路上皮に腫瘍細胞の進展がみられる
核は整然と配列し，異型はほとんどない
境界明瞭で不整な小胞巣が融合しながら増生している

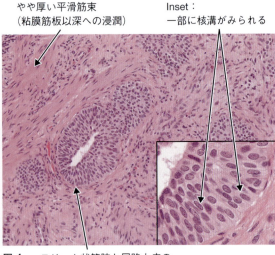

図4　やや厚い平滑筋束（粘膜筋板以深への浸潤）
スリット状管腔と尿路上皮の層形成，表層分化がみられる
Inset：一部に核溝がみられる

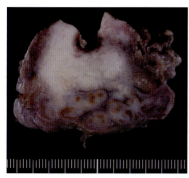
図5 胞巣型尿路上皮癌の肉眼像（割面，膀胱全摘除術標本）．腫瘍は膀胱周囲組織〜右精嚢付近まで浸潤している．

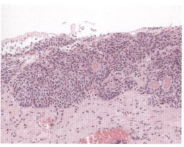
図6 ブルン細胞巣の増生．小葉状を呈する小胞巣の密な集合からなる．深部境界が直線的である．

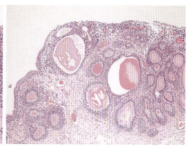
図7 嚢胞性膀胱炎．好酸性分泌物を貯留した嚢胞状を呈するブルン細胞巣からなる．炎症細胞浸潤を随伴している．

概念

- 胞巣型尿路上皮癌（nested UC）は，ブルン細胞巣に類似した小胞巣の形成を特徴とする高分化の浸潤性尿路上皮癌で，良性のような組織像とは対照的に aggressive な臨床経過を示す．
- 稀な亜型であり，膀胱浸潤癌の約 0.3% と概算されている．
- "deceptively benign" appearance を呈し，互いに組織像がオーバーラップするUCの亜型のグループ（nested, UC with small tubules, microcystic, inverted）の1つであり，各亜型に鑑別すべき benign mimickers（順に von Brunn nests, nephrogenic adenoma, cystitis cystica/glandularis, inverted papilloma）が想定されている[1]．
- 通常型UCの成分を混在し，nested UCの成分が腫瘍の50％以上を占めるものは mixed type とされ，mixed type と pure type に予後の差はないとされる．

臨床像

- Pure type の平均年齢は 68（42〜97）歳．男性に多く，男女比は約 3:1 である．
- 血尿を主訴とすることが多いが，水腎症の精査で発見されることもある．
- Pure type の尿細胞診の多くは本例のように陰性（被蓋上皮内進展がないか，異型が弱いため）である．
- 診断時には 2/3 以上の症例が筋層浸潤をきたしている（図5）．

肉眼像（膀胱鏡）

- 好発部位は，尿管口付近，三角部，後壁，膀胱頸部，上部尿路にも生じる．
- 発赤斑，広基性腫瘍，軽度隆起性腫瘍，出血性病変，粘膜不整などさまざまである．

組織像

- ブルン細胞巣に類似する不整な小胞巣が，融合傾向とでたらめな配列を示しながら，粘膜固有層および固有筋層内に不揃いに浸潤する．
- 小腺管状，微小嚢胞状，大胞巣状のパターンが混在することもある．
- 核異型はないか弱く，極性の乱れもほとんどみられないが，筋層浸潤部では核異型が目立つ細胞が少数散見されることが多い．
- 細胞質は豊富で，好酸性〜淡明である．被蓋尿路上皮への腫瘍細胞の進展はみられないとする報告が多いが，12例中11例にみられたとの報告もある[2]．

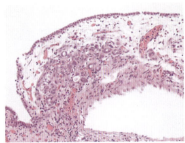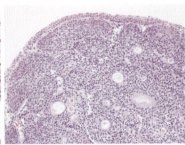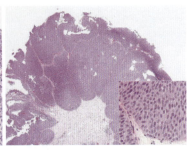

図8 腎原性腺腫．表面は単層立方上皮に覆われ，tubulocystic pattern を示している．小腺管の一部に基底膜の肥厚がみられる．

図9 内反性尿路上皮乳頭腫．幅の細い吻合する胞巣からなる．核は辺縁部で palisading，中心部で streaming を示す．

図10 内反性増殖を伴う低異型度非浸潤性尿路上皮癌．幅の広い大型胞巣の内向性増生からなる．Inset は基底部の強拡大．

- 間質反応なしから強い desmoplastic reaction を示すものまでさまざまである．
- 通常型の尿路上皮癌および上皮内癌を同時性，異時性に合併することは稀ではない．

鑑別診断

- 筋層浸潤があれば前述の benign mimickers は除外できる．
- ブルン細胞巣および囊胞性膀胱炎では，整った形の小胞巣が小葉状を呈し，基部は直線的あるいは整っている（図6，7）．p53 や Ki-67 免疫染色の診断的価値は低い．
- 腎原性腺腫は，単層立方上皮からなる tubulocystic pattern を呈する（図8）．
- 内反性尿路上皮乳頭腫は，特徴的な流れるような核配列を示す（図9）．
- 内反性増殖を伴う UC は，幅の広い大きな胞巣の内向性乳頭状増生からなる（図10）．
- 除外診断としての免疫染色（例えば，腎原性腺腫は PAX2，PAX8 が陽性）は有用なことがある．

関連事項

- Telomerase reverse transcriptase（TERT）promoter mutation C228T の同定が nested UC と benign mimickers の鑑別に役立つとの報告がある[3]．

治療・予後

- 予後は不良で aggressive な臨床経過を示す．Mixed type を含めた検討では，nested UC の予後は pT stage 依存性であり，通常型 UC と予後に差はないとされている．pT1，pT2 腫瘍は，早期の膀胱全摘除術が推奨されている．
- 術後補助療法（化学療法，放射線療法）の有効性は確立されていない．

文献
1) Amin MB：Histological variants of urothelial carcinoma：diagnostic, therapeutic and prognostic implications. Mod Pathol 22：S96-S118, 2009
2) Lin O, Cardillo M, Dalbagni G, et al：Nested variant of urothelial carcinoma：a clinicopathologic and immunohistochemical study of 12 cases. Mod Pathol 16：1289-1298, 2003
3) Zhong M, Tian W, Zhuge J, et al：Distinguishing nested variants of urothelial carcinoma from benign mimickers by TERT promoter mutation. Am J Surg Pathol 39：127-131, 2015

（大谷　博，林　洋子）

36 症例：80代・男性

肉眼的血尿にて来院した．膀胱鏡検査にて膀胱内に腫瘍を認めた．経尿道的膀胱腫瘍摘除術（TURBT）が行われた．図1～4はその代表的な組織像である．なお，図3はCD34の免疫染色，図4は弱拡大像である．

Q1 病理診断は何か．
Q2 上記診断の臨床的意義を述べよ．

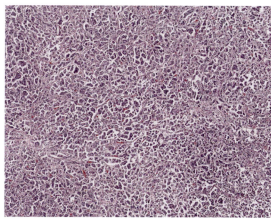

図1

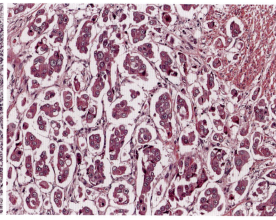

図2

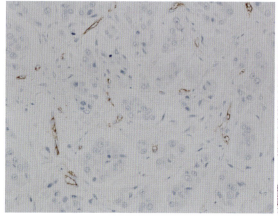

図3

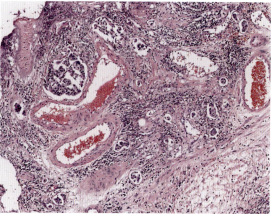

図4

Invasive urothelial carcinoma, micropapillary variant：浸潤性尿路上皮癌，微小乳頭状亜型

A1 病理診断：invasive urothelial carcinoma, micropapillary variant
A2 臨床的意義：進行例が多く，予後不良症例が多い傾向にある．

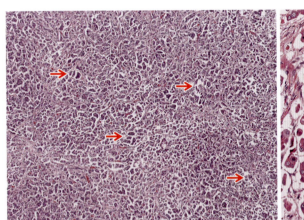

図1 腫瘍細胞胞巣周囲に裂隙形成（矢印）を多数認める．

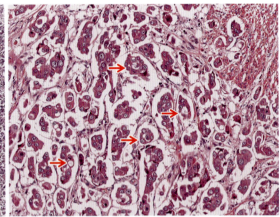

図2 腫瘍細胞胞巣の一部に微小腺管形成（矢印）を認める．

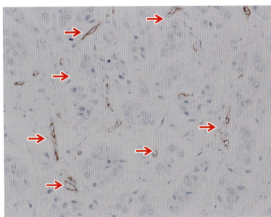

図3 CD34染色標本．明らかな脈管侵襲は認められない．矢印は腫瘍血管．

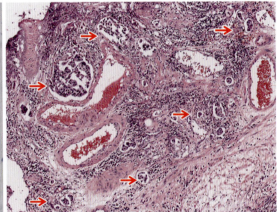

図4 病変周囲では腫瘍細胞の脈管侵襲を認める．矢印は真の脈管侵襲．

Ⅱ. 腎盂・尿管・膀胱

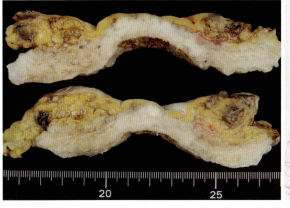

図5 浸潤性尿路上皮癌，微小乳頭状亜型の肉眼像．腫瘍の境界は不明瞭である．

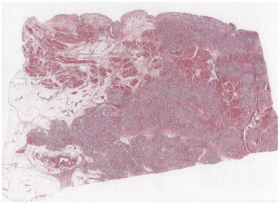

図6 浸潤性尿路上皮癌，微小乳頭状亜型のルーペ像．腫瘍の境界は不明瞭で，周囲結合織まで浸潤する．

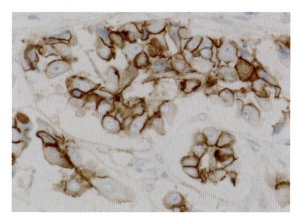

図7 HER2タンパクの免疫組織所見．腫瘍細胞の細胞膜に強陽性所見を示す．

概念

- 尿路上皮癌の中に，腫瘍細胞胞巣と間質との間の裂隙形成が目立ち，微小乳頭状の形態を呈する病態が存在する[1,2]．
- これらの腫瘍の多くは，肉眼所見にかかわらず深達度が深い症例が多いこと，核異型が高度であること，発見時に進行癌が多く，予後不良の患者が多いことなどが指摘され，微小乳頭状亜型（micropapillary variant）と名付けられた[1,2]．
- 裂隙形成は，ホルマリン固定の際の腫瘍細胞と間質との収縮率の差により生じるとされている[1,2]．

肉眼像

- 特異的所見は乏しい．
- 一般的に境界不明瞭な，浸潤性所見を示す（図5）．

組織像

- 腫瘍は境界不明瞭で，浸潤性増殖を示す（図6）．

- 腫瘍が小胞巣状に増殖し，腫瘍細胞胞巣周囲に裂隙形成（偽脈管侵襲）を多数認める．
- 裂隙形成の多くは artifact によるものである．
- 腫瘍細胞が微小腺管を形成する部位を散見する．
- 脈管侵襲像は存在するが，HE 染色のみでは診断困難なことが少なくない．
- 診断に際し，どの程度裂隙形成を必要かとする基準はないが，最低でも腫瘍全体の 50％程度は必要である[3]．

免疫組織化学
- 脈管侵襲の評価には免疫組織化学（CD31，CD34，D2-40 など）が必要である．
- 腫瘍細胞が HER2 タンパクに強発現を示す症例がある（図7）[4]．

鑑別診断
- 通常型浸潤性尿路上皮癌：裂隙形成は目立たない．
- 腺癌：腺上皮への分化が明らかである．
- 他臓器からの転移性腫瘍：特に卵巣の漿液性腺癌

治療・予後
- 予後不良な亜型とする説と通常型と変わらないとする説があるが，確定はしていない[1,5]．
- 化学療法に抵抗性を示す亜型とする説と通常型と変わらないとする説があるが，確定はしていない[2]．
- HER2 遺伝子の増幅を認める症例では予後が不良とする説がある[4]．

文献

1) Amin MB, Ro JY, Sharkawy T, et al：Micropapillary variant of transitional cell carcinoma of the urinary bladder. Histologic pattern resembling ovarian papillary serous carcinoma. Am J Surg Pathol 18：1224-1232, 1994
2) Amin MB, Smith SC, Reuter VE, et al：Update for the practicing pathologist：The International Consultation On Urologic Disease-European association of urology consultation on bladder cancer. Mod Pathol 28：612-630, 2015
3) Sangoi AR, Beck AH, Amin MB, et al：Interobserver reproducibility in the diagnosis of invasive micropapillary carcinoma of the urinary tract among urologic pathologists. Am J Surg Pathol 34：1367-1376, 2010
4) Schneider SA, Sukov WR, Frank I, et al：Outcome of patients with micropapillary urothelial carcinoma following radical cystectomy：ERBB2（HER2）amplification identifies patients with poor outcome. Mod Pathol 27：758-764, 2014
5) Samaratunga H and Khoo K：Micropapillary variant of urothelial carcinoma of the urinary bladder；a clinicopathological and immunohistochemical study. Histopathology 45：55-64, 2004

（都築豊徳）

37 症例：70代・男性　　Ⅱ. 腎盂・尿管・膀胱

排尿障害を訴え，泌尿器科外来を受診，CT 検査にて膀胱腫瘍を指摘された．膀胱内視鏡検査で，膀胱内に多結節状の腫瘍を認めた．経尿道的切除後，根治的膀胱全摘除術が施行された．**図 1** は摘除膀胱の肉眼像，**図 2〜4** はその代表的な組織像である．なお，図 3 は図 2 の強拡大である．

Q1 病理診断は何か．

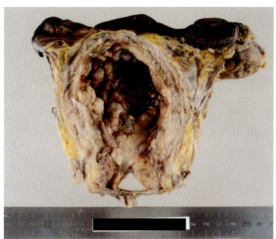

図 1

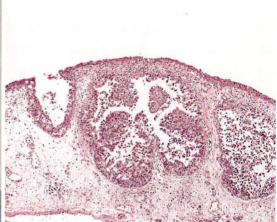

図 2

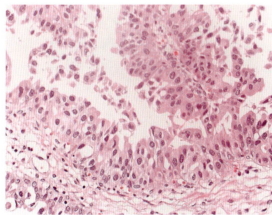

図 3

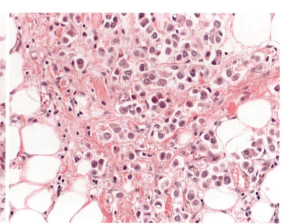

図 4

Plasmacytoid urothelial carcinoma：形質細胞様型尿路上皮癌

A1　病理診断：plasmacytoid urothelial carcinoma

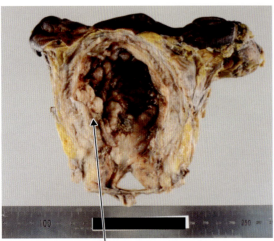

図1　膀胱内には多数の結節状隆起性病変を認める

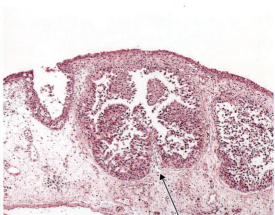

図2　Brunn 細胞巣内に上皮内腫瘍を認める

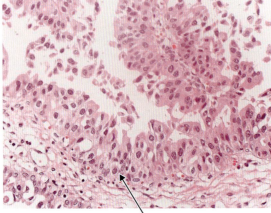

図3　（図2の強拡大）Brunn 細胞巣内に上皮内腫瘍を認める

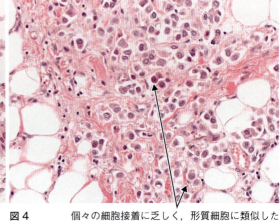

図4　個々の細胞接着に乏しく，形質細胞に類似した異型細胞の増生がみられる

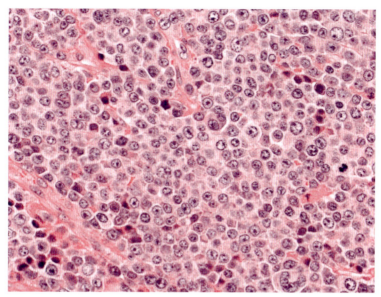

図5 形質細胞腫．偏在核を有する形質細胞性腫瘍細胞の増生がみられる．

| 概　念 | ■ 浸潤性尿路上皮癌の特殊型の1つである形質細胞様型（plasmacytoid variant）では，腫瘍細胞が形質細胞に類似した形態を示す．尿路上皮癌の中では稀な組織型である． |

| 臨床像 | ■ 通常の膀胱尿路上皮癌と同様に，中～高齢男性に好発し，発症年齢の平均は60代で，70～80％が男性に発症する．
■ 初発症状は血尿が大部分だが，下腹部痛を訴えることもある． |

| 肉眼像 | ■ 乳頭状の発育を示すものは少なく，本例のように多結節状隆起を呈するものや，肥厚した膀胱壁にびまん性増殖を示すものが多い． |

| 組織像 | ■ 細胞接着性に乏しい類円形細胞が小胞巣状あるいは個細胞性・びまん性に増生する．粘液様間質を伴うこともある．
■ 個々の細胞は核クロマチンの濃厚な偏在性の核と，豊富な好酸性細胞質を有し，形質細胞腫に類似する．
■ 核異型は通常，軽度～中等度にとどまる．細胞質内空胞を有する場合には印環細胞癌との鑑別を要する．
■ 多くの症例では通常型の浸潤性尿路上皮癌の成分を伴う．
■ 尿管の漿膜面に沿って浸潤し，断端陽性となることが多く，特に術中迅速細胞診の際には注意を要する． |

| 免疫組織化学 | ■ 通常，CK7，AE1/AE3，EMAなどの上皮系マーカーが陽性である．CK20の染色態度は報告により異なる．
■ GATA3は本型の尿路上皮癌でも陽性となり，鑑別診断には有用である． |

- 白血球系マーカーである CD45，多発性骨髄腫で陽性となる MUM1，免疫グロブリン軽鎖（κ鎖，λ鎖）は陰性となる一方，形質細胞への分化を示すマーカーである CD138 はしばしば陽性であり，注意を要する[1,2]．

鑑別診断
- 形質細胞腫（図5）や悪性リンパ腫などの血液腫瘍のほか，印環細胞様形態を示す膀胱原発腺癌（尿膜管癌を含む），胃癌の転移などが鑑別の対象である．
- 通常型の尿路上皮癌が混在する場合や，上皮内癌成分が含まれる場合は診断の確定は容易であるが，形質細胞様亜型のみで構成される腫瘍の場合は，より精密，詳細な免疫組織化学的検討が必要となる．

治療・予後
- 通常の膀胱癌と同様，根治的膀胱摘除術，もしくは転移例に対しては化学療法や放射線療法が行われる．
- 膀胱周囲脂肪織以深に浸潤する進行癌であることが多く，リンパ節転移は 70％程度にみられるとされる[3]．
- 非常に予後不良な腫瘍で，半数以上が2年以内に死亡したとの報告もある[4]．

文献
1) Raspollini MR, Sardi I, Giunti L, et al：Plasmacytoid urothelial carcinoma of the urinary bladder：clinicopathologic, immunohistochemical, ultrastructural, and molecular analysis of a case series. Hum Pathol 42：1149-1158, 2011
2) Lopez-Beltran A, Requena MJ, Montironi R, et al：Plasmacytoid urothelial carcinoma of the bladder. Hum Pathol 40：1023-1028, 2009
3) Kaimakliotis HZ, Monn MF, Cheng L, et al：Plasmacytoid bladder cancer：variant histology with aggressive behavior and a new mode of invasion along fascial planes. Urology 83：1112-1116, 2014
4) Zhihua Wang, Tong Lu, Lihuan Du, et al：Plasmacytoid urothelial carcinoma of the urinary bladder：a clinical pathological study and literature review. Int J Clin Exp Pathol 5：601-608, 2012

（佐藤　峻，鷹橋浩幸）

38 症例：40代・男性

腹部超音波検査で下腹部に腫瘤を指摘された．膀胱鏡検査で頂部に隆起性病変を認め生検が行われ，悪性と診断されたため尿膜管切除術を含む膀胱部分切除術が施行された．図1は膀胱頂部および尿膜管の摘除組織，図2は病変部の割面，図3，4は病変部の組織像（それぞれ弱拡大，強拡大）である．

Q1 肉眼像から推定される診断を述べよ．
Q2 病理診断は何か．

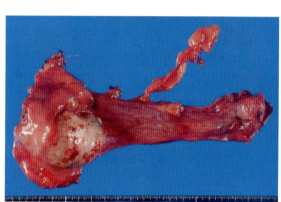

図1

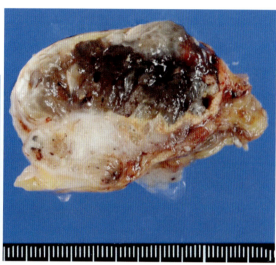

図2

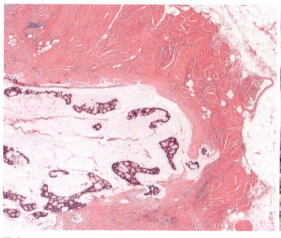

図3

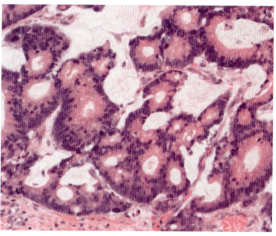

図4

Urachal adenocarcinoma：尿膜管腺癌

A1 推定される診断：尿膜管腺癌

A2 病理診断：urachal adenocarcinoma

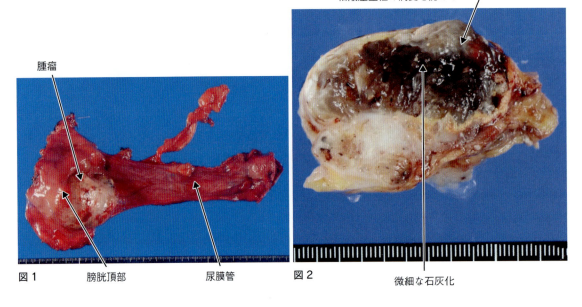

図1 腫瘍／膀胱頂部／尿膜管

図2 膀胱壁を置換するように，光沢のある粘液産生性の病変を認める／微細な石灰化

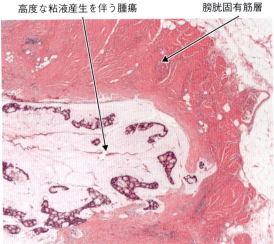

図3 膀胱固有筋層内で腫瘍細胞が粘液産生性に浸潤増殖している．

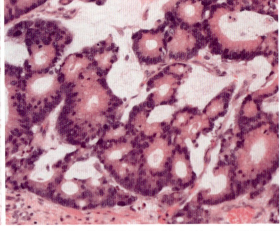

図4 高円柱状の腺癌細胞が粘液産生を示しながら癒合管状に増殖している．

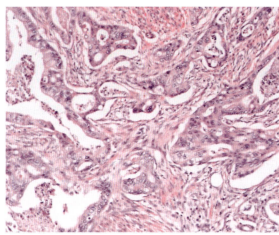
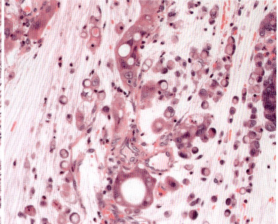

図5　腺癌の増殖を認めるが，細胞外粘液は目立たない．　図6　印環細胞癌が粘液内に浮遊している．

概　念
- 遺残尿膜管から発生した腺癌で，①腫瘍が膀胱頂部/前壁に存在，②腫瘍の中心が膀胱壁内にある，③膀胱頂部/前壁外に広汎な囊胞性あるいは腺性膀胱炎がない，④ほかに原発を考えるような腫瘍がない，が診断基準とされている．
- 尿膜管遺残から発生する悪性腫瘍は圧倒的に腺癌が多いが，尿路上皮癌や扁平上皮癌など他の組織型をとることもある[1〜4]．

臨床像
- 男女比は2:1〜3:1と男性に多く，好発年齢は50〜60代である．
- 血尿，尿意切迫，頻尿，排尿困難など非特異的な尿路症状を示す．約4分の1の症例で粘液尿がみられる．
- 粘液成分の石灰化に伴い，画像上石灰化を指摘されることがある．

肉眼像
- 腫瘍は通常，膀胱頂部/前壁の固有筋層主体に存在する．

組織像
- 多くは囊胞非形成性（non-cystic）の高悪性度腺癌で，粘液産生を伴う（図3，4）が，粘液が目立たない場合もある（図5）．
- 囊胞非形成性の腺癌は，粘液産生型（mucinous），腸管型（enteric），分類不能型（not otherwise specified：NOS），印環細胞型（signet ring-cell）（図6），混合型（mixed）に亜分類される[4]．
- 卵巣の粘液性腫瘍に類似した囊胞形成性（cystic）を示す組織型も知られている．
- 組織内に尿膜管の遺残を認めることがある．
- 背景の膀胱には，尿路上皮内癌を認めない．

鑑別診断
- 大腸癌や前立腺癌の膀胱への直接浸潤，遺残尿膜管以外から発生した膀胱原発腺癌，転移性腺癌が鑑別に挙げられる．

治療・予後
- 予後は不良で，5年生存率は25〜64％である．
- 臍，尿膜管切除術を含む膀胱部分切除あるいは膀胱全摘除術が選択されることが多い．
- 化学療法の効果は限定的である．

文献
1) Zhou M, Netto G and Epstein J (eds)：Uropathology. High-Yield Pathology Series. Saunders, pp221-222, 2012
2) 都築豊徳，森永正二郎（編）：腫瘍病理鑑別診断アトラス．腎盂・尿管・膀胱癌．文光堂，pp95-100, 2012
3) Zhou M and Magi-Galluzzi C（eds）：Genitourinary Pathology, 2nd ed. Saunders, pp218-219, 2015
4) Moch H, Humphrey PA, Ulbright TM, et al：WHO classification of tumours of the urinary system and male genital organs. IARC Press, Lyon, pp113-114, 2016

（渋谷信介，南口早智子）

39 症例：60代・男性

1年前より尿に粘液凝固物が出現した．近医にて膀胱腫瘍を指摘され，紹介となり，経尿道的膀胱腫瘍切除術（TURBT）が施行された．

Q1 病理診断は何か．
Q2 臨床的に鑑別すべき疾患を述べよ．

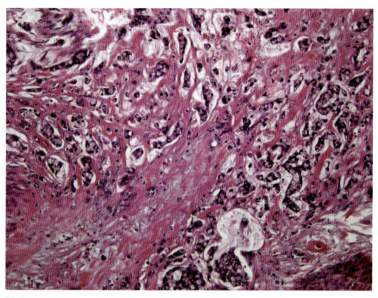

図1

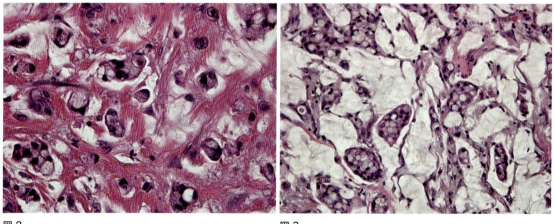

図2　　　　　　　　　　　　　図3

Signet-ring cell carcinoma of the urinary bladder：膀胱印環細胞癌

A1 病理診断：signet-ring cell carcinoma of the urinary bladder（細胞質内に粘液含有し，核が偏在傾向を示す異型印環細胞の増殖がみられる）

A2 鑑別疾患：消化管原発の印環細胞癌からの転移を除外する必要がある．特に胃が多いが，頻度は低いものの大腸からも起こりうる．

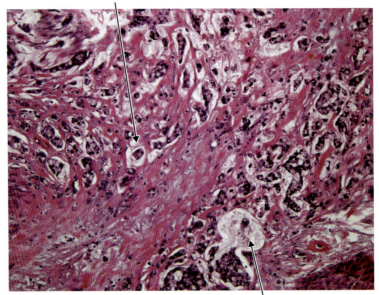

図1　腫瘍細胞の増殖がみられる／細胞外粘液がみられる

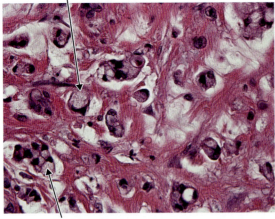

図2　異型印環細胞の増殖がみられる／核が偏在傾向を示す

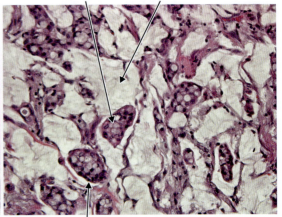

図3　細胞質内の粘液と細胞外の粘液／中型の腫瘍集塊

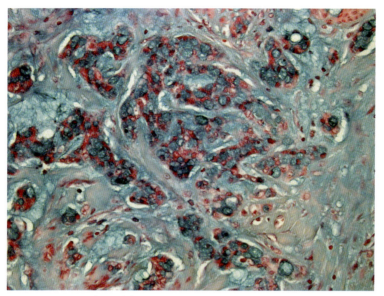

図 4　アルシアンブルー染色では細胞質に陽性を示す．

概　念	■ 低分化型腺癌の亜型で，細胞質内に粘液を含有する腫瘍細胞の増殖からなる腫瘍である． ■ 中腎管の遺残から発生するという説や，嚢胞性膀胱炎が好発する領域に発生することから，尿路上皮の化生から起こるという説がある． ■ 正常尿路上皮内に散在する印環細胞が由来ではないかとする説もある[1]． ■ 新 WHO 分類 2016 では粘液性腺癌の中に入れられている[2]．
臨床像	■ 発生頻度としては極めて稀である．膀胱癌全体の 0.12％ という報告がある[1]． ■ 中高年に好発し，平均年齢は 65 歳である． ■ 血尿，排尿時の刺激症状などがある．
肉眼像	■ 後壁，側壁，ドームに発生することが多い[3]．
組織像	■ 細胞質内に粘液を含有し，核が偏在傾向を示す，いわゆる印環細胞を呈する．核は三日月状を呈する． ■ 低分化型腺癌や未分化癌成分を 75.7％ に随伴しているという報告がある[1]．中分化型腺癌に随伴したという報告もある[1]． ■ 腫瘍細胞の細胞質は PAS 染色やアルシアンブルー染色で粘液が陽性を示す（図 4）． ■ 腫瘍細胞全体として 50〜60％ に印環細胞が占めている場合に印環細胞癌とすべきである．
免疫組織化学	■ 腫瘍細胞は cytokeratin 7（図 5），cytokeratin 20（図 6），villin，CDX2 に陽性を示す．

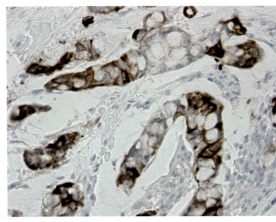 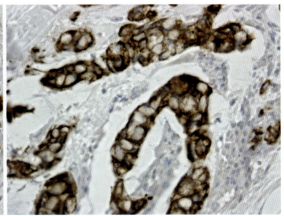

図 5　Cytokeratin 7 に陽性を示す．　　　　図 6　Cytokeratin 20 に陽性を示す．

鑑別診断

- 尿路上皮癌の形質細胞亜型との鑑別を要するが，E-cadherin の発現消失をみる点で共通している[4]．
- 形質細胞亜型と印環細胞癌との混合型も報告されており，細胞接着性の低下をきたす亜型として横紋筋肉腫様亜型を含め，3 つの組織型をまとめる考え方もある．
- 臨床的には上述のように消化管原発の印環細胞癌からの転移を除外する必要がある[5]．膵癌や乳癌でも印環細胞癌が起こりうるので，消化管に腫瘍がない場合にはこれらの臓器も検索する必要がある．前立腺癌（原発）からの直接浸潤の可能性もあるので，注意を要する．

治療・予後

- 発見時には進行している症例が多い．26.5％に転移をきたしているという報告がある．
- 早期例では経尿道的膀胱摘除術，膀胱部分切除術などが行われ，進行例では膀胱全摘除術後にアジュバントの化学療法を施行したり，放射線療法が試みられることもある．
- ネオアジュバンドの化学療法や放射線療法も施行されるが，効果に乏しいという報告がある．最終的には 73.0％の症例で死亡をきたす[1]．

文献

1) Wang J and Wang W：Clinical characteristics and outcomes of patients with primary signet-ring cell carcinoma of the urinary bladder. Urol Int 86：453-460, 2011
2) Moch H, Humphrey PA, Ulbright TM, et al：WHO classification of tumours of the urinary system and male genital organs. IARC Press, Lyon, 2016
3) Wang J, Wang FW and Kessinger A：The impact of signet-ring cell carcinoma histology on bladder cancer outcome. World J Urol 30：777-783, 2012
4) Lim MG, Adsay NV, Grignon DJ, et al：E-cadehrin expression in plasmacytoid, signet-ring cell and micropapillary variants of urothelial carcinoma：comparison with unusual-type high-grade urothelial carcinoma. Mod Pathol 24：241-247, 2011
5) Vigliar E, Marino G, Matano E, et al：Signet-ring-cell carcinoma of stomach metastatic to the bladder：A case report with cytological and histological correlation and literature review. Int J Surg Pathol 21：72-75, 2013

（黒田直人，頼田顕辞）

40 症例：60代・男性　Ⅱ．腎盂・尿管・膀胱

　膀胱前壁を主体として発生した膀胱腫瘍に対して膀胱全摘除術が施行された．臨床病理学的に膀胱憩室からの発生が示唆された．画像検査では腎臓に腫瘍性病変は認められなかった．図1は膀胱摘除検体の割面の肉眼像，図2〜4はその代表的な組織像を示す．

- **Q1** 鑑別診断を述べよ．
- **Q2** 免疫組織化学では，腫瘍細胞はpaired box（PAX）遺伝子群に属するPAX8に陽性となった．病理診断は何か．

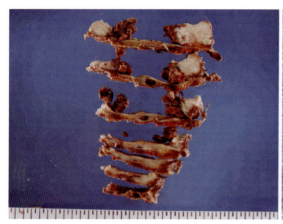

図1

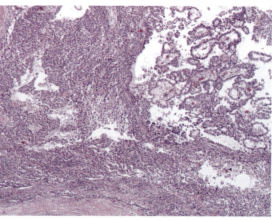

図2

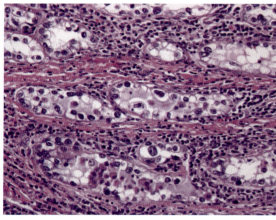

図3

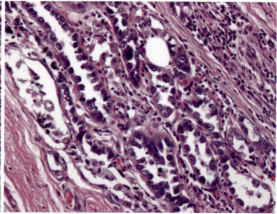

図4

Clear cell carcinoma of the urinary bladder：膀胱明細胞癌

A1 鑑別診断：①前立腺癌，②尿路上皮癌，③膀胱腺癌

A2 病理診断：clear cell carcinoma of the urinary bladder．本腫瘍はPAX8に陽性で，前立腺癌，尿路上皮癌，膀胱に発生する腺癌の他の亜型との鑑別に有用である．ただし，PAX8は転移性癌（特に淡明細胞型腎細胞癌と卵巣明細胞腺癌）の鑑別には有用でなく，病歴が重要である．なお本症例に尿路上皮癌は合併していなかった．

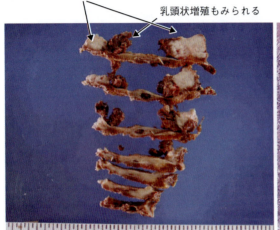

図1　白色充実性の腫瘍をみる．割面に微小嚢胞もみられる．乳頭状増殖もみられる

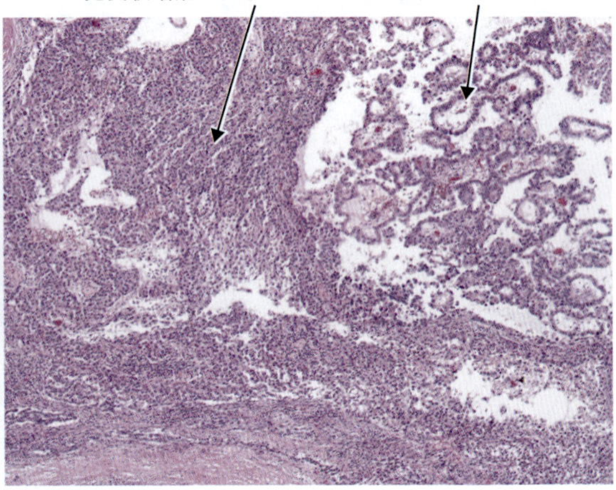

図2　別の部位では管状ないしは管状嚢胞状増殖もみられ，多彩な増殖パターンを示す．充実状増殖がみられる　乳頭状増殖もみられる

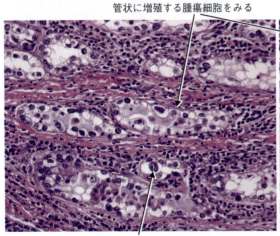

図3　管状に増殖する腫瘍細胞をみる．腫瘍細胞には核異型がみられ，淡明な細胞質がみられる

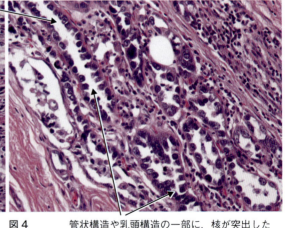

図4　管状構造や乳頭構造の一部に，核が突出したhobnail appearanceをみる

概念

- 女性生殖器に生じる明細胞腺癌に類似した形態を示す，膀胱腺癌の稀な亜型である．
- 新WHO分類2016では，clear cell carcinomaの名称でtumours of Müllerian typeとしてまとめられた．
- 起源については議論のあるところであり，膀胱三角部や尿道に発生しうることからmesonephric originとする説，尿路上皮癌を合併しうることから腺上皮への分化を示す尿路上皮癌とする説，腫瘍近傍に子宮内膜症やミュラー管嚢胞が合併しうることからミュラー管を起源とする説，最近では腎原性腺腫に由来する説がある[1,2]．

臨床像

- 診断時の平均年齢は63歳（35〜80歳）であり，女性に多いとされていたが，最近では男性症例も増え，男女比は1.3：1との報告がある[3]．
- 膀胱や尿道に生じ，約6割が膀胱頸部や後壁に発生する[3]．
- 尿道や膀胱の憩室にしばしば合併することが知られている．
- 肉眼的血尿，排尿困難，恥骨上部の痛みを伴う[3]．
- リンパ節転移や遠隔転移をきたしうる．

肉眼像

- 腫瘍径は1〜7cmで，典型的にはポリープ状や乳頭状の外方性発育を示す[1]．

組織像

- 腫瘍細胞は平坦から立方状ないし円柱状の形態で，グリコーゲン顆粒が豊富な淡明から好酸性の細胞質を有する．核は不整で，腫大核小体を有し，核分裂像が目立つ．
- 核が基底側から離れた鋲釘様の細胞形態（hobnail appearance）が特徴的とされる．
- 管状嚢胞状，管状，乳頭状，充実状と，複数の増殖パターンを示すことが多い．

免疫組織化学

- CK7とCK20の発現パターンについては，前者に陽性，後者に陰性から陽性と，典型的な尿路上皮癌の発現パターンを示すが，p63には陰性である[4]．
- CA125に陽性であるが，estrogen receptor, progesterone receptor, 前立腺癌のマーカーであるPSAやprostate-specific acid phosphataseは陰性である．
- PAX8, PAX2, α-methylacyl-CoA racemaseに陽性となり，腎原性腺腫と同様の結果を示す．PAX8は尿路上皮癌，前立腺癌，膀胱腺癌の他の亜型との鑑別に有用とされる[2]．
- MIB-1陽性率は高く，p53に強陽性となり，腎原性腺腫との鑑別に有用である．
- 本症例は，CK7陽性（図5），CK20陰性，CA125陽性，PAX8陽性（図6），PAX2陰性であった．

鑑別診断

- 管状増殖の所見より前立腺癌や膀胱腺癌の他の亜型，充実性増殖の所見より尿路上皮癌やその特殊型（特に淡明細胞型）との鑑別を要することがあるが，これらはPAX8に陰性である[2]．
- 合併しうる腎原性腺腫は，淡明な細胞質に乏しく，通常，細胞異型や核分裂像

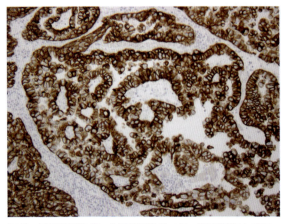 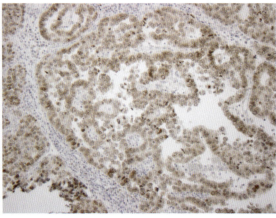

図5 膀胱明細胞癌．免疫組織化学では，腫瘍細胞はCK7にびまん性に陽性である．

図6 膀胱明細胞癌．免疫組織化学では，PAX8が腫瘍細胞の核に陽性である．

- はみられない[5]．
- 転移性癌との鑑別に関しては，淡明細胞型腎細胞癌や卵巣の明細胞腺癌が挙げられる．いずれも病歴や画像検査が重要であり，前者は免疫組織化学的にvimentin，RCC，CD10，CA IXに陽性である点が膀胱明細胞癌と異なるため鑑別可能であるが，後者に関しては組織学的に鑑別困難である[1]．

治療・予後

- 治療の第一選択は手術である．
- 放射線療法や化学療法の効果や予後に関しては症例数が少なく，定説はない[1]．症例の蓄積が望まれる．

文献

1) Adeniran AJ and Tamboli P：Clear cell adenocarcinoma of the urinary bladder：a short review. Arch Pathol Lab Med 133：987-991, 2009
2) Tong GX, Weeden EM, Hamele-Bena D, et al：Expression of PAX8 in nephrogenic adenoma and clear cell adenocarcinoma of the lower urinary tract：evidence of related histogenesis? Am J Surg Pathol 32：1380-1387, 2008
3) Lu J, Xu Z, Jiang F, et al：Primary clear cell adenocarcinoma of the bladder with recurrence：a case report and literature review. World J Surg Oncol 10：33, 2012
4) Sun K, Huan Y and Unger PD：Clear cell adenocarcinoma of urinary bladder and urethra：another urinary tract lesion immunoreactive for P504S. Arch Pathol Lab Med 132：1417-1422, 2008
5) Gilcrease MZ, Delgado R, Vuitch F, et al：Clear cell adenocarcinoma and nephrogenic adenoma of the urethra and urinary bladder：a histopathologic and immunohistochemical comparison. Hum Pathol 29：1451-1456, 1998

（頼田顕辞，黒田直人）

41 症例：60代・男性

　無症候性の肉眼的血尿を自覚し，受診．膀胱内視鏡検査にて右側壁に4cm大の腫瘍がみられ，内視鏡にて乳頭状を示す部位と非乳頭状を呈する部位が認められた．経尿道的に腫瘍摘除術が施行された．図1～3は病変の代表的な組織像である．

- Q1 病理診断は何か．
- Q2 免疫染色で診断に有用なものを述べよ．

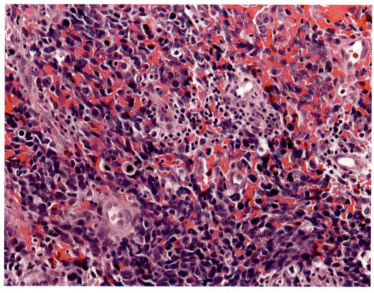

図1

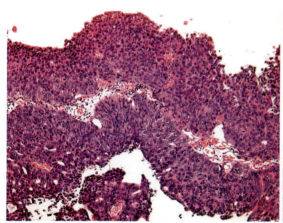

図2

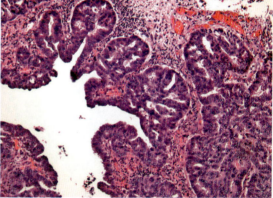

図3

Small cell neuroendocrine carcinoma of the urinary bladder：膀胱小細胞癌

A1 病理診断：small cell neuroendocrine carcinoma of the urinary bladder．小細胞癌と尿路上皮癌の混合型で，腺癌への分化もみられる．

A2 有用な免疫染色：小細胞癌の成分は synaptophysin，NSE，CD56 が陽性に染まり，chromogranin A も陽性になることがある．尿路上皮癌の同定には uroplakinⅡ，p63，GATA3，thrombomodulin などが使用される．腺癌の同定には CEA が有用である．

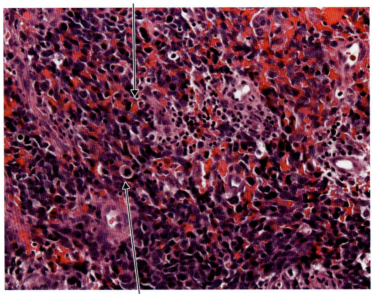

図1　小型異型細胞の増殖がみられる／核分裂像がみられる

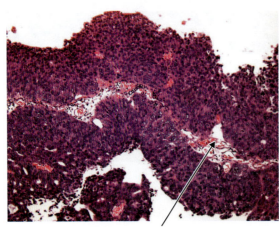

図2　異型尿路上皮が乳頭状に増殖している

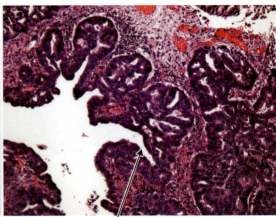

図3　腺腔を形成して増殖している

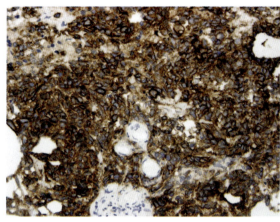
図4 膀胱小細胞癌．Synaptophysin に陽性を示す．

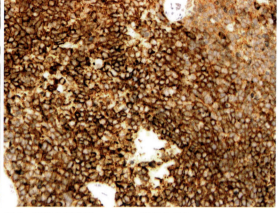
図5 膀胱小細胞癌．CD56 に陽性を示す．

概　念	■ 肺の小細胞癌と同一の組織像を呈する悪性上皮性腫瘍である． ■ 新WHO分類2016では，神経内分泌腫瘍の中に入れられている．
臨床像	■ 膀胱悪性腫瘍の0.3～0.7％を占める[1]．尿路に発生する小細胞癌の中では膀胱に発生するものが最も頻度が高い．膀胱側壁および頂部の発生が多い[1]． ■ 男性が多く，男女比は5：1である[1,2]．60代に好発し，患者の平均年齢は67歳である[1,2]． ■ 患者の50～70％に喫煙歴がある[1]．無痛性の肉眼的血尿で発症することが多く，67～100％にみられる[1,2]．
肉眼像	■ 孤立性のポリープ状ないしは結節状の腫瘍を形成する．大きさは，大きい腫瘍を形成することが多い[1]．
組織像	■ 小型の腫瘍細胞からなり，細胞質に乏しく，核は鋳型状を呈し，クロマチンは顆粒状で，核小体は目立たない[1〜3]． ■ 核分裂像は概して多い（図1）．地図状の壊死をしばしば伴う[1〜3]． ■ 50％は純粋型で，残りの50％は尿路上皮癌（図2），扁平上皮癌，腺癌（図3）などの成分を伴う混合型を呈する．肉腫様癌の成分を伴うこともある[1]．
免疫組織化学・電顕	■ NSE，synaptophysin（図4），CD56（図5）などがたいていの症例で陽性になり，chromogranin A には1/3の症例で陽性となる[1〜3]． ■ 混合型では尿路上皮癌の成分の同定に uroplakin II，p63（図6），GATA3，腺癌の同定に CEA（図7）が使用される． ■ 電子顕微鏡では細胞質内に神経内分泌顆粒が同定される[4]．
鑑別診断	■ 小型細胞からなる悪性腫瘍が鑑別となる[1,2]．他臓器に発生した小細胞癌からの転移を除外する必要があり，特に頻度の高い肺は重要である．TTF-1の免疫染色は原発巣の同定には使用できない．

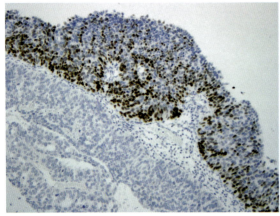
図6 膀胱尿路上皮癌成分．p63に陽性を示す．

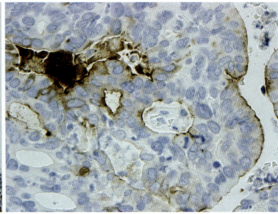
図7 腺癌成分．CEAに陽性を示す．

- 前立腺小細胞癌からの膀胱への直接診断との鑑別には *TMPRSS2-ERG* 融合遺伝子の同定が有用である．陽性に出れば前立腺癌の可能性が高いものと思われる．
- 悪性リンパ腫の除外は全身のリンパ節に腫脹がないことを確認するほか，血中のIL-2レセプターの上昇がないことをチェックし，免疫染色でLCAが陰性であることを確認する．
- 分化の低い尿路上皮癌や尿路上皮癌の形質細胞様亜型との鑑別にはuroplakin II，p63，thrombomodulinの免疫染色が有用である．
- 横紋筋肉腫との鑑別は発生年齢やmyogenin，MyoD，desminの免疫染色が有用であり，これらのマーカーが陽性で，上皮マーカーが陰性の場合は横紋筋肉腫が考えられる．

治療・予後

- 遠隔転移をきたすことが多く，予後不良である[1,2,4,5]．転移は肝臓，脳，肺，骨，リンパ節などに多く，副腎，膵臓，脾臓にみられることもある[1]．
- 純粋型小細胞癌は混合型よりも予後不良と考えられている[1]．
- 化学療法を施行することが一般的であるが，放射線療法や手術も試みられる[3,5]．進行癌で化学療法後に局所に腫瘍が残存する場合には根治的膀胱摘除術を施行することもある．
- 5年生存率は8〜40％と報告されている[1]．

文献

1) Zhao X and Flynn EA：Small cell carcinoma of the urinary bladder. A rare, aggressive neuroendocrine malignancy. Arch Pathol Lab Med 136：1451-1459, 2012
2) Amin MB：Histological variants of urothelial carcinoma：diagnostic, therapeutic and prognostic implications. Mod Pathol 22：S96-S118, 2009
3) Shanks JH and Iczkowski KA：Divergent differentiation in urothelial carcinoma and other bladder cancer subtypes with selected mimics. Histopathology 54：885-900, 2009
4) Hussein MRA, Al-Assiri M, Eid RA, et al：Primary small cell neuroendocrine carcinoma of the urinary bladder：A clinicopathologic, immunohistochemical and ultrastructural evaluation. Ultrastruct Pathol 34：232-235, 2010
5) Choong NWW, Quevedo JF and Kaur JS：Small cell carcinoma of the urinary bladder. The Mayo Clinic experience. Cancer 103：1172-1178, 2005

（黒田直人，頼田顕辞）

42 症例：60代・男性

夜間頻尿の精査にて，膀胱右尿管口内側に径5 mmの有茎性乳頭状腫瘍が認められた．図1は膀胱鏡写真で，図2〜4はその代表的な組織像である．

Q1 鑑別診断を述べよ．
Q2 病理診断は何か．

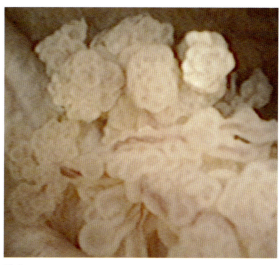

図1

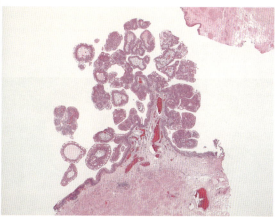

図2

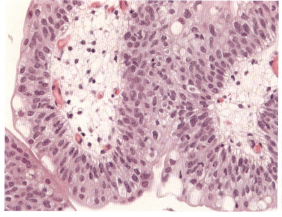

図3

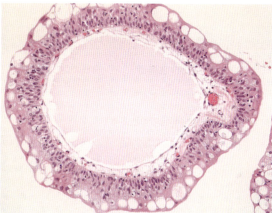

図4

Urothelial papilloma：尿路上皮乳頭腫

- **A1** 鑑別診断：①papillary cystitis（乳頭状膀胱炎），②nephrogenic adenoma（腎原性腺腫），③papillary urothelial hyperplasia（乳頭状尿路上皮過形成），④urothelial papilloma（尿路上皮乳頭腫），⑤papillary urothelial neoplasm of low malignant potential（PUNLMP）（低悪性度乳頭状尿路上皮腫瘍），⑥non-invasive papillary urothelial carcinoma, low or high grade（低または高異型度非浸潤性乳頭状尿路上皮癌）
- **A2** 病理診断：urothelial papilloma

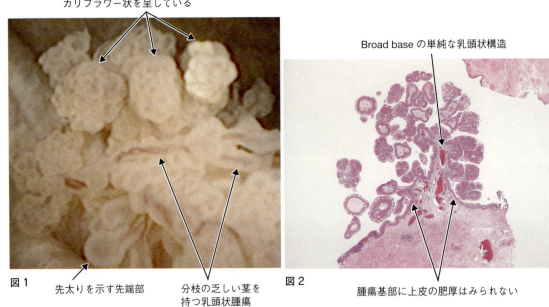

図1　乳頭状腫瘍の先端部はカリフラワー状を呈している／先太りを示す先端部／分枝の乏しい茎を持つ乳頭状腫瘍

図2　Broad base の単純な乳頭状構造／腫瘍基部に上皮の肥厚はみられない

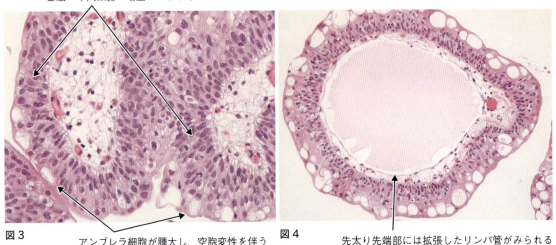

図3　基底〜中間細胞の増生はみられない／アンブレラ細胞が腫大し，空胞変性を伴う

図4　先太り先端部には拡張したリンパ管がみられる

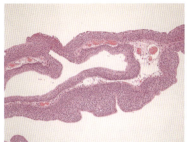
図5 PUNLMP. 分枝の乏しい乳頭状構造を呈し，上皮の厚さは薄い所と厚い所が混在する．

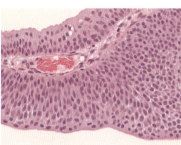
図6 PUNLMP. 茎の上の上皮は薄く，乳頭腫に類似している．茎の下の上皮は肥厚し，基底〜中間細胞が密に整然と増生している．構築・極性の乱れはない．

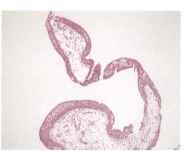
図7 乳頭状膀胱炎．分枝のない，先細りする広基性乳頭状構造を呈している．茎には強い浮腫と炎症細胞浸潤がみられる．

概念

- 尿路上皮乳頭腫は，外向性発育を示す良性腫瘍で，正常の尿路上皮に覆われた繊細な線維血管軸を持つ．
- WHO分類の厳密な定義に従うと稀な腫瘍であり，頻度は非浸潤性膀胱腫瘍の4％未満とされる[1]．
- Fibroblast growth factor receptor 3 (FGFR3) の mutation が75％にみられる[2]．

臨床像

- 尿路上皮癌よりも若い年齢に生じることが多く，約半数は40歳未満とされる[3,4]．
- 男女比は約2：1で，血尿を主訴とすることが多いが，無症状のこともある．

肉眼像（膀胱鏡）

- 好発部位は，尿管口付近の後壁または側壁，および尿道である．
- 多くは単発性で，分枝の乏しい小さな乳頭状腫瘍である．

組織像

- 細長い，単純な乳頭状構築を示す．分枝は乏しく上皮の融合はほとんどみられない．
- 線維血管軸には浮腫，軽度の炎症細胞浸潤，泡沫細胞の集簇，著明に拡張したリンパ管，上皮の陥入（内向性発育）がみられることがある[3,4]．
- 正常の尿路上皮に覆われる．尿路上皮細胞の層の数は診断基準に含まれていないが，通常，尿路上皮の肥厚はみられない．
- アンブレラ細胞が目立つことが多く，腫大，核異型，合胞体化，空胞変性あるいはアポクリン様の所見を示す．
- 基底〜中間細胞の増生はなく，核分裂像は通常みられない．
- 腫瘍の基部に hyperplasia のような上皮の肥厚はみられない[3]．

鑑別診断

- 乳頭状構築を示す良性および悪性の病変が含まれる．診断のための免疫染色は推奨されていない．
- 低悪性度乳頭状尿路上皮腫瘍（PUNLMP）は，通常，膀胱鏡にて分枝の乏しい海藻のような乳頭状腫瘍を呈する．比較的単純な乳頭状構築を示し，基底〜中

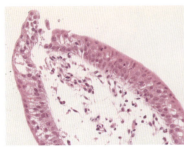 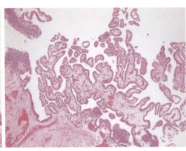 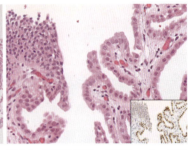

図8　乳頭状膀胱炎．細胞間浮腫がみられる以外はほぼ正常の尿路上皮に覆われている．

図9　腎原性腺腫．絨毛膜絨毛のような乳頭状構築を示す．約1年半前に経尿道的膀胱腫瘍摘除術が行われている．

図10　腎原性腺腫．好酸性の広い細胞質を持つ単層立方上皮細胞に覆われる．Inset は同じ部の PAX8 免疫染色．

間細胞の密な増生により上皮は肥厚するが，その厚さは一定しないことが多い（**図5，6**）．初発の乳頭腫様の腫瘍で上皮の肥厚がみられる場合は，癌の診断を避けるためにも PUNLMP と診断されることがある（特に若年者）[1]．

- 乳頭状膀胱炎では，分枝のない，先細りする広基性乳頭状病変を形成し，茎には強い浮腫と炎症細胞浸潤がみられる（**図7，8**）．
- 腎原性腺腫は，手術歴などの尿路上皮傷害の既往歴のある患者に多くみられ，乳頭状部分は単層立方上皮に覆われる（**図9，10**）．基部に tubular or cystic pattern が混在することが多い．PAX2，PAX8 の免疫染色が診断に役立つことがある（**図10**）．

治療・予後

- 経尿道的切除術のみで予後は極めて良好である．再発（8〜14％）および進行（〜1％）は稀とされる[1,3,5]．

文献

1) Moch H, Humphrey PA, Ulbright TM, et al：WHO classification of tumours of the urinary system and male genital organs. IARC Press, Lyon, pp103-104, 2016
2) van Rhijn BW, Montironi R, Zwarthoff EC, et al：Frequent FGFR3 mutations in urothelial papilloma. J Pathol 198：245-251, 2002
3) McKenney JK, Amin MB and Young RH：Urothelial（transitional cell）papilloma of the urinary bladder：a clinicopathologic study of 26 cases. Mod Pathol 16：623-629, 2003
4) McKenney JK and Amin MB：Urothelial papilloma. In：Amin MB（ed）：Diagnostic Pathology：Genitourinary. Amirsys, Canada, pp2/64-69, 2010
5) Cheng L, Darson M and Cheville JC：Urothelial papilloma of the bladder. Clinical and biologic implications. Cancer 86：2098-2101, 1999

（大谷　博，林　洋子）

43 症例：70代・男性

以前より肉眼的血尿を認めていた．今回来院し，膀胱鏡検査を施行したところ頸部にポリープ状の病変を認め，経尿道的膀胱腫瘍切除術（TURBT）が施行された．図1～3はその代表的な組織像である．

Q1 病理診断は何か．
Q2 鑑別診断を述べよ．

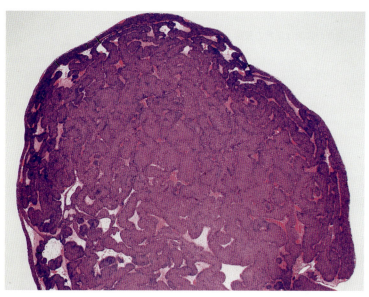

図1

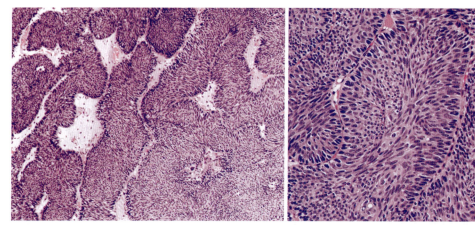

図2　　　図3

Inverted urothelial papilloma：内反性尿路上皮乳頭腫

A1 病理診断：inverted urothelial papilloma
A2 鑑別診断：①ブルン細胞巣の増殖が著明な症例（florid proliferation of Brunn's nests），②腺性膀胱炎（cystitis glandularis），③内向性増殖を示す尿路上皮癌，④胞巣型（nested variant）の浸潤性尿路上皮癌

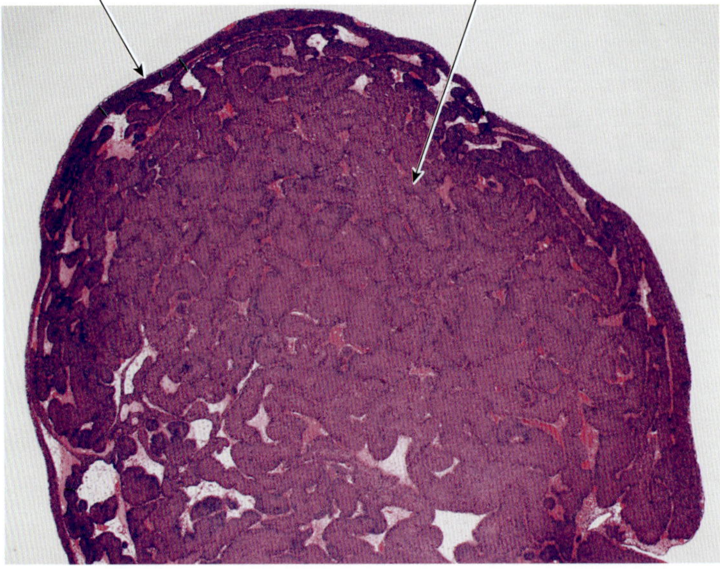

腫瘍の表面は正常の尿路上皮で覆われている
尿路上皮が内側に反転するように増殖

図1

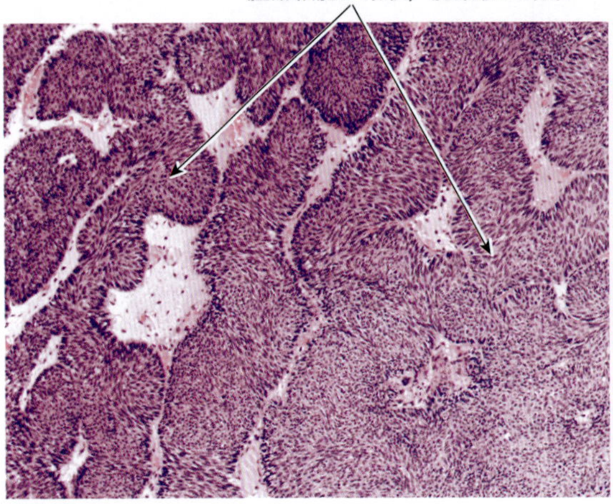

腫瘍細胞が索状，胞巣状に増殖

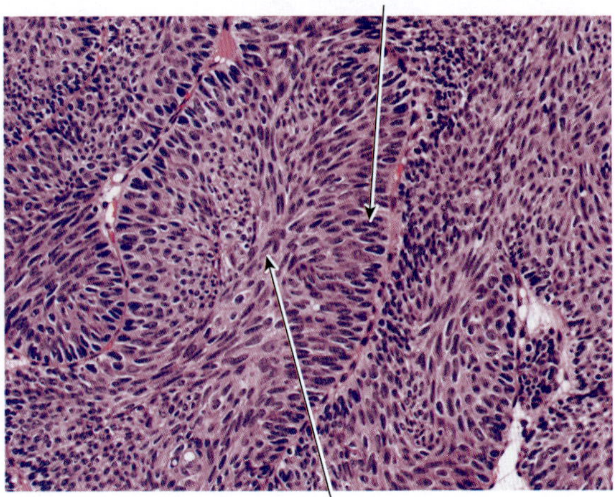

腫瘍胞巣辺縁部では核の柵状配列（nuclear palisading）が認められる

図2

図3

腫瘍胞巣中心部では紡錘形の腫瘍細胞が平行に配列（streaming）している

| 概　念 | ■ 異型の乏しい尿路上皮が内反性に増殖した良性腫瘍で，非浸潤性乳頭状尿路上皮腫瘍（non-invasive papillary urothelial tumors）に属する．
■ 全膀胱腫瘍の1%未満で，尿路上皮乳頭腫（urothelial papilloma）より頻度が低い[1]．
■ ブルン細胞巣（Brunn's nests）の過形成や腺性膀胱炎（cystitis glandularis）などの慢性炎症の関与が指摘されているが，病因は不明である． |

| 臨床像 | ■ 多くは単発性の病変で，男女比は4〜5：1で50代から60代に多い．
■ 症状としては血尿が最も多く，尿路閉塞などもみられる．
■ 膀胱三角部や頸部に好発するが，尿管，腎盂，尿道でも認められることがある[2]． |

| 肉眼像 | ■ 表面は比較的平滑で，有茎性ないしは亜有茎性のポリープ状の病変である．
■ 通常，大きさ（長径）は3 cm以下である[3]． |

| 組織像 | ■ 腫瘍の表面は正常もしくは菲薄化した尿路上皮で覆われ，尿路上皮が内側に反転するように増殖している．
■ 上皮下では，腫瘍細胞が索状，胞巣状に増殖する（図2）[1]．
■ 通常，腫瘍細胞の核異型はみられないか，あってもごく軽度である（図4）．
■ 上皮下での腫瘍細胞の増殖は境界が明瞭で，膀胱の筋層に及ぶことはない．
■ 通常，核分裂像はみられないが，稀に少数認めることがある．
■ しばしば非角化型の扁平上皮化生を認める．また，胞巣中心で腺様構造がみられ，嚢胞状の領域を認めることもある（図5）[4]． |

| 鑑別診断 | ■ ブルン細胞巣の増殖が著明な症例（florid proliferation of Brunn nests），腺性膀胱炎（cystitis glandularis），嚢胞性膀胱炎（cystitis cystica）（図6），尿路上皮癌で内向性増殖を示す症例[5]，胞巣型（nested variant）の浸潤性尿路上皮癌[6]などが鑑別に挙がる．
■ Inverted papillomaの一部の症例で，明瞭な核小体，扁平上皮様細胞，多核細胞などがみられる症例があり，異型を伴う内反性乳頭腫（inverted papilloma with atypia）として扱われることがある（図7）[7]． |

| 治療・予後 | ■ 治療としては膀胱鏡下での腫瘍の完全摘除（transurethral resection）が行われる．
■ 再発率は1%未満で，予後は良好である[1]．
■ 良性腫瘍であるinverted papillomaからの癌化は極めて稀である． |

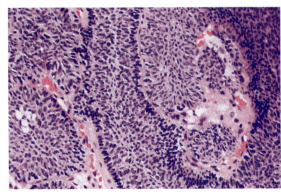 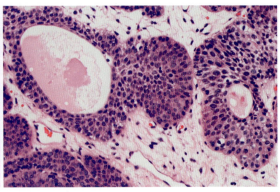

図4 Inverted papilloma. 腫瘍細胞の核異型はあってもごく軽度である．

図5 Inverted papilloma. 胞巣中心部で腺様構造が認められる．

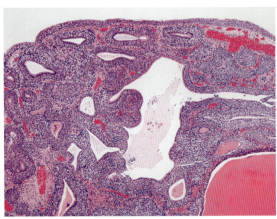 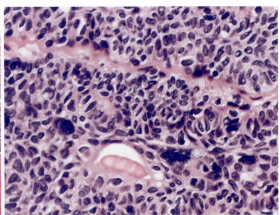

図6 Cystitis cystica. 嚢胞性膀胱炎の像で，部分的には腺性膀胱炎の像もみられる．

図7 Inverted papilloma with atypia. 一部に多核細胞が認められるが，変性に伴う変化と考えられる．

文献

1) 島田啓司, 小西　登：乳頭腫. 病理と臨床 28（臨時増刊号）：210-211, 2010
2) Sung MT, Maclennan GT, Lopetz-Beltran A, et al：Natural history of urothelial inverted papilloma. Cancer 107：2622-2627, 2006
3) Henderson DW, Allen PW and Boume AJ：Inverted urinary papilloma：report of five cases and review of the literature. Virchows Arch Pathol Anat Histol 366：177-186, 1975
4) Kunze W, Schauer A and Schmitt M：Histology and histogenesis of two different types of inverted urothelial papillomas. Cancer 51：348-358, 1983
5) Jones TD, Zhang S, Lopez-Beltran A, et al：Urothelial carcinoma with an inverted growth pattern can be distinguished from inverted papilloma by fluorescence in situ hybridization, immunohistochemistry, and morphologic analysis. Am J Surg Pathol 31：1861-1867, 2007
6) Dhall D, Al-Ahamadie H and Olgac S：Nested variant of urothelial carcinoma. Arch Pathol Lab Med 131：1725-1727, 2007
7) Broussard JN, Tan PH and Epstein JI：Atypia in inverted urothelial papillomas：pathology and prognostic significance. Hum Pathol 35：1499-1504, 2004

〈清水道生〉

Ⅲ. 前立腺・精嚢

44 症例：60代・男性

最近になり，頻尿，下腹部不快感がみられるようになったため来院した．尿沈渣で白血球の増加がみられたため抗菌薬が投与された．また，直腸診にて前立腺に硬結を触知したため経尿道的前立腺摘除術（TURP）が施行された．図1～3はその代表的な組織像である．

Q1 病理診断は何か．
Q2 その原因を述べよ．

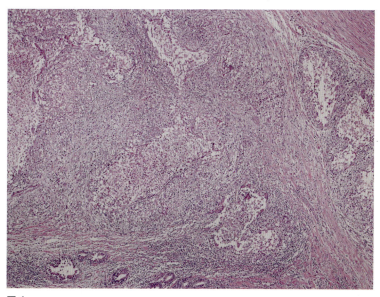

図1

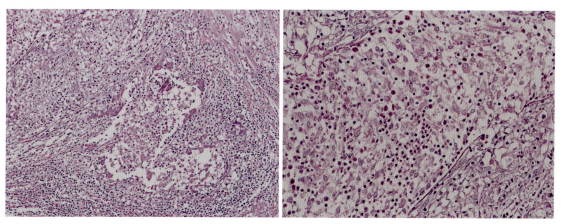

図2　　図3

Granulomatous prostatitis：肉芽腫性前立腺炎

- **A1** 病理診断：granulomatous prostatitis
- **A2** 原因：感染性，生検・手術，アレルギー性，膀胱癌BCG注入治療，サルコイドーシス，原因不明など．

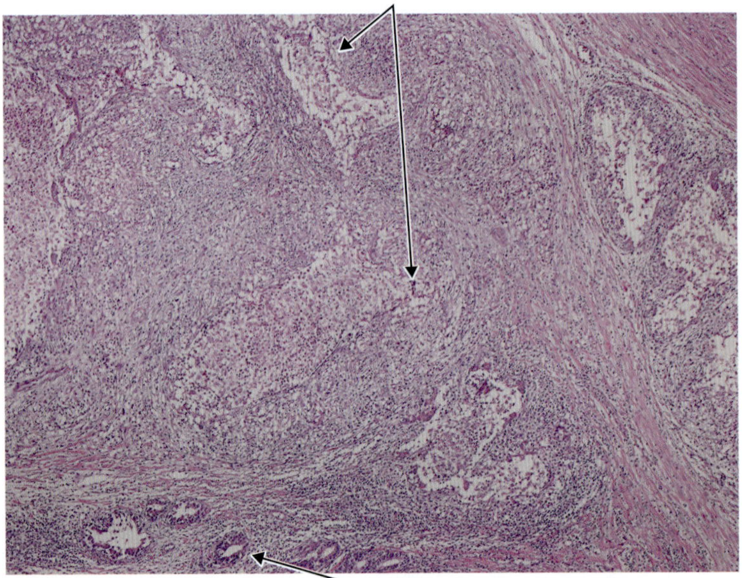

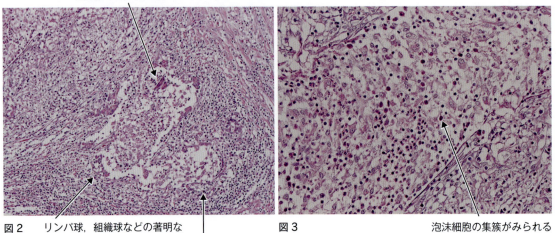

図1
- 著明な炎症細胞浸潤がみられ，既存の腺管はほぼ破壊されている
- 破壊されていない既存の腺管

図2
- 細胞破砕物，前立腺分泌物などがみられる
- リンパ球，組織球などの著明な炎症細胞浸潤がみられる
- 炎症により腺管の上皮は破壊されている

図3
- 泡沫細胞の集簇がみられる

概念

- 限局性ないしびまん性に，組織球による炎症反応が生じ，肉芽腫の形成を特徴とする炎症性疾患である．
- 肉芽腫性前立腺炎は，原因によって感染性肉芽腫性前立腺炎（infectious granulomatous prostatitis），非特異性肉芽腫性前立腺炎（nonspecific granulomatous prostatitis：NSGP），生検後肉芽腫（postbiopsy granuloma），全身性肉芽腫性前立腺炎（アレルギー性肉芽腫性前立腺炎，allergic granulomatous prostatitis），黄色肉芽腫性前立腺炎（xanthogranulomatous prostatitis），サルコイドーシスなどに分けられる[1,2]．
- NSGP は，前立腺管の閉塞と分泌物のうっ滞に起因するとされる．その結果生じる上皮の破綻は，壊死細胞片や細菌毒素，さらにアミロイド小体や精子，精液を含む前立腺分泌物あるいは尿などの間質組織への流出を惹起し，肉芽腫を形成する．
- NSGP は self-limited な良性病変であることから，他の特異的な肉芽腫性前立腺炎との鑑別が重要である．

臨床像

- 肉芽腫性前立腺炎は比較的稀な病態で，18〜86歳（平均62歳）の報告があり，その2/3の症例は50〜70歳にみられる[1]．
- 肉芽腫性前立腺炎は良性前立腺検体の0.8%，前立腺針生検組織の0.36%にみられ，そのうち NSGP は肉芽腫性前立腺炎の約70%と大多数を占める[1]．
- 多くは尿路感染症の既往があり，排尿障害や頻尿，血尿，膿尿，急性尿閉，発熱を呈することがある[2]．
- 持続的尿閉や残尿を有する前立腺肥大症をしばしば合併する．
- 直腸診では硬結を触れ，血清前立腺特異抗原（PSA）の上昇がみられる場合があり，臨床的に癌との鑑別が問題となる[2]．このため生検が必要となる．

肉眼像

- 小さく硬い黄色顆粒状の結節を呈する．
- 結節は移行帯（TZ）や辺縁帯（PZ）にみられる．

組織像

- 非乾酪性の肉芽腫は，リンパ球，形質細胞，好酸球，類上皮細胞などの密な炎症細胞浸潤を示し，好中球浸潤が散見される（図1，2）．
- 浸潤する組織球の多くは泡沫細胞の形態を示し（図3），多核巨細胞が散見される（図4，5）[3]．
- 強い炎症所見によって既存の導管や腺房は不明瞭となり，上皮は破壊され，細胞破砕物，前立腺分泌物，アミロイド小体がみられる（図2）．
- 最も早期の病変は，好中球，組織球，壊死組織片，剥離上皮細胞で満たされる拡張導管と腺房からなる．これらの導管と腺房の限局性破綻は，慢性炎症および限局性肉芽腫を生じる．後期の病変は，より著明な線維化をきたす．
- PAS 染色や Ziehl-Neelsen 染色が微生物の同定に有用である．
- 上記病変でみられる類上皮細胞は，CD68，KP-1 陽性，サイトケラチン（AE1/AE3），PSA，PSAP 陰性を示す[2]．

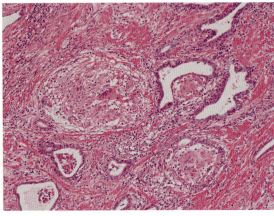

図4 非特異性肉芽腫性前立腺炎．多核巨細胞を有する境界明瞭な肉芽腫が認められる．

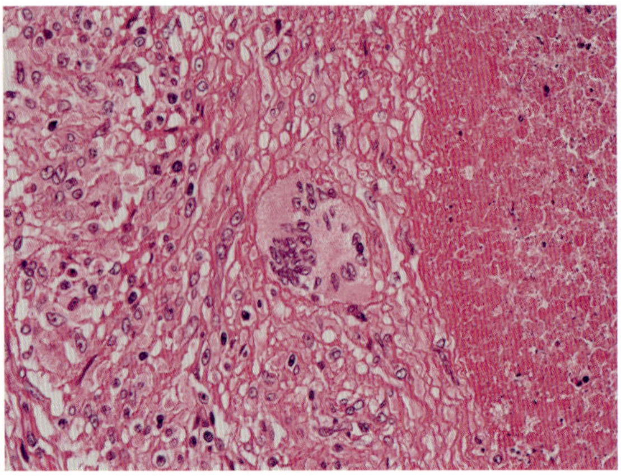

図5 非特異性肉芽腫性前立腺炎．中央部に多核巨細胞が認められ，その周囲には組織球がみられる．

鑑別診断

- 原発性ないし転移性前立腺癌，抗酸菌や真菌による感染症，膀胱癌BCG注入治療後，TURP治療後，マラコプラキア（malakoplakia）などが鑑別診断に挙げられる[3〜5]．
- 黄色肉芽腫性前立腺炎はNSGPと組織学的に類似するが，泡沫細胞浸潤が顕著で，他の炎症細胞浸潤はほとんどみられない[3]．
- 膀胱癌BCG注入治療後の肉芽腫性前立腺炎では，乾酪壊死を伴うことが多く，膀胱癌でBCG治療が行われた病歴の確認が必要である．
- マラコプラキアは稀な肉芽腫性病変で，その多くは大腸菌などのグラム陰性桿菌感染症に対する反応性の病変と考えられる．組織球の集簇がみられるが，その組織球の細胞質にMichaelis-Gutmann bodiesと呼ばれる5〜8μmの封入体が認められる．

治療・予後

- 肉芽腫性前立腺炎の多くは治療を必要としない．特にNSGPは瘢痕化して自然治癒することが知られている．
- 結核などによる感染性の肉芽腫性前立腺炎や全身性肉芽腫性前立腺炎では，内科的治療が必要となる[3]．
- 予後は良好で，多くは数か月で症状が消失する．

文献

1) Stillwell TJ, Engen DE and Farrow GM：The clinical spectrum of granulomatous prostatitis：a report of 200 cases. J Urol 138：320-323, 1987
2) Uzoh CC, Uff JS and Okeke AA：Granulomatous prostatitis. BJU Int 99：510-512, 2007
3) Mohan H, Bal A, Punia RP, et al：Granulomatous prostatitis：an infrequent diagnosis. Int J Urol 12：474-478, 2005
4) Balasar M, Doğan M, Kandemir A, et al：Investigation of granulomatous prostatitis incidence following intravesical BCG therapy. Int J Clin Exp Med 7：1554-1557, 2014
5) Oppenheimer JR, Kahane H and Epstein JI：Granulomatous prostatitis on needle biopsy. Arch Pathol Lab Med 121：724-729, 1997

（永田耕治，清水道生）

45 症例：60代・男性

Ⅲ．前立腺・精囊

夜間頻尿がみられたため近医を受診したところ，前立腺特異抗原（prostate specific antigen：PSA）の軽度上昇がみられたために紹介となり，前立腺生検が行われた．図1〜3はその代表的な組織像である．

Q1 鑑別診断を述べよ．
Q2 病理診断は何か．

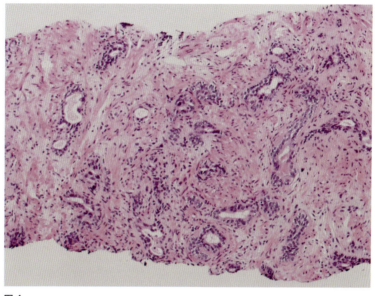

図1

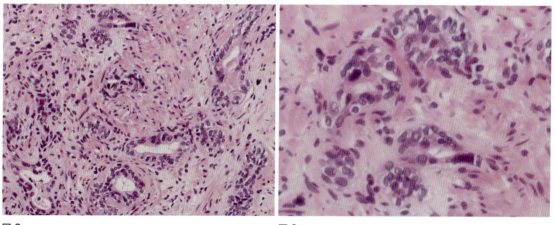

図2　　　　　　　　　　　図3

Prostatic atrophy：前立腺萎縮

A1　鑑別診断：前立腺癌（adenocarcinoma）
A2　病理診断：prostatic atrophy

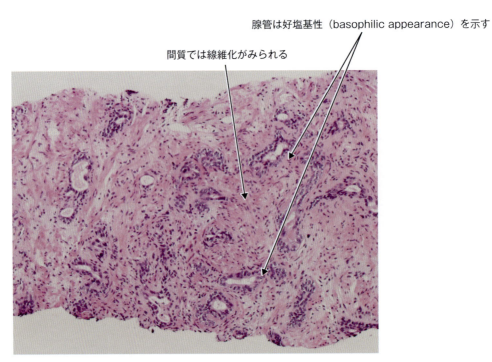

腺管は好塩基性（basophilic appearance）を示す
間質では線維化がみられる

図1

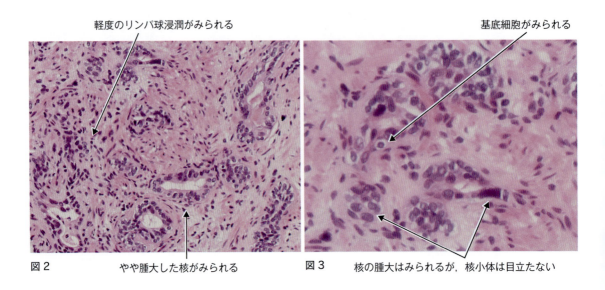

軽度のリンパ球浸潤がみられる　　　　　　　　基底細胞がみられる

図2　やや腫大した核がみられる　　図3　核の腫大はみられるが，核小体は目立たない

概念

- 前立腺萎縮（prostatic atrophy）は高齢者に多いが，若年者にみられることもある[1]．
- 術前補助療法（neoadjuvant hormonal therapy）や放射線療法に伴って認められることもある．
- 生検標本では，切片の切れ方により索状構造が目立つ場合があり，一見すると癌と誤認されることがあるので，この病変を認識しておくことが重要である．
- Post-atrophic hyperplasia, lobular atrophy, partial atrophy, sclerotic atrophy などの subtype があるが，臨床的な意義はない．

臨床像

- 前立腺萎縮は辺縁領域（peripheral zone）に生じることが多いが，移行領域（transition zone）や中心領域（central zone）に生じることもある[2]．
- 多くの症例では原因不明とされているが，年齢に関与する生理的な現象とも考えられている．
- 症例の多くは無症状で，前立腺癌や前立腺肥大症に対して行われる生検や経尿道的前立腺摘除術（TURP）で偶然見つかることが多い．

組織像

- 前立腺萎縮の診断にあたっては弱拡大から中拡大（low to medium power magnification）での判定が重要である（図1）．すなわち，腺管の細胞質が量的に減少し，核密度が上昇するため，弱〜中拡大において腺管は好塩基性（basophilic appearance）を呈する．
- 小葉構造が保持されていることが多いが，症例によっては小葉構造が不明瞭化したり，生検標本では切片の切れ方により索状構造が目立つ場合がある．
- 多くの症例では核は小型で，核小体は目立たず，基底細胞が認められ，2相性が保持されている（図2）．
- 時に腺管の核が腫大し，炎症所見が目立つ症例では核小体を伴うこともある（図3）．また，極めて稀に核分裂像を認めることがある．
- Lobular atrophy では小葉構造がみられ，しばしば拡張した腺管が認められる．炎症細胞浸潤がみられることもある（図4）．
- Cystic atrophy では末梢の小葉組織が囊胞状に拡張する．
- Sclerotic atrophy では線維化がみられ，萎縮腺管は延長あるいは歪曲し，小葉構造が不明瞭となる．このため一見すると萎縮腺管が浸潤様にみえ，Gleason grade 3 の腺癌に類似した像を呈する．
- Partial atrophy では小葉構造をみることもあれば，不規則にびまん性にみられることもある．弱拡大での basophilic appearance はみられない．淡明な細胞質（pale cytoplasm）を有する腺管が密に増生し，核小体もやや増大するため腺癌と overdiagnosis されることがある．
- Post-atrophic hyperplasia では過形成腺管に混在して，軽度の拡張を伴った萎縮腺管の増生がみられる[3]．

鑑別診断

- 鑑別となる疾患は腺癌であるが，弱拡大ないしは中拡大における組織像のパターンで鑑別可能なことが多い．

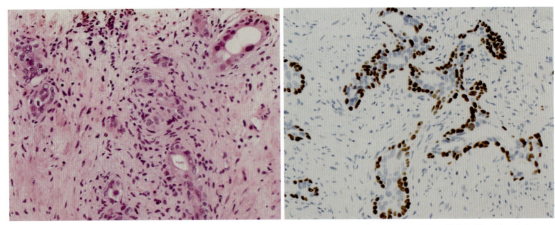

図4　間質にはリンパ球浸潤がみられ，腺管の核は腫大し，一部では核小体も目立つ．

図5　免疫組織化学ではp63陽性の基底細胞が認められる．

- 腺癌では萎縮腺管とは異なり細胞質が豊富なため，弱拡大でbasophilic appearanceを呈さない．また，萎縮腺管では基底細胞が認められ，2相性が保持される．
- HE染色のみで鑑別が困難な場合は，免疫組織化学的に判定を行う．すなわち，基底細胞のマーカーである34βE12，p63や，前立腺癌のマーカーであるα-methylacyl coenzyme A racemase（AMACR）を用いて検討する．通常，腺癌では基底細胞を欠くため34βE12やp63は陰性で，AMACRが陽性となる（図5）．
- Partial atrophyでは，免疫組織化学的に基底細胞がごくわずかしか認められないことがあり，しばしばAMACRが陽性となるため，HE標本での所見がより重要である[4]．
- 稀ではあるが，針生検材料で萎縮を呈する腺癌症例（atrophic variant）に遭遇することがある[5]．通常の萎縮では，癌症例でみられるような好酸性で大型の核小体は認められない．

文献
1) Gardner WA Jr and Culberson DE：Atrophy and proliferation in the young adult prostate. J Urol 137：53-56, 1987
2) McNeal JE：Normal histology of the prostate. Am J Surg Pathol 12：619-633, 1988
3) Amin MB, Tamboli P, Varma M, et al：Postatrophic hyperplasia of the prostate gland：a detailed analysis of its morphology in needle biopsy specimens. Am J Surg Pathol 23：925-931, 1999
4) Herawi M, Parwani AV, Irie J, et al：Small glandular proliferations on needle biopsies；most common benign mimickers of prostatic adenocarcinoma sent in for expert second opinion. Am J Surg Pathol 29：874-880, 2005
5) Cina SJ and Epstein JI：Adenocarcinoma of the prostate with atrophic features. Am J Surg Pathol 21：289-295, 1997

（清水道生，村田晋一）

46 症例：60代・男性

3年前に特発性眼窩炎症にてステロイドを投与され軽快している．アルコール摂取後の尿閉を繰り返したため，経尿道的前立腺摘除術（TURP）が行われた．図1～3はその代表的な組織像で，図4は図3と同じ部のVictoria blue-HE染色の組織像である．

- **Q1** 次に行うべき検査を述べよ．
- **Q2** 次に行うべき免疫染色を述べよ．
- **Q3** 病理診断は何か．

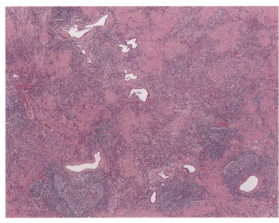

図1

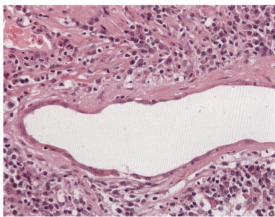

図2

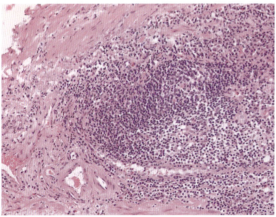

図3

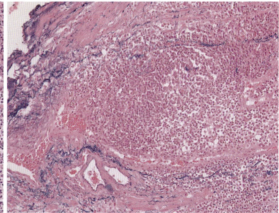

図4

IgG4-related prostatitis：IgG4 関連前立腺炎

A1 次に行うべき検査：血清 IgG4 値および IgG 値，IgE 値，γグロブリン値などの測定．CT，MRI，FDG（fluorodeoxyglucose）-PET などの画像検査による全身の IgG4 関連疾患（自己免疫性膵炎，後腹膜線維症，リンパ節腫脹，唾液腺炎，涙腺炎など）の検索．

A2 次に行うべき免疫染色：IgG4 および IgG の免疫染色

A3 病理診断：IgG4-related prostatitis

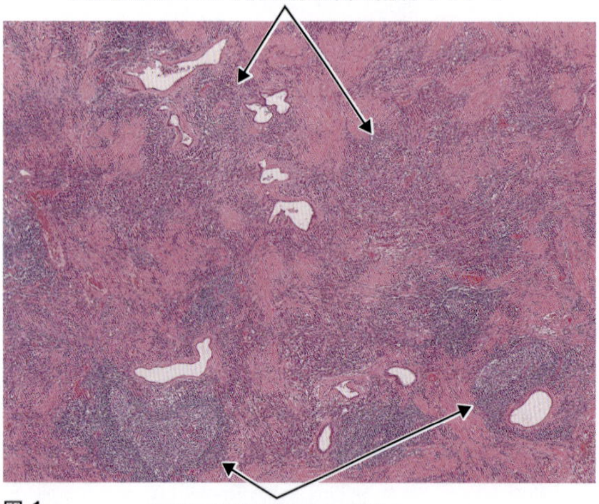

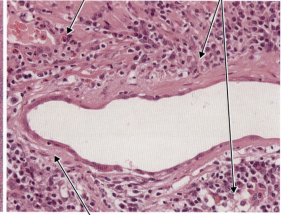

図1　炎症性病変により前立腺組織は荒廃している／腺管の近傍に胚中心を伴うリンパ濾胞形成がみられる

図2　好酸球浸潤がみられる／腺管の周囲に豊富な形質細胞浸潤がみられる／腺管は扁平な再生上皮に覆われ，周囲に線維増生がみられる

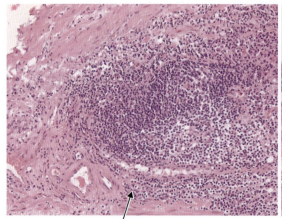

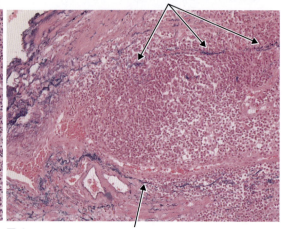

図3　小動脈の近傍にリンパ球と形質細胞の結節状浸潤がみられる

図4　ところどころで断裂する静脈壁の弾性線維／閉塞性静脈炎の所見である

概念

- IgG4 関連前立腺炎は，IgG4 関連疾患の多臓器病変の1つとして位置付けられる稀な病変で，報告が少ないこともあり，泌尿器科領域における認知度は低い．
- IgG4 関連疾患とは，リンパ球と IgG4 陽性細胞の著しい浸潤と線維化により，同時性あるいは異時性に全身諸臓器の腫大や結節・肥厚性病変などを認める原因不明の疾患である[1]．
- IgG4 関連疾患は，2001 年に Hamano ら[2]が自己免疫性膵炎と血清 IgG4 高値との関連を報告したのに端を発し，その後，全身諸臓器の様々な硬化性炎症性病変と IgG4 との関連の研究が急速に発展することによって疾患概念が確立された．
- 最も一般的にみられるのが自己免疫性膵炎，唾液腺炎（特に顎下腺炎），涙腺炎，および後腹膜線維症であり，泌尿器領域では，後腹膜線維症，腎盂・尿管病変，間質性腎炎，糸球体病変，前立腺炎などが対象疾患として含まれる．
- IgG4 関連疾患の罹患率（本邦）は，10 万人当たり 2.2 人以上と概算されている[3]．
- IgG4 関連疾患の家族発生は知られていない[4]．

臨床像

- IgG4 関連疾患は中高年男性に好発するが，頭頸部領域では男女差はみられない[4]．
- IgG4 関連前立腺炎患者の症状は，下部尿路症状，尿閉などである[5]．
- IgG4 関連前立腺炎患者の直腸診では，前立腺肥大や不整結節が認められる．
- 血清 IgG4 および IgG が高値を示す．血清 PSA 値は正常範囲内〜軽度上昇する場合があり，高値の場合は前立腺癌との鑑別のために針生検が必要となる．前立腺癌の合併例も報告されている[5]．
- IgG4 関連疾患の包括診断基準は，1）臨床的に単一または複数臓器に特徴的なびまん性あるいは限局性腫大，腫瘤，結節，肥厚性病変を認める．2）血清 IgG4 高値（135 mg/dL 以上）．3）組織学的に①著明なリンパ球，形質細胞の浸潤と線維化を認める．②IgG4 陽性形質細胞が，IgG 陽性細胞の 40% 以上，かつ，強拡大 1 視野当たり 10 個を超えることとされる．1）〜3）をすべて満たせば確定診断群である[1]（図 5，6）．

肉眼像

- 前立腺は通常肥大する．好発部位に関しては，前立腺全摘除標本において病変が移行領域と尿道周囲に強く，辺縁領域に弱かったとする報告がある[5]．

組織像

- IgG4 関連疾患の組織像は，臓器による多少の違いがあるが，基本的に同様の像を呈する．3 大所見は，①リンパ球・形質細胞浸潤，②閉塞性静脈炎，③花むしろ様線維化（図 7）である[4]．中〜小型の静脈にみられる閉塞性静脈炎の同定には，EVG 染色や Victoria blue-HE 染色が役立つ（図 4）．
- 通常，好酸球浸潤も混在して観察されるが，好中球浸潤は欠如する[4]．
- IgG4 関連疾患の IgG4 免疫染色では，通常，IgG4 陽性細胞が病変内にびまん性に浸潤する．陽性細胞が一部にのみ集簇してみられる場合は他の疾患を考慮する．IgG4 陽性細胞数の基準は臓器によって異なる場合がある[4]．

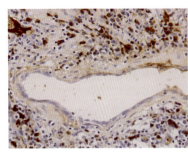 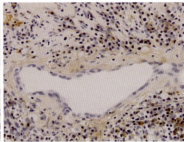 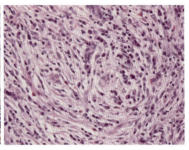

図5 免疫組織化学的に多数の形質細胞にIgG4陽性所見を認める（図2,6と同部位）.

図6 免疫組織化学的に多数の形質細胞にIgG陽性所見を認める（図2,5と同部位）.

図7 渦巻くように配列する線維増生がみられる（花むしろ様線維化）.

- IgG4関連前立腺炎の組織学的特徴はまだ十分に検討されているとはいえないが，基本的にはIgG4関連疾患の組織像と同様である[5]．
- 上皮組織が含まれる臓器（前立腺，腎臓，膵臓，胆管など）の病変では，上皮は保たれていることが多い．

鑑別診断

- IgG4関連前立腺炎の鑑別診断は，前立腺の炎症性疾患，悪性リンパ腫など多岐にわたる．壊死，肉芽腫，あるいは泡沫細胞の集簇がみられる場合は，他の診断を考慮する[4]．
- 前立腺針生検検体では，形質細胞浸潤を伴う非特異的な炎症所見は稀ならずみられる．IgG4陽性形質細胞が浸潤していることのみで，IgG4関連前立腺炎あるいはIgG4関連疾患と診断してはならない[4]．

治療・予後

- IgG4関連疾患では，線維化・硬化の進行していない症例はステロイド投与に奏効する．無効の場合は，他の疾患の可能性を疑う．臓器障害が進行する前の早い段階での診断・治療が推奨されている[4]．
- FDG-PET検査は，IgG4関連疾患の全身検索に役立つだけでなく，治療後の活動性の指標としても有用である[4]．
- IgG4関連前立腺炎患者の下部尿路症状は，ステロイド投与により改善する[5]．

文献

1) IgG4関連全身硬化性疾患の診断法の確立と治療法の開発に関する研究班，新規疾患，IgG4関連多臓器リンパ増殖性疾患（IgG4＋MOLPS）の確立のための研究班：IgG4関連疾患包括診断基準2011．日内会誌 101：795-804，2012
2) Hamano H, Kawa S, Horiuchi A, et al：High serum IgG4 concentrations in patients with sclerosing pancreatitis. N Engl J Med 344：732-738, 2001
3) Kanno A, Nishimori I, Masamune A, et al and the Research Committee on Intractable Diseases of Pancreas：Nationwide epidemiological survey of autoimmune pancreatitis in Japan. Pancreas 41：835-839, 2012
4) Kamisawa T, Zen Y, Pillai S, et al：IgG4-related disease. Lancet 385：1460-1471, 2015
5) Uehara T, Hamano H, Kawakami M, et al：Autoimmune pancreatitis-associated prostatitis：distinct clinicopathological entity. Pathol Int 58：118-125, 2008

〈大谷　博，吉田一博〉

47 症例：70代・男性

最近になり排尿障害が出現し，前立腺肥大症（BPH）と診断された．今回，経尿道的前立腺摘除術（TURP）が施行され，図1～3に示す偶発病変（HE染色）が認められた．

Q1 病理診断は何か．
Q2 この病変の意義について述べよ．

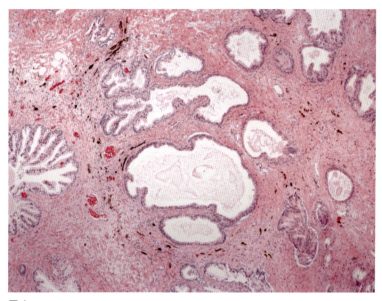

図1

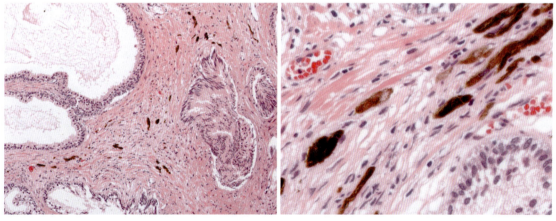

図2　　　　　　　　　　図3

Blue nevus：青色母斑

A1 病理診断：blue nevus

A2 病変の意義：TURや剖検にて認められる偶発的にみられる良性病変で，追加治療を必要としない．Malignant melanoma の前駆癌病変ではないが，両者の鑑別が重要となることがある．

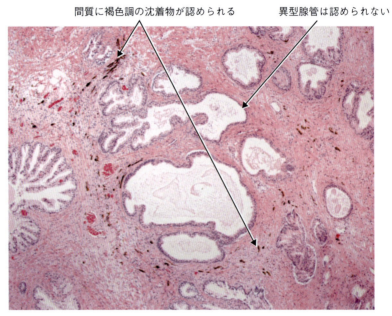

間質に褐色調の沈着物が認められる　　　異型腺管は認められない

図1

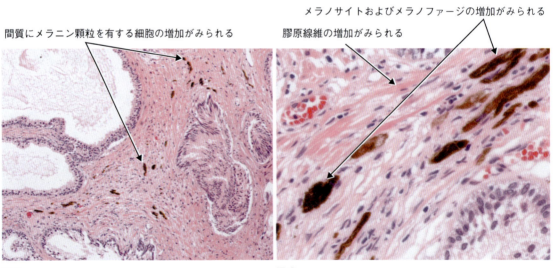

間質にメラニン顆粒を有する細胞の増加がみられる　　メラノサイトおよびメラノファージの増加がみられる
　　　　　　　　　　　　　　　　　　　　　　　　膠原線維の増加がみられる

図2　　　　　　　　　　　図3

概念

- 通常，青色母斑（blue nevus）といえば，皮膚に認められる先天性の色素細胞性の良性病変を意味する．しかし，皮膚以外に，腟，子宮頸部，前立腺，口腔，リンパ節などでも同様の病変を認めることがある[1]．
- 前立腺の blue nevus では，卵円形ないしは紡錘形のメラノサイトが前立腺の間質に認められる．青色母斑以外でメラニンを含有する前立腺の病変としては，メラノーシス（melanosis）と悪性黒色腫（malignant melanoma）が挙げられる．

臨床像

- 前立腺における blue nevus の頻度は，外科手術症例の 0.05％，剖検症例の 0.6％といわれている[2]．
- 平均年齢は 66 歳で，ほとんどが偶発病変である．

肉眼像

- 大きさは 0.1〜2.0 cm で，褐色から黒色の線状ないしは結節状の病変である．

組織像

- 皮膚でみられる場合と同様で，卵円形ないしは紡錘形のメラノサイトが認められる．
- 典型像は，細胞質にメラニン顆粒を有する双極樹枝状の紡錘形細胞としてみられるが，円形，卵円形，多角形のものもみられる．
- メラノファージの増加もみられる．
- 免疫組織化学では，皮膚の blue nevus は S100 蛋白，melan-A，HMB-45，microphthalmia transcription factor（MITF-1）は陽性であるが，前立腺では HMB-45 は陰性である（**図 4，5**）[2]．

鑑別診断

- メラニン，リポフスチン，ヘモジデリンなどを有する病変が鑑別に挙がる．
- メラニンを有する病変としては melanosis，malignant melanoma が鑑別に挙がる．なお，文献的には真の melanosis は極めて稀とされている[2]．
- Melanosis では，メラニンが前立腺の上皮細胞内にみられ，間質にもメラニンがみられる場合とみられない場合がある（**図 6**）．ただし，間質と腺組織の両者にメラニンが認められるものを melanosis とする立場もある[3,4]．
- 前立腺原発の悪性黒色腫の報告は極めて稀で，前立腺でみられる場合は大部分が転移性である[2]．悪性黒色腫では細胞異型がみられ，浸潤性の増殖が認められる．

関連用語

- Melanosis：厳密には，上述したようにメラニン色素が前立腺の上皮細胞内に認められる場合を指すが，blue nevus として報告されている症例も存在すると考えられる．また，極めて稀ではあるが，前立腺癌に melanosis を合併した症例も報告されている（**図 7**）[5]．前立腺の blue nevus のみが HMB-45 陰性である点は melanosis との異同を含め，さらなる検討が必要であるかもしれない．

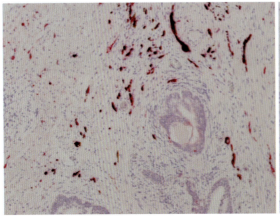 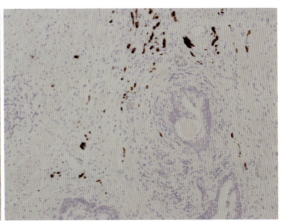

図4 Blue nevus（免疫組織化学：発色剤には赤色を呈する Fast red を使用）．S100 蛋白は病変部で陽性で，赤色に染色されている．

図5 Blue nevus（免疫組織化学：発色剤には赤色を呈する Fast red を使用）．HMB-45 は病変部で陰性である（褐色の部分はメラノファージ）．図4と異なり，赤色に染色される陽性像は認められない．

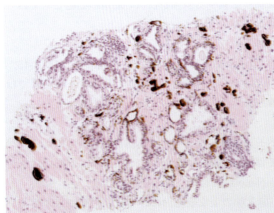 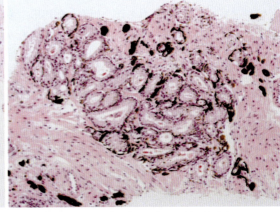

図6 Melanosis．メラニンが前立腺の上皮細胞内とともに，間質にも認められる（HE 染色）．

図7 Melanosis と前立腺癌の合併例．前立腺癌（Gleason 3＋3＝6）とともに melanosis が認められる（HE 染色）．

文献

1) Leboit PE, Burg G, Weedon D, et al（eds）：Pathology and genetics of skin tumours, World Health Organization Classification of Tumours. IARC Press, Lyon, pp95-99, 2006
2) Diley VL and Hameed O：Blue nevus of the prostate. Arch Pathol Lab Med 135：799-802, 2011
3) Ro JY, Grignon DJ, Ayala AG, et al：Blue nevus and melanosis of the prostate：electron-microscopic and immunohistochemical studies. Am J Clin Pathol 90：530-535, 1988
4) Di Nuovo F, Sironi MG and Spinelli M：True prostatic blue nevus associated with melanosis：case report, histogenesis and review of the literature. Adv Clin Path 6：135-139, 2002
5) Klock C, Gomes R, João M, et al：Prostate melanosis associated with acinar adenocarcinoma. Int J Surg Pathol 18：379-380, 2010

（清水道生）

48 症例：70代・男性

前立腺肥大症の臨床診断で経尿道的前立腺摘除術（TURP）が施行された．図1〜4はいずれもTURP標本の組織像（**図1**は弱拡大，**図2**は中拡大，**図3，4**は強拡大）である．

Q1 病理診断は何か．
Q2 鑑別診断を述べよ．

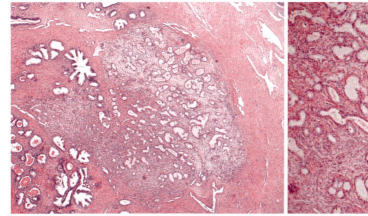

図1

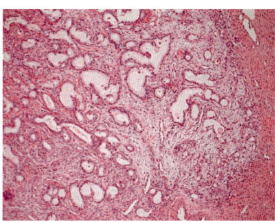

図2

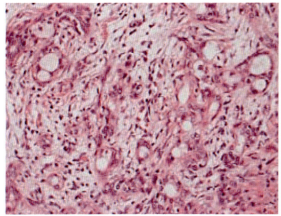

図3

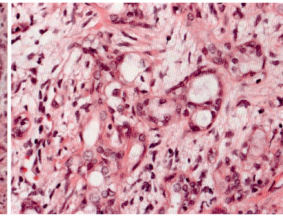

図4

Sclerosing adenosis of the prostate：前立腺硬化性腺症

A1 病理診断：sclerosing adenosis of the prostate
A2 鑑別診断：adenocarcinoma

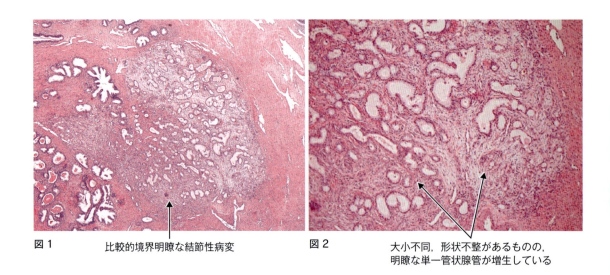

図1　比較的境界明瞭な結節性病変

図2　大小不同，形状不整があるものの，明瞭な単一管状腺管が増生している

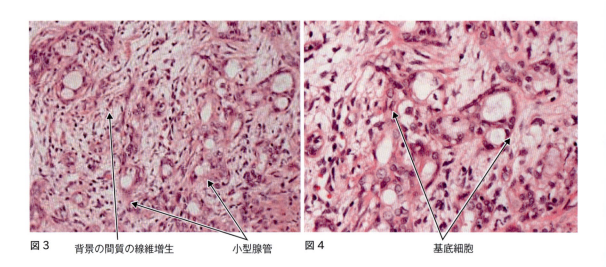

図3　背景の間質の線維増生　　小型腺管

図4　基底細胞

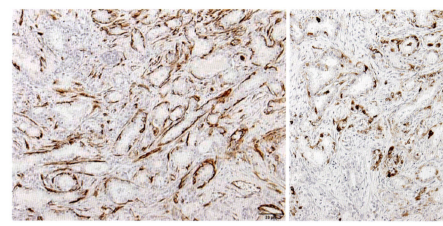

図5　SMA陽性となっている基底細胞．　　　図6　S100蛋白陽性となっている基底細胞．

概念	■ 前立腺の反応性増生で，乳腺の硬化性腺症に相当し，しばしばadenocarcinomaとの鑑別を要する． ■ TURや手術組織標本内に偶発的（2%）に見つかることが多い[1,2]．
組織像	■ 通常小型で比較的境界明瞭な病変として見つかるが，稀に広範に進展していることがある． ■ 病変は腺管，孤立細胞，細胞密度の高い紡錘形細胞から構成される． ■ 小型腺管構造や索状構造など不規則な形態の腺増生を示す． ■ 腺構造は，基底細胞を伴っており，二相性が認められる．この基底細胞は免疫組織化学的にp63や高分子ケラチンのみならず，SMAやS100蛋白にも陽性となり，筋上皮細胞への分化を伴う（図5, 6）[2,3]． ■ 間質の緻密な線維芽細胞や線維増生がみられる． ■ 一部の腺管にはその周囲を取り巻く硝子化した厚い基底膜様構造（hyaline sheath-like structure）がみられる．
関連事項	■ 大型核や顕著な核小体などの核異型を持ったsclerosing adenosisがatypical sclerosing adenosisとして報告されている[4]．
鑑別診断	■ Adenocarcinoma：Sclerosing adenosisでも不明瞭な形の腺管増生がみられるため，adenocarcinomaが鑑別に挙がる．前立腺のadenocarcinomaでは，間質に線維芽細胞の増生を伴うことは稀であり，"hyaline sheath-like structure"はなく，"naked appearance"を示す．Sclerosing adenosisでは二相性が保たれており，p63や高分子ケラチンなどの免疫染色が鑑別に有用である．Sclerosing adenosisは核異型が目立たないことが多いが，核異型が目立つatypical sclerosing adenosisの報告もあるので，二相性の有無の評価や間質の線維増生の所見が重要である．
予後	■ 良性病変であり，追加治療の必要はない．また，sclerosing adenosisとadeno-

carcinomaの関連はない[1,3].

文献
1) Epstein JI and Netto GJ (eds):Biopsy Interpretation of the Prostate, 4th ed. pp148-151, Lippincott Williams and Wilkins, Philadelphia, 2007
2) Sakamoto N, Tsuneyoshi M and Enjoji M:Sclerosing adenosis of the prostate. Histopathologic and immunohistochemical analysis. Am J Surg Pathol 15:660-667, 1991
3) Jones EC, Clement PB and Young RH:Sclerosing adenosis of the prostate gland. A clinicopathological and immunohistochemical study of 11 cases. Am J Surg Pathol 15:1171-1180, 1991
4) Cheng L and Bostwick DG:Atypical sclerosing adenosis of the prostate:a rare mimic of adenocarcinoma. Histopathology 56:627-631, 2010

(小島史好,村田晋一)

49 症例：50代・男性

検診でPSA 2.4 ng/mLと異常を指摘された．直腸診で，鶏卵大に腫大した弾性硬，表面平滑，圧痛のない前立腺を触知した．針生検後，前立腺全摘除術が行われた．図1～3は手術材料の代表的な組織像である．

Q1 病理診断は何か．
Q2 針生検で採取された場合の鑑別診断を述べよ．

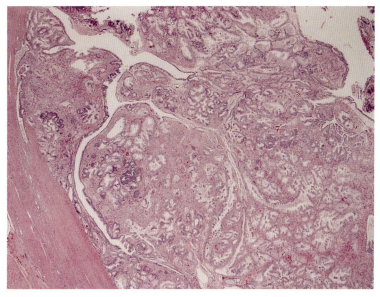

図1

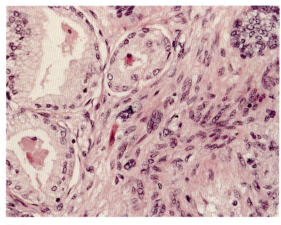

図2

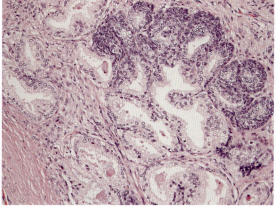

図3

Stromal tumor of uncertain malignant potential（STUMP）：悪性度不明な間質性腫瘍

A1 病理診断：stromal tumor of uncertain malignant potential（STUMP）

A2 鑑別診断：①前立腺肥大症，②間質肉腫，③平滑筋腫・平滑筋肉腫，④肉腫様癌，⑤gastrointestinal stromal tumor（GIST），⑥横紋筋肉腫，⑦inflammatory myofibroblastic tumor（IMT），⑧solitary fibrous tumor（SFT）など．

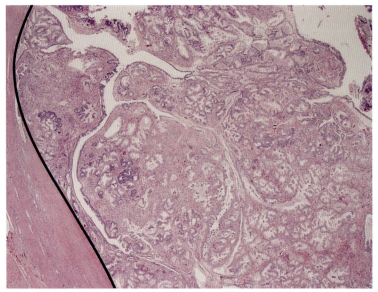

図1 左下方を除く全域（線の右側）に上皮，間葉両成分の増殖から構成される境界明瞭な腫瘍がみられる．葉状構築を伴う．

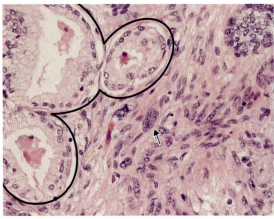 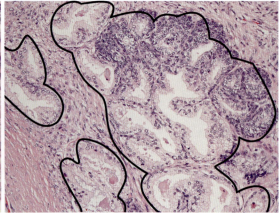

図2 二相性の保持された腺管外（線の右側）に紡錘形細胞が増殖している．多核細胞（矢印）も混在している．

図3 基底細胞過形成を伴う腺管周囲（線外）に紡錘形細胞の増殖がみられる．

Ⅲ. 前立腺・精囊

概　念

- STUMP は前立腺固有間質由来の腫瘍である．極めて稀で，報告例も少ない．
- おそらく同一と考えられる腫瘍が phyllodes tumor, atypical stromal hyperplasia, atypical stromal smooth muscle hyperplasia, prostatic cystic epithelial stromal tumor, prostatic stromal proliferation of uncertain malignant potential (PSPUMP) などさまざまな診断名で報告されてきた．WHO 分類は stromal tumors of uncertain malignant potential (STUMP) を採用している．STUMP と同様の組織構築を示す乳腺の線維上皮性腫瘍（線維腺腫と葉状腫瘍）は，原因となる *MED12* 遺伝子変異が同定されたが[1]，STUMP の原因遺伝子は明らかになっていない．

臨床像

- 初発症状は排尿障害，腹部腫瘤，血尿，尿閉，水腎症，骨盤痛などである．画像で偶発的に発見されることもある．
- 20～80 代で報告があり，60 代，70 代にやや多い．

病理像

- 肉眼像は，白色や灰白色，黄色調，弾性硬で充実性腫瘤を呈する．粘液や漿液，血性内容物を入れた囊胞の形成をすることもある．
- 移行域と外腺領域のいずれにも生じ，顕微鏡サイズから 25 cm を超える大きさのものまで報告がある．
- 組織像として，①良性腺管間に細胞密度の高い間質がみられ，異型変性様間質細胞を散在性に認めるもの，②良性腺管間に細胞密度の高い間質がみられるが，好酸性胞体を有する異型に乏しい間質細胞から構成されるもの，③細胞異型の有無を問わず，密度の高い間質がみられ，乳腺の"葉状腫瘍"に類似した構築を示すもの，④粘液腫状基質を伴う細胞密度の高い間質成分で構成され，間質細胞の異型は乏しく腺管の介在を伴わないもの，の 4 型に分類される[2,3]．
- 新 WHO 分類 2016 では上記の混在型をあわせ，5 型に分類している．
- ①の異型間質細胞を，婦人科領域や膀胱，鼻腔など他臓器でみられるものと同様の，間質過形成に伴う良性異型・変性細胞と解釈する立場もある[4]．
- STUMP に分裂像は通常同定されず，異型分裂像も認めてはならないとされ，STUMP には良性病変が含まれている可能性も否定できない．
- ①を良性として除外したうえで残りを"STUMP"とする主張もあるが，全体を反映しない可能性のある針生検検体で異型間質細胞を確認した場合，STUMP として報告するほうが無難である．
- 基底細胞過形成や扁平上皮化生などの上皮変化を伴うことがあり，PIN や腺癌合併の報告もある．
- 免疫組織化学染色では，vimentin と CD34 陽性，種々の程度に筋系マーカーも陽性となる．PgR 陽性が多く，ER は陰性で，上皮系マーカーも陰性である．

鑑別診断

- Stromal hyperplasia（前立腺肥大症の間質性過形成）：前立腺肥大症の臨床診断で行われた採取標本に，間質性過形成結節が含まれることがある．間質性過形成は多発小結節性の分布で，線維芽細胞と平滑筋細胞が種々の程度に混在して増生し，小血管に富んでいることが多い．TUR 検体では，多発小結節性分布と小血管増生から STUMP との鑑別は比較的容易である．結節分布の判定が困難

な針生検では，間質性過形成では毛細血管が目立つことに加え，慢性炎症細胞浸潤が種々の程度に混在することが鑑別点となる．

- Stromal sarcoma（間質肉腫）：STUMPと同様の紡錘形細胞，多核細胞から構成され，限られた針生検検体では鑑別が難しいことがある．STUMPと間質肉腫（SS）との鑑別点として，①間質の細胞密度，②核分裂像，③壊死の有無，④間質と上皮細胞の比の4項目があり，総合的に評価する．
- 平滑筋肉腫：成人に発生する肉腫で最も多い．他臓器原発と同様の組織像で，針生検ではSTUMPとの鑑別は困難なこともある．免疫染色で筋系マーカーが陽性で，STUMPと同様にPgR陽性のこともある．原則的にCD34は陰性である．
- 肉腫様癌：腺癌と間葉系悪性細胞が混在する腫瘍で，極めて稀である．腺癌が共存するものと，既往の腺癌に対するホルモン療法や放射線治療後に発生するものもある．紡錘形形態を示す間質成分のみが採取されるとSTUMPとの鑑別は困難である．骨肉腫や軟骨肉腫，横紋筋肉腫などの異所性分化を示すことがある．鑑別点は免疫染色でPSAやCK陽性の上皮成分を見出すこと，間質成分も種々の程度にcytokeratin陽性となることである．
- Gastrointestinal stromal tumor（GIST）：STUMPがCD34陽性となるため，GISTが鑑別対象となりうる．GISTは実際には直腸や直腸近傍に発生し，前立腺を外部から圧排しているものが多い．針生検で腫瘍成分が採取されうるが，前立腺原発と診断するためには，他臓器からの浸潤・転移を除外する必要がある．GISTは原則的に免疫染色でc-kit陽性である．
- その他：横紋筋肉腫は腫瘍細胞に横紋の同定，IMTは炎症細胞の存在と免疫染色でALK陽性，SFTは紡錘形細胞の無秩序に増殖し鹿角状血管を伴い，PgRは陰性である．SFTはその発症に*NAB2*と*STAT6*の遺伝子融合が関与しており，STAT6免疫染色で核が陽性を示す[5]．

治療・予後

- 完全切除されたSTUMPは予後良好で，多くは良性の経過を示すが，間質肉腫への移行例も報告されている．葉状構造を呈するものは，TURでの切除での再発例が多く報告されている．
- STUMPの予後因子は不明のため，針生検やTURPなどで偶発的に発見された症例に対する臨床対応は結論が出ていない．年齢や画像所見などを総合し，慎重な経過観察，時に前立腺全摘除も考慮される．

文献

1) Tan J, Ong CK, Lim WK, et al：Genomic landscapes of breast fibroepithelial tumors. Nat Genet 47：1341-1345, 2015
2) Gaudin PB, Rosai J and Epstein JI：Sarcomas and related proliferative lesions of specialized prostatic stroma：a clinicopathologic study of 22 cases. Am J Surg Pathol 22：148-162, 1998
3) Herawi M and Epstein JI：Specialized stromal tumors of the prostate：a clinicopathologic study of 50 cases. Am J Surg Pathol 30：694-704, 2006
4) Hossain D, Meiers I, Qian J, et al：Prostatic stromal hyperplasia with atypia：follow-up study of 18 cases. Arch Pathol Lab Med 132：1729-1733, 2008
5) Guner G, Bishop JA, Bezerra SM, et al：The utility of STAT6 and ALDH1 expression in the differential diagnosis of solitary fibrous tumor versus prostate-specific stromal neoplasms. Hum Pathol 54：184-188, 2016

〔小塚祐司，白石泰三〕

50 症例：60代・男性

Ⅲ. 前立腺・精嚢

　検診で血清PSA高値（4.3 ng/mL）を指摘され来院．直腸診でクルミ大，弾性軟の前立腺を触知された．前立腺癌を疑い，経直腸的超音波ガイド下前立腺生検が施行された．生検標本の代表的部位の中拡大（図1），強拡大（図2），免疫染色（図3，基底細胞マーカー：34βE12とp63のカクテル抗体）を示す．

Q1 病理診断は何か．
Q2 当該病変の意義を述べよ．

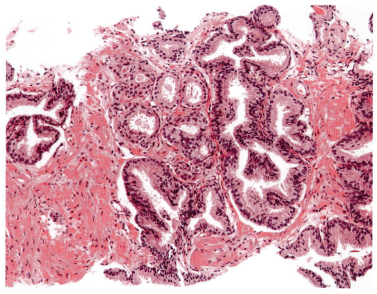

図1

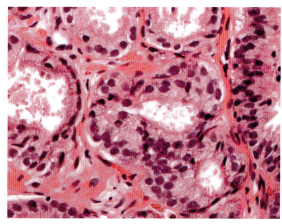

図2

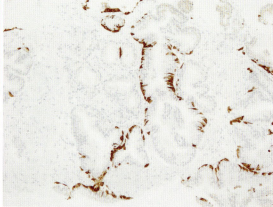

図3

High grade prostatic intraepithelial neoplasia with adjacent small atypical glands（PINATYP）：小型異型腺管が隣接する高度前立腺上皮内腫瘍

A1 病理診断：high grade prostatic intraepithelial neoplasia with adjacent small atypical glands（PINATYP）

A2 当該病変の意義：再生検での癌検出率が高いことが知られている．

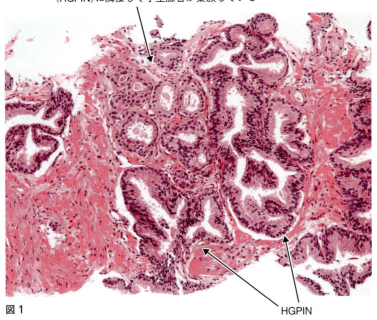

図1　high grade prostatic intraepithelial neoplasia（HGPIN）に隣接して小型腺管が集簇している／HGPIN

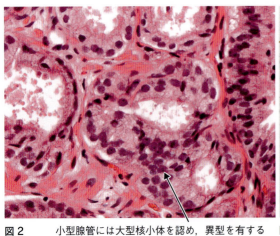

図2　小型腺管には大型核小体を認め，異型を有する　図3　小型腺管の一部に基底細胞が残存している

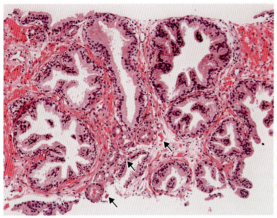 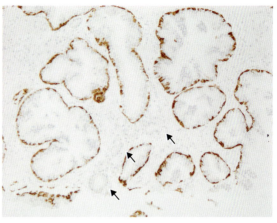

図4 HGPINが集簇し,その間隙に異型小型腺管(矢印)が集簇している.

図5 基底細胞マーカー(p63と34βE12のカクテル抗体).異型小型腺管(矢印)はすべて基底細胞が欠如しており腺癌と判断できる.

概念

- 近傍に小型異型腺管を伴う high grade prostatic intraepithelial neoplasia (HGPIN)を指す.小型異型腺管はHGPINで認められる細胞異型と同程度の異型を有する上皮で構成される[1].
- PINATYPは独立した疾患単位ではなく,腺癌とまでは判断しえない病変である.
- 通常の前立腺癌は浸潤癌と定義されているので,HGPIN近傍の小型異型腺管に浸潤増殖が確認されれば,腺癌の診断に至る.浸潤増殖が確認されなければ腺癌の診断には至らず,PINATYPと表現される.
- 通常の腺癌では基底細胞が消失している.HGPIN近傍のすべての小型異型腺管に基底細胞が確認された場合,小型異型腺管を含めた病変全体がHGPINと判断される.他方,HGPINでは基底細胞が減少することが知られているので,HGPIN近傍の小型異型腺管が基底細胞を欠いていても,HGPINの基底細胞の減少した部分,あるいはHGPINの芽出をみている可能性が否定できないと,腺癌と断定することは困難である.このような症例の場合もPINATYPと判断される.
- HGPINは通常型腺癌のprecursor lesionとして認識されている.PINATYPと判断される病変の一部は,初期浸潤像あるいはHGPIN近傍に存在する腺癌の部分像をみていると想定される.
- HGPINの12%でPINATYPが認められる[1].

臨床像

- 生検で偶発的に検出される.

組織像

- HGPIN近傍に,HGPINで認められる異型上皮と同等の異型を有する小型腺管が集簇する.
- 異型小型腺管は1〜20個程度である.
- HGPINとの距離は0.01〜0.4mm程度である.

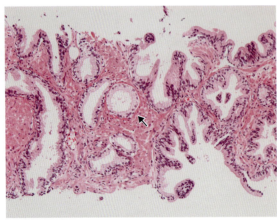
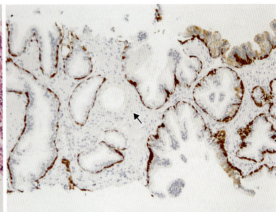

図6 HGPIN近傍に部分萎縮を示す1個の腺管（矢印）を認める．細胞異型は目立たない．

図7 基底細胞マーカー（p63と34βE12のカクテル抗体）．部分萎縮は基底細胞が減少あるいは一部消失することが知られている．当該腺管（矢印）は基底細胞を欠いているが，腺癌とは判定しない．

- 異型腺管あるいはHGPINには大型核小体が確認されることが多いが，核小体の検出される細胞の割合は低い（平均15％）[1]．

免疫組織化学
- 小型異型腺管の一部は，基底細胞マーカー（p63，34βE12）陽性細胞が欠如している．

鑑別診断
- HGPINの芽出：基底細胞マーカーが部分的に欠如している．浸潤増殖を認めない．
- HGPIN近傍の腺癌：浸潤増殖と，HGPIN近傍の小型異型腺管すべてが基底細胞マーカー陰性となる（図4，5）．
- HGPIN近傍の異型を伴う良性腺管：腺症や部分萎縮がHGPIN近傍にみられることがある．これらは基底細胞マーカー陰性腺管を含むことがある（図6，7）．

治療・予後
- 再生検されたPINATYP症例の46％に腺癌が検出される[1]．

文献
1) Krons JD, Shaikh AA and Epstein JI：High-grade prostatic intraepithelial neoplasia with adjacent small atypical glands on prostate biopsy. Hum Pathol 32：389-395, 2001

（内田克典，白石泰三）

51 症例：60代・男性

Ⅲ．前立腺・精囊

排尿困難を主訴に来院．直腸診で小鶏卵大，弾性硬の前立腺を触知した．血清PSA高値（5.0 ng/mL）を示した．前立腺癌を疑い，経直腸的超音波ガイド下前立腺生検が施行された．生検標本の代表的部位の中拡大（**図1**），免疫染色（**図2**，PIN4：34βE12，p63，AMACRのカクテル抗体）を示す．なお，この病変の近傍にはGleason pattern 4の腺癌を認めた．

Q1 病理診断は何か．
Q2 鑑別診断を述べよ．
Q3 当該病変の意義を述べよ．

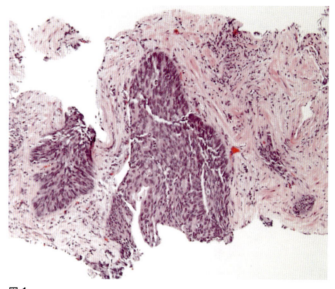

図1

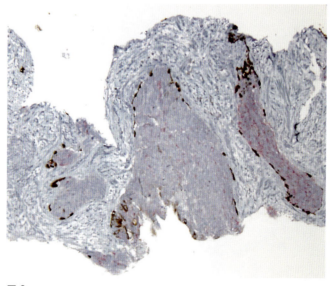

図2

Intraductal carcinoma of the prostate（IDC-P）：前立腺導管内癌

- **A1** 病理診断：intraductal carcinoma of the prostate（IDC-P）
- **A2** 鑑別診断：high grade intraepithelial neoplasia
- **A3** 当該病変の意義：予後不良因子である．

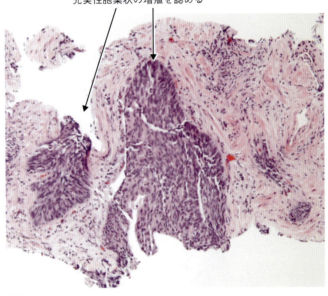

充実性胞巣状の増殖を認める

図1

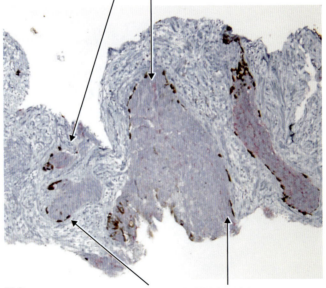

増殖している細胞は AMACR が陽性（赤色）である

胞巣辺縁には基底細胞（茶色）が残存している

図2

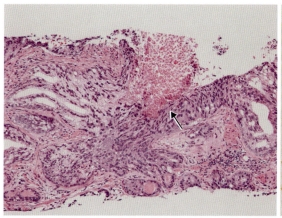 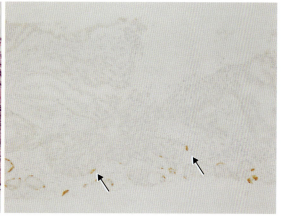

図3 充実部分の多い大型篩状腺管で,不整な分岐構築を認める.面疱壊死(矢印)を伴っている.

図4 免疫染色(基底細胞マーカー:34βE12とp63のカクテル抗体).極小範囲に基底細胞(矢印)が残存しているため,浸潤癌とは判断しえない.

概念

- 前立腺癌細胞が導管内で増殖した状態を指す.
- 通常の前立腺癌は浸潤癌と定義されており,基底細胞が欠如している.癌と同程度の異型細胞が基底細胞の存在する腺管内に認められる場合,通常はhigh grade prostatic intraepithelial neoplasia(HGPIN)と判断される.一方,腺管内に前立腺癌細胞が顕著な増殖,高度の異型,面疱壊死を示した場合はIDC-Pと判断される.
- HGPINは通常型腺癌のprecursor lesionとして認識される一方で,ICD-Pは腺癌の導管内進展と解釈されることが多い.
- 前立腺生検の3%程度,全摘除術の15〜20%程度,pT3症例の40%程度でIDC-Pが認められる.生検でIDC-P単独で認められることは0.06〜0.26%と極めて稀である[1].
- 通常,Gleason pattern 4以上の腺癌と隣接して存在するが,稀に全摘除症例でも腺癌部分と独立してIDC-Pが認められることがある.

臨床像

- 生検で偶発的に検出される.

組織像

- Gleason pattern 4以上の腺癌と隣接して存在する.
- 基底細胞は保持されるものの,腫瘍胞巣は不整な輪郭や不整な分岐を呈する.
- 正常導管の2倍以上の径を有することが多い.
- 細胞密度は概して高く,細胞成分が導管内の50%以上を占拠しつつ,充実状,篩状,索状,乳頭状の増殖を示す.
- 面疱壊死を伴うこともある(図3).

免疫組織化学

- 腫瘍胞巣周囲にはp63,34βE12陽性を示す基底細胞が残存している(図3,4).
- 腫瘍細胞は,PSA,AMACRが陽性,PTEN(図5,6),p63,34βE12は陰性

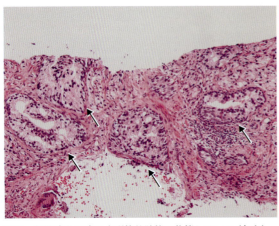 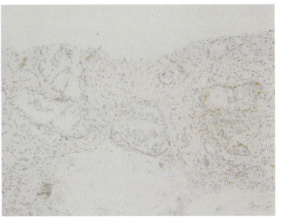

図5 細胞成分に富む中型篩状腺管が集簇している（矢印）． 図6 免疫染色（PTEN）．腫瘍細胞は PTEN 発現が欠如している．

である．

鑑別診断
- HGPIN：細胞密度は低く，顕著な細胞異型を欠く．PTEN は陽性である．
- 尿路上皮癌：p63，34βE12 が陽性である．

治療・予後
- 予後不良因子である．
- 全摘除標本での病理所見の poor outcome（Gleason スコア，腫瘍サイズ，前立腺外浸潤，断端陽性，リンパ節転移）と相関がある[2]．
- 全摘除後の PSA 再発と癌特異的生存率[3]，および放射線治療後の再発と相関がある．
- 生検で IDC-P のみが認められた場合の方針（再生検の是非，治療開始の是非）には一定の見解がない．

文献
1) Zhou M, Magi-Galluzzi C：Intraductal carcinoma. In：Goldblum (ed)：Genitourinary Pathology. Elsevier, Philadelphia, pp115-118, 2015
2) Zhou M, Netto GJ, Epstein JI：Intraductal carcinoma of the prostate. In：Epstein (eds)：Uropathology. High-Yield Pathology Series. Elsevier, Philadelphia, pp55-56, 2012
3) Kimura K, Tsuzuki T, Kato M, et al：Prognostic value of intraductal carcinoma of the prostate in radical prostatectomy specimens. Prostate 74：74：680-687, 2014

（内田克典，白石泰三）

52 症例：70代・男性　　Ⅲ．前立腺・精嚢

尿閉にて来院し，治療のためバルーンカテーテルが留置された．超音波診断やMRIなどの検査にて膀胱壁が肥厚し，特に前立腺に接する位置に5cm大の腫瘤が認められた．図1～3は，経尿道的前立腺摘除術（TURP）で得られた代表的な組織像である．

Q1 鑑別診断を述べよ．
Q2 病理診断は何か．

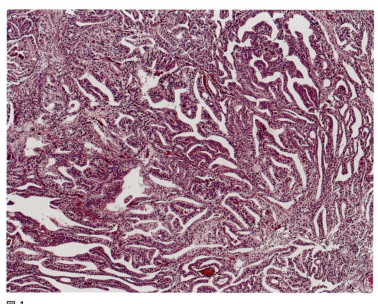

図1

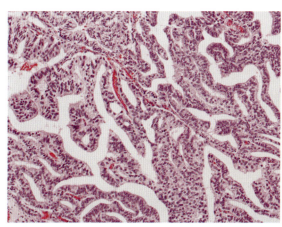

図2

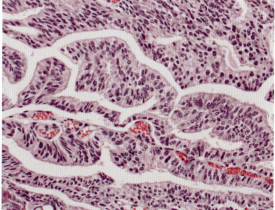

図3

Ductal adenocarcinoma of the prostate：前立腺導管腺癌

A1 鑑別診断：acinar adenocarcinoma, ductal adenocarcinoma
A2 病理診断：ductal adenocarcinoma of the prostate

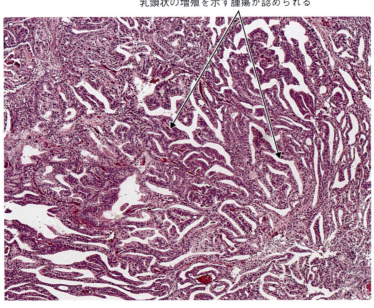

乳頭状の増殖を示す腫瘍が認められる

図1

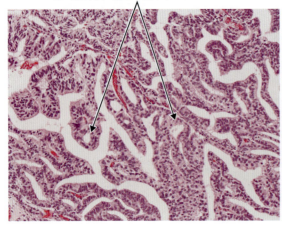

腫瘍細胞は乳頭状の発育が主体であるが，一部に腺管状の構造も認められる

図2

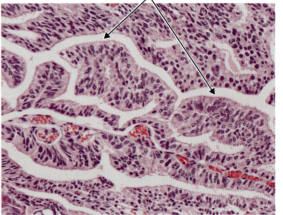

腫瘍細胞は高円柱状で，豊富な両染性の細胞質を有する

図3

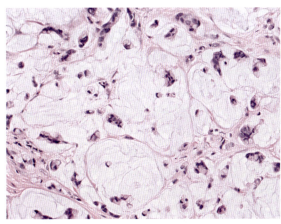
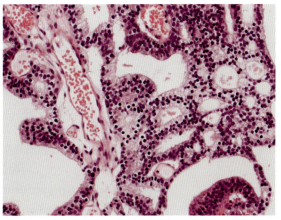

図4 粘液腺癌（mucinous adenocarcinoma）．著明な粘液産生がみられ，その粘液湖に腫瘍細胞が浮遊している．

図5 導管腺癌（ductal adenocarcinoma）．乳頭状の増殖パターンに加えて，篩状構造が認められる．

概念

- 前立腺癌はアジアでは比較的少ないが，日本では年々増加傾向がみられる．
- 前立腺癌の多くは腺房由来の腺房腺癌（acinar adenocarcinoma）であり，前立腺導管由来の腺癌である純粋な導管腺癌（pure ductal adenocarcinoma）は，全前立腺癌の 0.2〜0.4％と稀である[1]．
- 導管腺癌は，『前立腺癌取扱い規約第4版』[2]では，粘液腺癌（図4），印環細胞癌とともに，"稀な腺癌（adenocarcinoma, rare type）"に分類される．
- 導管腺癌は前立腺部尿道や太い導管に発生する乳頭状の腫瘍で，1967年にMelicowら[3]が前立腺小室（prostatic utricle）の内膜癌（endometrial carcinoma）と報告したのが最初で，その後は前立腺の類内膜癌と呼ばれてきた．

臨床像

- 導管癌は，臨床的には通常型腺癌（腺房腺癌）と年齢分布は同じであるが，高齢者に多いとする報告もみられる[4]．
- 前立腺尿道部の尿路上皮癌に類似した臨床像がみられ，主訴としては排尿困難，尿閉，頻尿，さらに血尿などが多い．また，腫瘍細胞が尿中に出現する頻度は低いものの，尿中に出現した場合には尿路上皮癌との鑑別を要する．
- 直腸指診で触知できない症例もみられる[1]．また，病期が進行してもPSA値が低値にとどまる症例やホルモン療法に抵抗性である症例もみられる[1,4]．

肉眼像

- 前立腺部尿道，典型例では精丘（verumontanum）を中心に乳頭状腫瘍として認められることが多い．また，尿道あるいは導管に沿って進展することが多い．
- 発見が遅れるため，前立腺内に広範に広がっていることが多い．

組織像

- 高円柱状の細胞が乳頭状の形態を示して増殖する．また，篩状（図5），腺管状，充実性の増殖パターンも認められる．
- 薄い血管間質組織を軸に腫瘍細胞がみられ，細胞質は豊富な両染性を示し，核は偽重層を呈する．

III. 前立腺・精嚢

- 前立腺の腺房腺癌では浸潤に対しての間質反応は顕著ではないが，導管癌では著明な線維性間質がみられ，しばしばヘモジデリン貪食組織球を認める[1]．
- 前立腺外進展，精嚢浸潤やリンパ節転移を認めることが多い．
- Gleason score に関しては，導管癌のうち cribriform and papillary ductal adenocarcinoma は Gleason pattern 4 として扱うという取り決めがなされている[1,2]．また，壊死（comedonecrosis）が認められる症例では，acinar adenocarcinoma 同様 Gleason pattern 5 と診断される[1]．
- 導管腺癌の明確な診断基準がないため，導管癌と腺房癌が混在し，導管癌が明らかに優位といえない場合には，導管-腺房腺癌（prostatic adenocarcinoma, ductal-acinar type, prostatic adenocarcinoma with ductal-acinar differentiation あるいは mixed ductal-acinar adenocarcinoma）と診断されることもあるが，導管癌の成分が 50％以上あれば導管癌とすべきとする見解もみられる[5]．
- 純粋な導管癌および混在して導管癌と腺房癌が認められる症例を含めると，その頻度はすべての前立腺癌の 3.2％である[6]．

鑑別診断

- 針生検や TUR では腫瘍の部分像しか採取されないことが多く，high grade prostatic intraepithelial neoplasia（HGPIN），尿路上皮癌，前立腺尿道ポリープ（prostatic urethral polyp），proliferative papillary urethritis などが鑑別診断に挙がる．

治療・予後

- 25～40％の症例では，診断された時点ですでに転移を認め，5 年生存率は 15～43％である．また，肺や陰茎に転移する傾向がみられる．
- PSA 値が低い症例が多く，診断時すでに進行癌であることも多く，通常型腺癌に比べると予後は不良と考えられている[4]．

関連用語

- 前立腺癌取扱い規約第 4 版（2010 年）：第 4 版では，腺癌における従来の分化度分類（高・中・低分化腺癌），組織学的異型度，核異型度などは削除され，Gleason grading system が採用されることになった[2]．

文献

1) Moch H, Humphrey PA, Ulbright TM, et al：WHO classification of tumours of the urinary system and male genital organs. IARC Press, Lyon, 2016
2) 日本泌尿器科学会，日本病理学会，日本医学放射線学会（編）：泌尿器科・病理・放射線科，前立腺癌取扱い規約第 4 版．金原出版，2010
3) Melicow MM and Pachter MR：Endometrial carcinoma of prostatic utricle（uterus masculinus）. Cancer 20：1715-1722, 1967
4) Morgan TM, Welty CJ, Vakar-Lopez F, et al：Ductal adenocarcinoma of the prostate：increased mortality risk and decreased PSA secretion. J Urol 184：2303-2307, 2010
5) 白石泰三，森永正二郎（編）：腫瘍病理鑑別診断アトラス，前立腺癌．文光堂，pp40-49, 2009
6) Humphrey PA：Histological variants of prostatic carcinoma and their significance. Histopathology 60：59-74, 2012

（清水道生）

53 症例：60代・男性

Ⅲ．前立腺・精嚢

　検診にてPSAが12.4 ng/mLであることを指摘され，当院を受診した．前立腺生検の結果，根治的前立腺全摘除術が施行された．切除された前立腺で認められた組織像を図1〜3（それぞれ弱拡大，中拡大，強拡大）に示す．

Q1 病理診断は何か．
Q2 鑑別診断を述べよ．

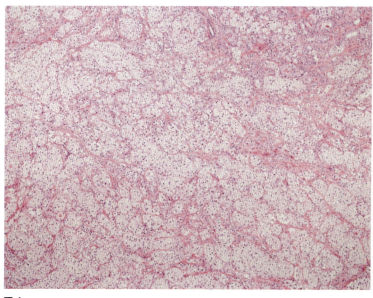

図1

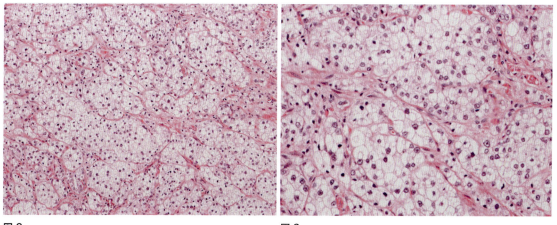

図2　　　　　　　　　　　　　図3

Prostatic adenocarcinoma：前立腺癌

A1　病理診断：prostatic adenocarcinoma（Gleason score 4＋4＝8）．Gleason grading system では，Gleason pattern 4 の hypernephromatoid pattern に相当する組織像である．

A2　鑑別診断：foamy gland variant や signet ring variant の prostatic adenocarcinoma や，腎臓の clear cell renal cell carcinoma の転移などが鑑別に挙がる．

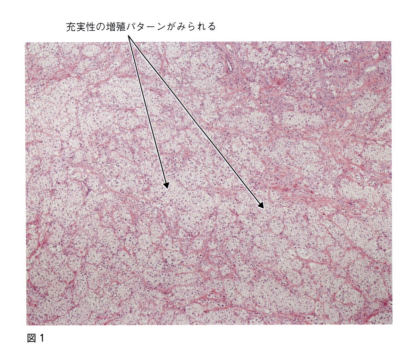

充実性の増殖パターンがみられる

図1

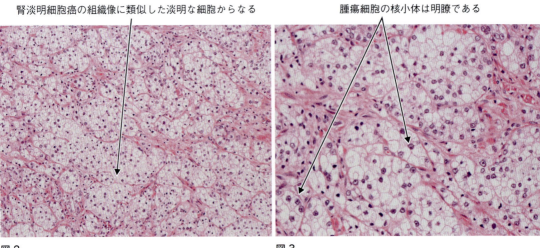

腎淡明細胞癌の組織像に類似した淡明な細胞からなる

腫瘍細胞の核小体は明瞭である

図2　　　　図3

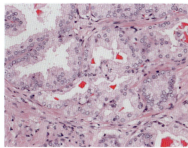
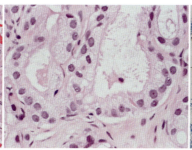
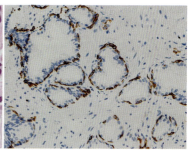

図4 前立腺癌：クリスタロイド（crystalloids）．癌の腺管内にエオシン好性の結晶であるクリスタロイドが認められる．

図5 前立腺癌．腺管では二層性の消失がみられ，癌細胞では著明な核小体が認められる．

図6 正常の前立腺でみられる基底細胞．正常の前立腺組織では，高分子サイトケラチン（34βE12）の免疫染色で基底細胞が陽性となり，二層性の構造が明瞭に認識できる．

概念・疫学
- 前立腺癌は世界で第6番目に多い癌で，男性では第3番目に多い癌である[1]．
- 50歳以下ではその頻度は低いが，80歳以降で増加傾向がみられる．
- 多くは腺房由来の腺癌（acinar adenocarcinoma）である[2]．

臨床像
- 前立腺特異抗原（prostate specific antigen：PSA）の測定，超音波検査，直腸指診による検診が行われるが，早期のものでは臨床症状はほとんどみられない．
- 病期が進行すれば，血尿，尿閉，腎障害がみられるようになる．

肉眼像
- 肉眼的に同定するのは困難なことが多い．針生検によって初めて認識される前立腺癌の多くは辺縁領域（peripheral zone：PZ）に発生する[3]．
- 典型例ではPZに黄色から灰白色の硬い結節性病変として認められるが，その場合，Gleason score 7あるいは8以上の病変であることが多い．

組織像
- 腫瘍細胞は分泌細胞よりなり，腺房状の腺管形成が特徴であるが，乳頭状，篩状，索状，充実性，孤在性など多彩な形態をとる．
- 良性病変との鑑別には，核異型と，構成細胞の二層性の消失の確認が重要である[2]．まず，弱拡大で密に存在する異型腺管（特に腺管の分岐の有無）に着目し，中拡大で腺管の内腔所見（特に好酸性無構造物質，クリスタロイド[4]）などを観察し，強拡大で核腫大，核クロマチンの増量，著明な核小体などを確認する[5]（図4，5）．
- 本例はGleason pattern 4のhypernephromatoidな像を呈していたが，pattern 4では癒合腺管，篩状腺管，不明瞭な管腔形成などの所見を呈することが多い．
- 二層性の消失の判定には基底細胞に対する抗体である34βE12（高分子サイトケラチン），p63などを用いた免疫組織化学的検索が有用である（図6）[5]．
- 組織学的なvariantとしては，atrophic variant（萎縮性），pseudohyperplastic variant（偽過形成性），microcystic variant（小囊胞状），foamy gland variant（泡沫状細胞からなる腺管），mucinous（colloid）variant（粘液性），signet ring-like cell variant（印環細胞様），pleomorphic giant cell variant（多形性巨細胞型），

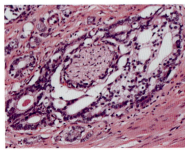
図7 前立腺癌の神経周囲浸潤像．神経周囲を取り巻くように癌細胞の浸潤が認められる．

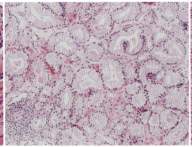
図8 前立腺癌：Gleason score 3+3=6．二層性の消失がみられる異型腺管が密に増殖している．Gleason pattern 3 の所見である．

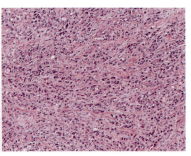
図9 前立腺癌：Gleason score 5+5=10．腺管形成はみられず，孤在性ないしは小索状の腫瘍細胞の増殖がみられる．Gleason pattern 5 の所見である．

sarcomatoid variant（肉腫様）などの記載がある[6]．
- 神経周囲浸潤（perineural invasion）は高頻度で認められる（図7）．

治療

- 限局した症例では根治的前立腺全摘除術や放射線療法が行われる．
- 進行例では，通常，抗男性ホルモン療法が行われる．

関連用語

- Gleason grading system：前立腺癌を組織学的形態と浸潤増殖様式から pattern 1〜pattern 5 に分類したもので，細胞異型は考慮しない．癌巣内の最も多いものを第1パターン，次いで多くみられるものを第2パターンとし，その合計により Gleason score を算出する[2]．International Society of Urologic Pathology (ISUP) では pattern 1 は基本的に使用しないほうがよいとされ，針生検標本では Gleason score 2〜4 はつけないことが提唱されている[7]．代表的な Gleason pattern 3 および 5 の組織像を図8，9 に示す．

文献

1) Parkin DM：Global cancer statistics in the year 2000. Lancet Oncol 2：533-543, 2001
2) 日本泌尿器科学会，日本病理学会，日本医学放射線学会（編）：泌尿器科・病理・放射線科，前立腺癌取扱い規約第4版，金原出版，2010
3) Epstein JI, Walsh PC, Carmichael M, et al：Pathologic and clinical findings to predict tumor extent of nonpalpable (stage T1c) prostate cancer. JAMA 271：368-374, 1994
4) 伊藤智雄，清水道生：知っていると役立つ外科病理の診断クルー 12，crystalloids in the lumen of prostatic glands→prostatic adenocarcinoma．病理と臨床 19：760-761, 2001
5) 白石泰三，森永正二郎（編）：腫瘍病理鑑別診断アトラス―前立腺癌．文光堂，pp22-39, 2009
6) Moch H, Humphrey PA, Ulbright TM, et al：WHO classification of tumours of the urinary system and male genital organs. IARC Press, Lyon, 2016
7) Epstein JI：Gleason score 2-4 adenocarcinoma of the prostate on needle biopsy：a diagnosis that should not be made. Am J Surg Pathol 24：477-478, 2000

（清水道生）

54 症例：70代・男性　Ⅲ．前立腺・精嚢

　尿閉を主訴に受診．前立腺肥大症の臨床診断で，経尿道的前立腺摘除術（TURP）が施行された．臨床的には前立腺肥大症の所見で，膀胱内には腫瘍は確認されなかった．TURP材料のため，十分な肉眼所見は得られていない．図1～3は，その代表的な組織像である．

Q1 病理診断は何か．

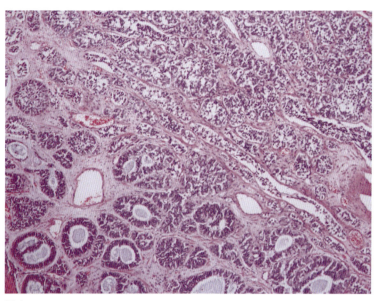

図1

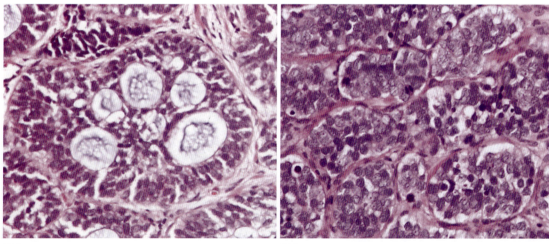

図2　　　　　　　　　　　　　　　　図3

Ⅲ. 前立腺・精囊

Basal cell carcinoma of the prostate：前立腺原発の基底細胞癌

A1 病理診断：basal cell carcinoma of the prostate

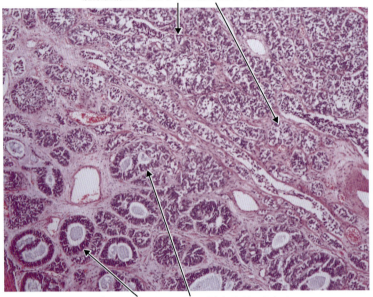

胞巣状構造に増殖する腫瘍細胞が認められる

図1　腺様囊胞癌様構造を呈する腫瘍細胞がみられる

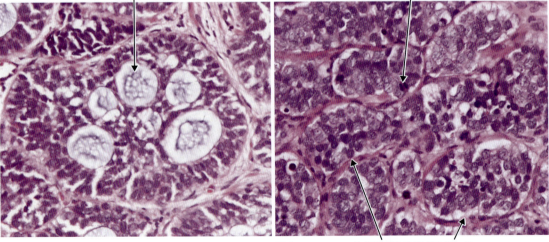

偽腺腔内に粘液様物質が認められる　　核異型が目立ち，核分裂像も認められる

図2　　　　　　　　　　　図3　大小不同の胞巣がみられる

概念

- 前立腺原発の基底細胞癌（basal cell carcinoma）は，前立腺管腔外層の基底細胞由来の悪性腫瘍と定義されている．基底細胞癌は，唾液腺の腺様嚢胞癌に類似の組織像を示すものと，皮膚の基底細胞癌に類似の組織像を示すものが報告された．新WHO分類2016に，basal cell carcinoma は adenoid cystic carcinoma とも呼ばれると記載された[1]．

臨床像

- 極めて稀な癌であり，全前立腺癌の0.01%との記載もある[2]．
- 発症年齢は28～93歳（平均65歳），臨床症状は，夜間頻尿，尿失禁，進行性/急性尿閉などである．
- 好発部位は前立腺移行域であり，直腸指診では前立腺肥大症の所見に類似する[3,4]．
- 血清PSA（prostate specific antigen）値はほぼ正常範囲内を示すが，腺癌を合併する場合は上昇することがある．

肉眼像

- 腫瘍は柔らかく，割面は白色，前立腺移行域に認められることが多い．
- 腫瘍は境界不明瞭で，浸潤性の増殖様式と壊死を伴う場合が多い．

組織像

- 基底細胞癌は，①腺様嚢胞癌様，②基底細胞過形成様，③小型管状，④胞巣状構造などさまざまな構築パターンが認められ，浸潤性の増殖様式と壊死，間質の desmoplastic/myxoid change の各所見が診断根拠となる[5]．

免疫組織化学

- 免疫組織化学的に，p63，高分子ケラチン（34βE12），BCL2，ERBB2（HER-2/neu）が陽性を示し，Ki-67標識率は約半数の症例が20%以上である．一方，PSA，AMACR/P504S は，陰性または弱陽性を呈することが多い[5〜7]（図4）．

鑑別診断

- 鑑別診断としては，良性の基底細胞増殖性病変，篩状構造を示す腺過形成，低分化腺癌（特に腺様嚢胞癌様の成分），尿路上皮癌などが挙げられる．
- 良性基底細胞の増殖病変は，浸潤性増殖パターン（正常腺管間への浸潤，神経周囲/脈管浸潤，被膜外への浸潤，膀胱頸部筋束への浸潤など）が認められず，壊死や間質の desmoplastic change も認められない．
- 篩状腺癌では，大小の腺管が癒合し，篩状構造を呈しながら間質に浸潤性増殖する．免疫染色で，PSA，PSAP が陽性で，高分子ケラチン（34βE12）や cytokeratin14 は陰性である．
- 尿路上皮癌の多くは CK7，CK20陽性であるが，基底細胞癌では陰性または一部の細胞に限局的に陽性を示すのみである．

治療・予後

- 前立腺基底細胞癌は，アンドロゲン受容体の発現はほとんど陰性であり，ホルモン療法無効となることが多い．放射線療法や化学療法などの治療効果は明らかではないが，HER-2陽性症例に対して分子標的治療の効果が期待できる[7]．
- 予後良好といえるが[8]，約半分の症例は被膜外進展や神経周囲浸潤，術後再発，転移などさまざまな進行癌像が現れる．肝臓，肺に転移することが多く，骨転

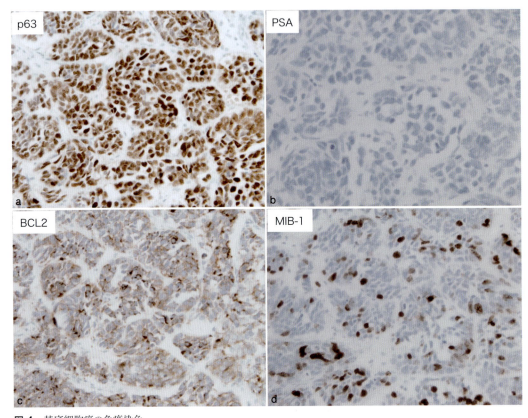

図4 基底細胞癌の免疫染色.
a：p63 陽性，b：PSA 陰性，c：BCL2 細胞膜に陽性，d：Ki-67 標識率は約 10％.

移は稀である．基底細胞癌の死亡率は約 10％と報告された[4]．
■ 転移や再発があった場合には，外科切除後長期間または定期的なフォローアップが必要となる．

文献
1) Moch H, Humphrey PA, Ulbright TM, et al：WHO classification of tumours of the urinary system and male genital organs. IARC Press, Lyon, p171, 2016
2) Tannenbaum M：Adenoid cystic or "salivary gland" carcinomas of prostate. Urology 6：238-239, 1975
3) Denholm SW, Webb JN, Howard GC, et al：Basaloid carcinoma of the prostate gland：histogenesis and review of the literature. Histopathology 20：151-155, 1992
4) Simper NB, Jones CL, MacLennan GT, et al：Basal cell carcinoma of the prostate is an aggressive tumor with frequent loss of PTEN expression and overexpression of EGFR. Hum Pathol 46：805-812, 2015
5) Ali TZ and Epstein JI：Basal cell carcinoma of the prostate：a clinicopathologic study of 29 cases. Am J Surg Pahtol 31：697-705, 2007
6) Iczkowski KA, Ferguson KL, Grier DD, et al：Adenoid cystic/basal cell carcinoma of the prostate：clinicopathologic findings in 19 cases. Am J Surg Pathol 27：1523-1529, 2003
7) Iczkowski KA and Montironi R：Adenoid cystic/basal cell carcinoma of the prostate strongly express HER-2/neu. J Clin Pathol 59：1327-1330, 2006
8) Randolph TL, Amin MB, Ro JY, et al：Histologic variants of adenocarcinoma and other carcinomas of prostate：pathologic criteria and clinical significance. Mod Pathol 10：612-629, 1997

（呉　雲燕，鬼島　宏）

55 症例：80代・男性

Ⅲ．前立腺・精嚢

　数か月前から全身倦怠感，排尿困難などがみられたが放置していた．今回，尿閉のために来院し，恥骨上カテーテルが留置された．その後，病状が急変し，入院3日目に死亡したため病理解剖（剖検）が施行された．前立腺の肉眼所見として，結節性病変が癒合する形で広範囲に認められた．**図1～3**は剖検時にみられた前立腺病変の代表的な組織像である．

Q1 病理診断は何か．
Q2 診断確定に有用な特殊染色や免疫組織化学について述べよ．

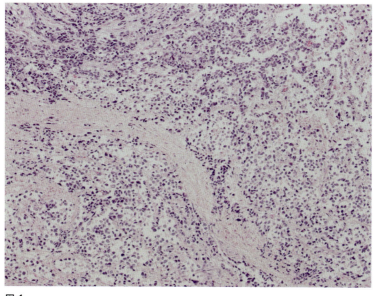

図1

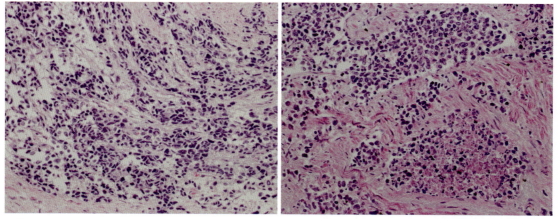

図2　　　　　　　　　　　　　　　　図3

Small cell carcinoma of the prostate：前立腺小細胞癌
(Small cell neuroendocrine carcinoma of the prostate：前立腺小細胞神経内分泌癌*)

A1 病理診断：small cell carcinoma of the prostate

A2 診断確定に有用な特殊染色や免疫組織化学：古典的な特殊染色としてはグリメリウス染色があり，免疫組織化学では chromogranin A, synaptophysin, CD56 などが有用である．

＊新 WHO 分類 2016 では small cell carcinoma に代わり，この名称が用いられている．

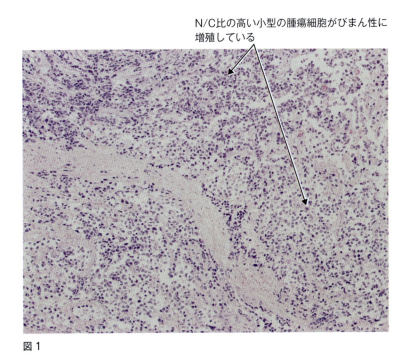

図1　N/C比の高い小型の腫瘍細胞がびまん性に増殖している

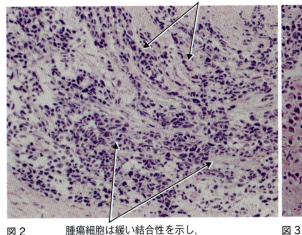

図2　一部の腫瘍細胞は鋳型核ないしはインディアンファイル状の形態を示している／腫瘍細胞は緩い結合性を示し，間質に浸潤している

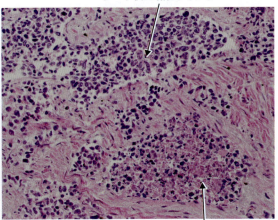

図3　円形〜卵円形の核を有する腫瘍細胞がシート状に増殖している／腫瘍細胞は部分的に壊死に陥っている

概念

- 前立腺原発の小細胞癌（small cell carcinoma）は稀な腫瘍で，『前立腺癌取扱い規約』[1)]では尿路上皮癌，扁平上皮癌，腺扁平上皮癌，基底細胞癌などと同様に独立した組織型として取り上げられている．
- 一方，新 WHO 分類 2016[2)]では，前立腺の神経内分泌腫瘍（neuroendocrine tumors）として①adenocarcinoma with Paneth cell-like neuroendocrine differentiation, ②well-differentiated neuroendocrine tumor, ③small cell neuroendocrine carcinoma, ④large cell neuroendocrine carcinoma[3)] の 4 つが記載されており，今回の症例はこのうちの③に相当する．
- 前立腺の小細胞癌は肺の小細胞癌と同様の組織像を呈し，本例のように進行癌で発見されることが多く，そのため予後も不良である．

臨床像

- 前立腺原発の小細胞癌症例の発症年齢は 44～92 歳（平均 69 歳）で，発見された時点で進行癌であるため予後は極めて不良で，平均生存期間は 1 年未満とされている[4)]．
- 排尿障害，血尿などがみられ，膀胱，直腸，腸骨などへ浸潤する傾向がみられる．
- 血清 PSA は高値を示すものもみられるが，中央値は 4.0 ng/mL と低い[4)]．
- 腺癌の治療中に小細胞癌の発生がみられることがあるものの，その頻度は小細胞癌症例の半数以下である．
- 転移は骨，肝臓，肺，リンパ節に多く，腺癌に比べ骨以外への臓器転移が目立つ[5)]．

肉眼像

- 灰白色で結節状の腫瘍として認められる．
- 前立腺を置換する形で，骨盤内臓器に浸潤性に増殖する．

組織像

- 肺の小細胞癌と同様の組織像を呈する．すなわち，小型裸核状の腫瘍細胞がシート状，リボン状に配列し，壊死やロゼット形成が認められる[1)]（図 1）．
- 典型例では，腫瘍細胞はゴマ塩状のクロマチン（salt and pepper chromatin）を呈し，鋳型核（nuclear molding），インディアンファイル状配列（Indian filing），挫滅による核線（smearing artifact）などもみられる[4)]（図 2, 3）．
- 肺と同様に，古典的燕麦細胞（oat cell）型と中間細胞（intermediate cell）型の 2 種類がみられる．燕麦細胞型が約 2/3 を占め，残りが中間細胞型である[4)]．
- small cell carcinoma に対しては Gleason score をつけない．ただし，腺癌が混在する症例（約 50％）では，小細胞癌の成分が優勢であるが，腺癌成分の 85％ が Gleason score 8 以上であるとの報告もみられる[2,4)]．

免疫組織化学

- ほぼ 9 割の症例で少なくとも 1 つ以上の神経内分泌マーカー（chromogranin, synaptophysin, CD56 など）が陽性である（図 4）[2)]．
- 小細胞癌の成分では約 20％ が PSA 陽性であるとの報告がみられる[4)]．

鑑別診断

- 悪性リンパ腫，横紋筋肉腫，primitive neuroectodermal tumor（PNET）などの

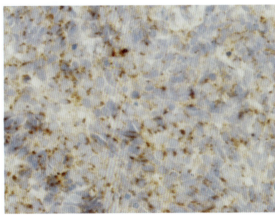 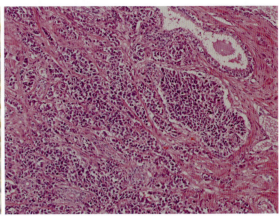

図4 前立腺小細胞癌．免疫組織化学では，腫瘍細胞は chromogranin A 陽性を示す．

図5 転移性小細胞癌．肺小細胞癌の前立腺の転移例である．HE 所見のみからでは前立腺原発の小細胞癌との鑑別は困難である．免疫組織化学では，TTF-1 は有用ではない（前立腺小細胞癌の半数で陽性）ものの，PSA が陽性の場合は原発の可能性が高い．

いわゆる小円形青色腫瘍（small blue cell tumor）が鑑別に挙がる．
- その他，転移性小細胞癌（図5）や低分化腺癌（特に Gleason pattern 5B）などが鑑別診断に挙がる．

治療・予後
- 現時点では手術療法，化学療法，放射線療法の組み合わせが推奨される．
- 腺癌成分が混在する例（small cell carcinoma admixed with adenocarcinoma）と，小細胞癌成分のみからなるいわゆる pure small cell carcinoma の症例では予後の差異がみられず，いずれも予後は不良である．このため小細胞癌成分の存在には十分に注意し，もし存在すればその旨を報告することが大切である．

文献
1) 日本泌尿器科学会，日本病理学会，日本医学放射線学会（編）：泌尿器科・病理・放射線科，前立腺癌取扱い規約　第4版．金原出版，2010
2) Moch H, Humphrey PA, Ulbright TM, et al：WHO classification of tumours of the urinary system and male genital organs. IARC Press, Lyon, 2016
3) Evans AJ, Humphrey PA, Belani J, et al：Large cell neuroendocrine carcinoma of prostate：a clinicopathologic summary of 7 cases of a rare manifestation of advanced prostate cancer. Am J Surg Pathol 30：684-693, 2006
4) Wang W and Epstein JI：Small cell carcinoma of the prostate. A morphologic and immunohistochemical study of 95 cases. Am J Surg Pathol 32：65-71, 2008
5) Anker CJ, Dechet C, Isaac JC, et al：Small-cell carcinoma of the prostate. J Clin Oncol 26：1168-1171, 2008

（清水道生，村田晋一）

56

症例：60代・男性

Ⅲ．前立腺・精嚢

　10年ほど前から前立腺肥大症で経過観察を受けていたが，数週間前から夜間頻尿がみられるようになったために精査を行った．MRIにて径8cmの内部の信号が不均一な腫瘤が認められた．なお，血中PSA値は2.8ng/dLであった．針生検が施行された後に前立腺全摘除術が行われた（図1）．図2〜4は切除された前立腺腫瘤の代表的な組織像である．

Q1 鑑別診断を述べよ．
Q2 病理診断は何か．

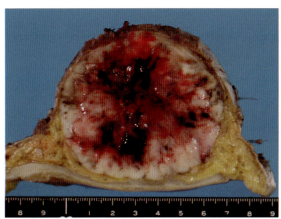

図1

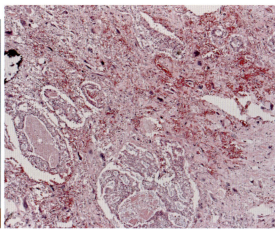

図2

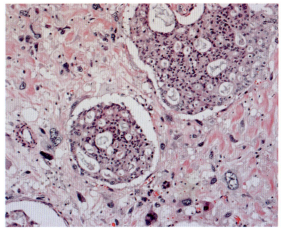

図3

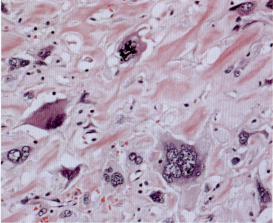

図4

Ⅲ. 前立腺・精囊

Carcinosarcoma of the prostate：前立腺癌肉腫
（Sarcomatoid carcinoma：肉腫様癌＊）

A1　鑑別診断：間質肉腫，未分化肉腫などが挙げられる．
A2　病理診断：carcinosarcoma of the prostate
　　＊新 WHO 分類 2016 では sarcomatoid carcinoma という名称が用いられている．

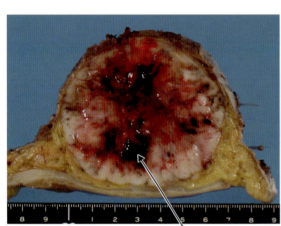

図1　　　　　出血・壊死がみられる

篩状の異型腺管が認められる

図2

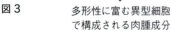

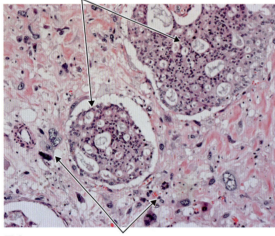

図3　　　多形性に富む異型細胞
　　　　で構成される肉腫成分

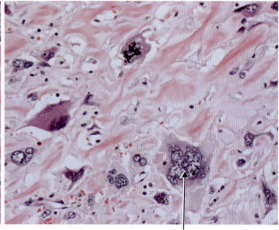

図4　　肉腫成分として，奇怪な形の大型核を
　　　有する異型細胞が認められる

概念

- 癌腫成分と肉腫成分で構成される稀な2相性の悪性腫瘍で、癌腫成分は腺癌であることが多い.
- 肉腫様癌（sarcomatoid carcinoma）と同義語である. 新WHO分類2016では肉腫様癌（sarcomatoid carcinoma）の名称が用いられており、腺癌の亜型として位置づけられる. なお、文献的には異所性成分（骨、軟骨、横紋筋などへの分化を示す肉腫）がある場合は癌肉腫、ない場合には肉腫様癌（化生癌）として両者が区別されることがあるが、臨床病理学的には明確な違いがなく、いずれも予後は不良である.
- 組織発生として、①腺癌の脱分化の結果発生する、②多分化能を有する幹細胞の性格を有する腫瘍細胞が間葉系組織と上皮の両方に分化する結果発生するという2つの説がある.

臨床像

- 60代に好発するが、30代で発生することもある[1].
- 初発症状は尿閉、夜間頻尿が多い[1].
- しばしば血中PSA値が正常範囲内である.
- 約半数の症例では針生検で腺癌のみが認められ、経尿道的前立腺摘除、前立腺全摘除組織ではじめて肉腫成分が確認される.
- 腺癌が放射線・ホルモン療法後に再発を繰り返す過程で肉腫成分が出現することがある[1].

肉眼像

- 肉腫成分の量、組織像によってさまざまであるが、癌腫は黄色ないし黄白色調であるのに対して、肉腫成分は白色調かつ魚肉様で、出血・壊死を伴うことがある.

組織像

- 癌腫成分は通常型の腺房腺癌であることが多い. Gleasonスコアはさまざまであるが、スコア4+4＝8以上（高異型度）であることが多い[1].
- 肉腫成分は異型紡錘形細胞の増殖で構成され、分化方向が不明瞭であることが多い.
- 肉腫成分は骨肉腫、軟骨肉腫、横紋筋肉腫、平滑筋肉腫、未分化肉腫（悪性線維性組織球腫）、線維肉腫、脂肪肉腫、血管肉腫などの形態を示す. 骨肉腫成分の頻度が最も高く、約半数の症例で認められる[1].

免疫組織化学

- 癌腫成分を構成する腺癌はPSA陽性であるほか、サイトケラチン（AE1/AE3、CAM5.2など）が陽性である[2]. 肉腫におけるサイトケラチンの発現はさまざまで、陰性であることも少なくない[2].

鑑別診断

- 癌腫成分とともに肉腫成分を見出すことにより診断は比較的容易であるが、いずれか一方が優勢である場合には生検で単に腺癌と診断されたり、未分化肉腫、間質肉腫、あるいはその他の肉腫と診断されることがある.
- 前立腺肉腫は稀であるため、肉腫成分のみが生検で認められた場合であったとしても、癌肉腫の可能性を考慮することが現実的である. ただし、腫瘍の局在

が前立腺であるか，周囲軟部組織からの進展であるのかを画像所見から確認する必要がある．
- 腺癌において間質の骨・軟骨化生が認められることがある．

治療・予後
- 予後は極めて不良で，5年生存率は40％程度である．
- 診断時に約25％の例で転移が認められる（リンパ節，肺，骨，肝臓など）．
- 有効な術前および術後補助化学療法は確立されていない．
- 肉腫成分の形態と予後の間に相関はみられない．

文献
1) Dundore PA, Cheville JC, Nascimento AG, et al：Carcinosarcoma of the prostate. Report of 21 cases. Cancer 76：1035-1042, 1995
2) Wick MR, Young RH, Malvesta R, et al：Prostatic carcinosarcomas. Clinical, histologic, and immunohistochemical data on two cases, with a review of the literature. Am J Clin Pathol 92：131-139, 1989

（三上芳喜）

57 症例：10代・男性

尿閉および発熱が出現したため来院し，触診にて前立腺の腫脹がみられた．MRIにて前立腺部に腫瘤が認められたため，経直腸的に針生検を施行し，同時に経尿道的に前立腺腫瘍を可及的に切除した．図1～3は可及的に切除された前立腺病変の代表的な組織像である．

Q1 鑑別診断を述べよ．
Q2 免疫組織化学では腫瘍細胞はdesminに陽性であった．考えられる病理診断は何か．
Q3 免疫組織化学で，desmin以外で診断確定に有用と考えられるものを述べよ．

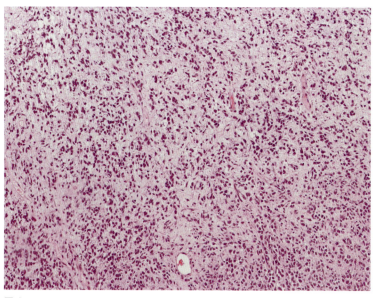

図1

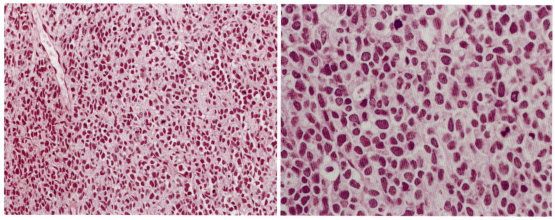

図2 図3

Rhabdomyosarcoma of the prostate：前立腺横紋筋肉腫

A1 鑑別診断：悪性リンパ腫，白血病，横紋筋肉腫，神経芽腫，Ewing肉腫などの小円形細胞腫瘍（small round cell tumor）が鑑別診断に挙がる．

A2 病理診断：rhabdomyosarcoma of the prostate

A3 有用な免疫組織化学：MyoD1，myogenin，myoglobinなど．なお，除外診断には上皮性マーカー（cytokeratin）やリンパ球系マーカー（LCA）などが使用される．

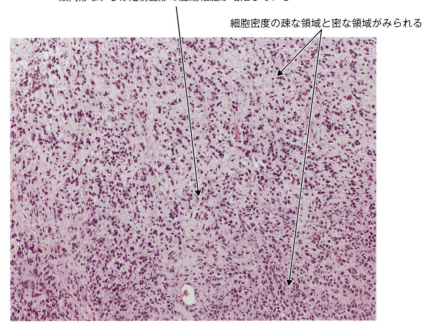

図1　類円形ないしは短紡錘形の腫瘍細胞が増殖している／細胞密度の疎な領域と密な領域がみられる

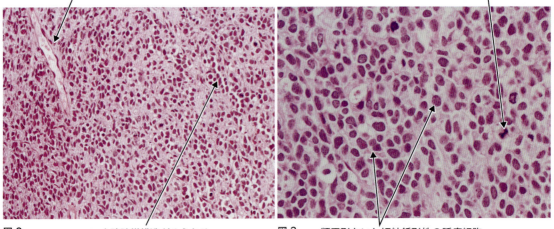

図2　小血管を認めるが，血管線維性隔壁はみられない／小腺腔様構造がみられる

図3　核分裂像がみられる／類円形ないし短紡錘形性の腫瘍細胞

概念
- 横紋筋肉腫（rhabdomyosarcoma）は骨格筋への分化を示す非上皮性悪性腫瘍の1つで，小児では最も頻度が高い[1]．
- 組織学的には，通常，胎児型横紋筋肉腫（embryonal rhabdomyosarcoma），胞巣型横紋筋肉腫（alveolar rhabdomyosarcoma），多形型横紋筋肉腫（pleomorphic rhabdomyosarcoma）に分類される．部位としては，頭頸部に次いで泌尿生殖器に多い．

臨床像
- 前立腺の横紋筋肉腫のほとんどは小児期にみられるが，診断時の平均年齢は5歳である[2]．成人例での報告は少ない[3]．
- 進行例が多く，大きな腫瘍として認められるために，前立腺原発か膀胱原発かの区別が困難なことがある．
- 多くは尿閉や排尿困難などの下部尿路閉塞症状を示す[1]．
- 直腸指診で異常を認めることがあるが，前立腺特異抗原（prostate specific antigen：PSA）は正常値である．

肉眼像
- 浸潤性に発育し，充実性の腫瘤を形成する[1]．
- 腫瘍割面は不明瞭で，灰白色から黄褐色調を示す．
- しばしば出血，壊死や嚢胞変性を示す．

組織像
- 前立腺の横紋筋肉腫の組織型としては，胎児型横紋筋肉腫の頻度が最も高い[1]．
- 類円形ないしは短紡錘形の小型細胞が充実性に増殖する．
- 腫瘍細胞の分布は不規則で，疎な領域と密な領域がみられ，後者では血管がみられる（図1）．
- 高分化領域では好酸性の細胞質が帯状となった strap cells と呼ばれる細胞が出現し，細胞質に横紋がみられる[4]．その他，ribbon-shaped cells や tadpole cells なども認められる．
- 胞巣型横紋筋肉腫では，血管線維性間質からなる胞巣状の隔壁（fibrovascular septa）に沿って未分化円形細胞が1列に配列する所見がみられる．また，肺胞様の内腔の中央部では，腫瘍細胞が浮遊するような形（tumor cells floating in the alveolar space）で認められる．

免疫組織化学
- 骨格筋へ分化する筋芽細胞（myoblast）に陽性を示す MyoD1 や，骨格筋への分化の早期に発現する筋原性転写因子である myogenin が有用で，いずれも核に陽性となる（図4）[2]．
- その他，desmin, myoglobin などの筋系マーカーも有用である（図5）．
- 胞巣型横紋筋肉腫では *PAX3-FKHR* と *PAX7-FKHR* の2つのキメラ遺伝子発現がみられ，診断に有用である．

電顕
- 電顕では筋原線維と横紋が認められる．

鑑別診断
- 神経芽腫，Ewing 肉腫，悪性リンパ腫などの"悪性円形細胞腫瘍（malignant

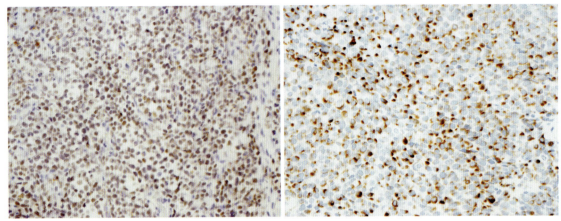

図4　免疫組織化学ではMyoD1が腫瘍細胞の核に発現する．　図5　免疫組織化学では腫瘍細胞はdesmin陽性を示す．

round cell tumor)"との鑑別が重要であるが，いずれも鑑別には免疫組織化学が有用である．

治療・予後

- 治療としては，手術，放射線療法，化学療法が挙げられるが，症例に応じた対応が望まれる[5]．
- 通常，予後は組織型やTNM stageに関係するが，小児例では以前に比べて予後は改善されている．一方，成人例では予後不良である．
- 胞巣型横紋筋肉腫は，胎児型横紋筋肉腫に比べて予後不良であり，より強力な治療が望まれる．

文献

1) Fletcher CDM, Bridge JA, Hogendoorn PCW, et al：World Health Organization classification of tumours：WHO classification of tumours of soft tissue and bone. IARC Press, Lyon, pp127-135, 2013
2) Moch H, Humphrey PA, Ulbright TM, et al：WHO classification of tumours of the urinary system and male genital organs. IARC Press, Lyon, 2016
3) Bisceglia M, Magro G, Carosi I, et al：Primary embryonal rhabdomyosarcoma of the prostate in adults：report of a case and review of the literature. Int J Surg Pathol 19：831-837, 2011
4) Castelino-Prabhu S and Ali SZ："Strap cells" in primary ptostatic rhabdomyosarcoma in a child. Diagn Cytol 38：505-506, 2010
5) Wu HY, Snyder HM 3rd and Womer RB：Genitourinary rhabdomyosarcoma：which treatment, how much, and when? J Pediatr Urol 5：501-506, 2009

（清水道生，村田晋一）

58 症例：40代・男性　　　Ⅲ．前立腺・精嚢

　尿閉・便秘にて来院．血清PSAの上昇はなし．CT検査にて骨盤腔を占拠する約11 cm大の内部不均一な腫瘍が認められ，膀胱と尿道は前方に偏位していた．骨盤内臓器全摘術が施行された．図1は膀胱と前立腺腫瘍の肉眼像（割面）で，図2，3はその代表的な組織像である．

Q1 鑑別診断を述べよ．
Q2 病理診断は何か．

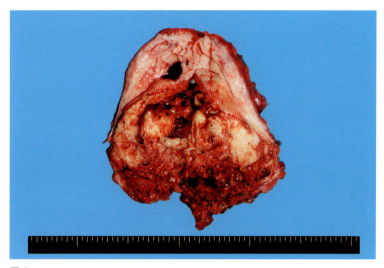

図1

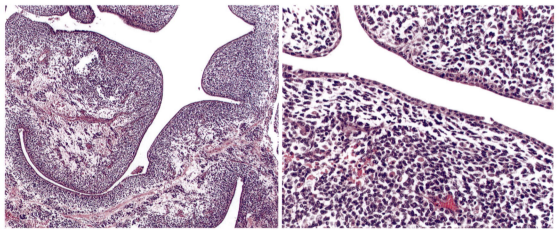

図2　　　　　　　　　　　　図3

Stromal sarcoma (malignant phyllodes tumor):間質肉腫（悪性葉状腫瘍）

A1 鑑別診断：①stromal sarcoma, ②stromal tumors of uncertain malignant potential, ③rhabdomyosarcoma, ④malignant lymphoma, ⑤small cell carcinoma

A2 病理診断：stromal sarcoma（malignant phyllodes tumor）

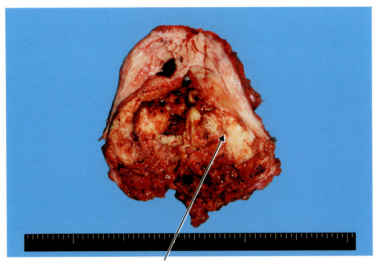

図1　膀胱に接する白色・充実性の腫瘍が認められる

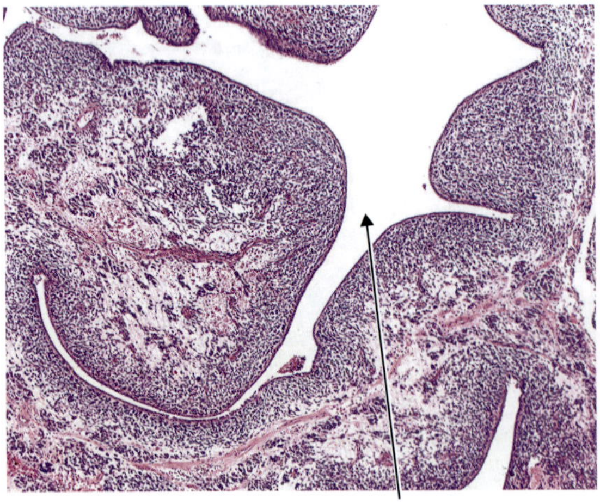

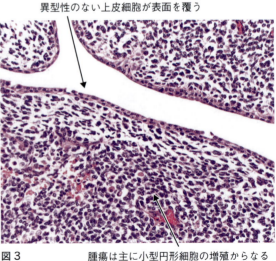

図2　裂隙形成により葉状構造を呈している

図3　腫瘍は主に小型円形細胞の増殖からなる

異型性のない上皮細胞が表面を覆う

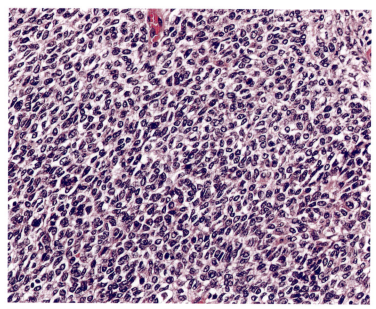

図 4 生検材料では N/C 比の高い小型，類円形〜短紡錘形の細胞のみからなり，上皮成分が含まれていないこともある．

| 概　念 | ■ 前立腺固有間質由来の悪性腫瘍であり，乳腺の葉状腫瘍と同様に，間質成分の増殖によって腺管が葉状構造を呈することがある．
■ WHO 分類では，前立腺間質性腫瘍を stromal tumors of uncertain malignant potential（STUMP）と stromal sarcoma（SS）の 2 つに分類している[1]．これらのうち，葉状構造を呈するものを特に葉状腫瘍（phyllodes tumor）と呼ぶ[2]．
■ SS に相当する phyllodes tumor は，malignant phyllodes tumor と呼ばれる[1]．|

| 臨床像 | ■ 20〜70 代で，50 歳以下が比較的多く，前立腺癌よりも発症年齢が若い[3]．
■ 初発症状としては，排尿障害，尿閉，血尿などがみられる[2,3]．|

| 肉眼像 | ■ 大きさは 4〜58 cm とさまざまで，TURP が施行されて診断に至ることも多い[2,3]．
■ 腫瘤の外観は充実性，分葉状，囊胞性などさまざまで，出血や壊死を伴うこともある[4]．|

| 組織像 | ■ 裂隙形成が目立つ葉状構造を特徴とし，その表面を上皮細胞が被覆する．
■ 上皮細胞に異型はなく，その直下に N/C 比の高い，小型類円形の間質細胞が増殖する（図 4）．
■ STUMP と SS は，間質細胞の①細胞密度，②核分裂像，③間質と上皮細胞の比と④壊死の有無を指標に鑑別される[5]．
■ 免疫染色では，間質細胞は vimentin がびまん性に陽性で，種々の程度で CD34 と progesterone receptor が陽性を示すが，estrogen receptor は陰性である[5]．|

| 鑑別診断 | ■ 増殖主体である間質細胞に関して，small cell carcinoma や malignant lym-|

- phoma, rhabdomyosarcoma などの，いわゆる"small round cell tumor"との鑑別が問題となる．
- 免疫染色での progesterone receptor や CD34 の陽性所見は，small cell carcinoma や malignant lymphoma, rhabdomyosarcoma との鑑別に有用である．
- 針生検などで間質細胞のみが採取された場合や上皮細胞が少ない症例では，葉状構造の同定が困難となる（**図 4**）．

治療・予後

- 外科的切除が第一選択となる．
- STUMP では局所再発が多く，SS では遠隔転移例もみられ，STUMP から SS へ移行した例もある．

関連用語

- STUMP と SS：前立腺固有間質由来の腫瘍であり，間質細胞の密度や，核分裂像，壊死などを指標に STUMP と，より悪性度の高い SS の 2 つに分類されている．両者に共通して progesterone receptor や CD34 が陽性となるが，STUMP では発現しうる desmin や actin といった筋原性マーカーは SS では認められない[6]．
- STUMP のうち，明らかな良性変性病変を prostatic stromal hyperplasia（PSHA）とする意見もある[7]．

文献

1) Cheville J, Algaba F, Epstein JI, et al：Mesenchymal tumours. In：WHO Classification of Tumours of the Urinary System and Male Genital Organs. edited by Moch H, Humphrey PA, Ulbright TM, et al. IARC Press, Lyon, pp175-177, 2016
2) Bostwick DG, Hossain D, Quian J, et al：Phyllodes tumor of the prostate：long-term follow up study of 23 cases. J Urol 172：894-899, 2004
3) Young RH, Srigley JR, Amin MB, et al：Stromal sarcoma, Epithelial-stromal tumor (phyllodes tumor). In：Tumors of the prostate gland, seminal vesicles, male urethra, and penis. edited by Rosai J and Sobin LH. AFIP, Washington DC, pp270-278, 2000
4) 上田貴威，加島健司，矢田直美，他：前立腺悪性葉状腫瘍の 1 例．診断病理 26：281-284, 2009
5) 小塚祐司：IV 間質性腫瘍および上皮間質性腫瘍．In：腫瘍病理鑑別診断アトラス前立腺癌．白石泰三，森永正二郎（編）．文光堂，東京，pp62-67, 2009
6) Gaudin PB, Rosai J and Epstein JI：Sarcomas and related proliferative lesions of specialized prostatic stroma：a clinicopathologic study of 22 cases. Am J Surg Pathol 22：148-162, 1998
7) Hossain D, Meiers I, Qian J, et al：Prostatic stromal hyperplasia with atypia：follow-up study of 18 cases. Arch Pathol Lab Med 132：1729-1733, 2008

（加島健司，横山繁生）

59 症例：60代・男性　　　Ⅲ．前立腺・精嚢

前立腺肥大症と診断され，紹介受診した．腹部超音波検査で前立腺腫瘍が指摘された．診断確定のための針生検が施行された．図1～4は針生検における代表的な組織像である．

Q1 鑑別診断を述べよ．
Q2 病理診断は何か．また，診断確定のために施行する免疫組織化学で用いられるマーカーは何か．

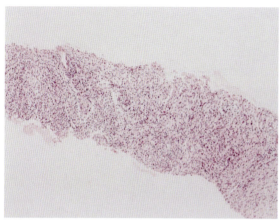

図1

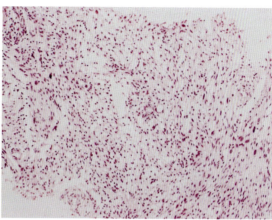

図2

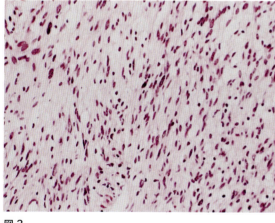

図3

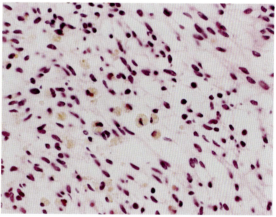

図4

Schwannoma of the prostate：前立腺神経鞘腫

A1 鑑別診断：前立腺に発生する紡錘細胞腫瘍として，①神経鞘腫，②孤立性線維性腫瘍，③悪性末梢神経鞘腫瘍，④平滑筋肉腫，⑤前立腺間質肉腫および悪性度不明な間質腫瘍，⑥癌肉腫などが挙げられる．

A2 病理診断：schwannoma of the prostate
マーカー：S100蛋白（びまん性に強陽性となる）

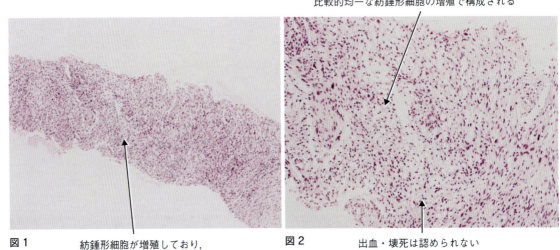

図1　紡錘形細胞が増殖しており，既存の腺房が認められない

図2　比較的均一な紡錘形細胞の増殖で構成される
　　　出血・壊死は認められない

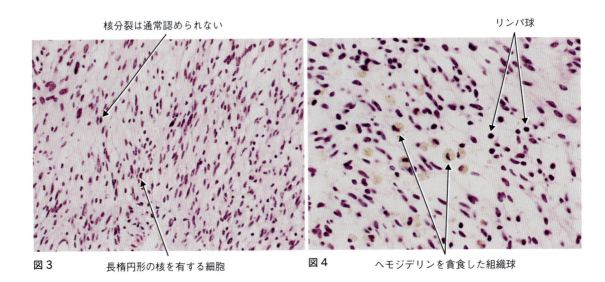

図3　核分裂は通常認められない
　　　長楕円形の核を有する細胞

図4　リンパ球
　　　ヘモジデリンを貪食した組織球

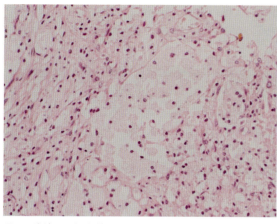

図5 泡沫状の細胞質を有する組織球の集簇. 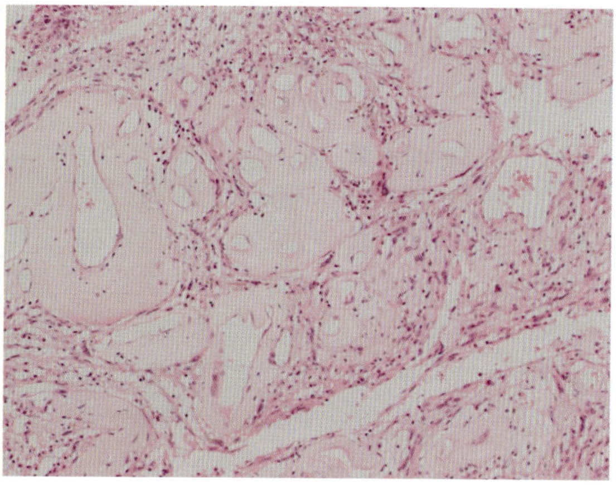
図6 壁の硝子化を示す拡張した血管.

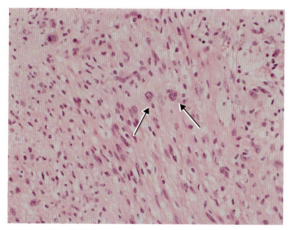

図7 大型の核を有する細胞が散見されるが（矢印），核分裂は通常みられない．

概　念	■ 末梢神経周囲に存在するシュワン細胞の形態，表現形を示す良性腫瘍である． ■ 四肢，頭頸部，縦隔などに好発し，前立腺に発生することは稀である．
臨床像	■ 30代に好発する． ■ 尿路閉塞症状，血尿などがみられ，直腸診で腫瘤が触知される． ■ 水腎症をきたすことがある． ■ 神経線維腫症（1型）の患者で発生することがある[1]．
肉眼像	■ 周囲と境界明瞭な腫瘍を形成する．腫瘍径は5〜6cmである． ■ 割面は灰白色調ないし黄白色調で，囊胞様空隙の形成を伴うことがある．
組織像	■ 好酸性の細胞質と長楕円形の核を有する紡錘形細胞が束状に増殖する（図1〜3）．

- 細胞密度が高い領域（Antoni A）と低い領域（Antoni B）がさまざまな割合で混在する．前者では核の柵状配列がみられ，後者では腫瘍細胞が網目状に配列する[2]．
- Antoni A 型成分のみで構成される場合は富細胞性神経鞘腫（cellular schwannoma）と呼ばれる．
- 液状変性およびそれに起因する嚢胞様空隙，リンパ球浸潤，ヘモジデリンやリポフスチンを貪食した泡沫細胞の浸潤・集簇（図4，5），壁の硝子化を示す拡張した血管の混在がみられることが多い（図6）．
- ときに大型で不整形の核を有する細胞が認められるが核分裂は通常みられることはない（図7）．

免疫組織化学

- 腫瘍細胞は S100 蛋白，vimentin が陽性となる．Cytokeratin，平滑筋 actin，desmin，CD34 は陰性である．

鑑別診断

- 孤立性線維性腫瘍，平滑筋腫，平滑筋肉腫，前立腺間質腫瘍，消化管外間質腫瘍（EGIST）などの紡錘形細胞腫瘍のほか，癌肉腫，滑膜肉腫，悪性末梢神経鞘腫などが鑑別診断として挙げられる．
- 変性による核腫大，核形不整，クロマチン増量がしばしば認められるが，大型かつ明瞭な核小体やクロマチン構造の粗造化，核分裂の著しい増加，壊死は認められない．

治療・予後

- 前立腺全摘除術あるいは腫瘍摘出術が行われる．
- 全摘除後は治癒するが，局所再発が起こりうる．

文献

1) Chung AK, Michels V, Poland GA, et al：Neurofibromatosis with involvement of the prostate gland. Urology 47：448-451, 1996
2) Francica G, Bellini S and Miragliuolo A：Schwannoma of the prostate：ultrasonographic features. Eur Radiol 13：2046-2048, 2003

（三上芳喜）

60

症例：40代・男性

Ⅲ．前立腺・精囊

1年ほど前から頻尿を自覚していたが，尿閉が出現したため来院した．精査の結果，前立腺腫瘍が指摘され，針生検の後に腫瘍の切除が行われた．図1～4は摘出された腫瘍の肉眼像および代表的な病理組織像である．

Q1 鑑別診断を述べよ．
Q2 診断に有用なマーカーは何か．

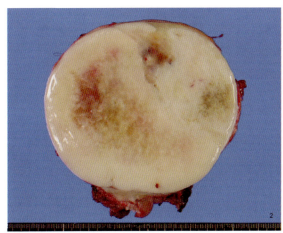

図1

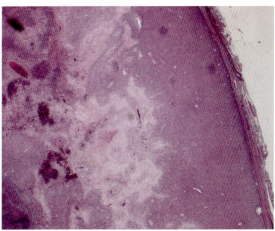

図2

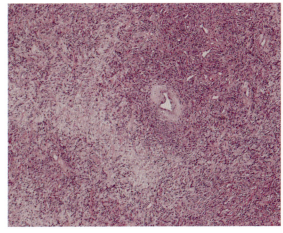

図3

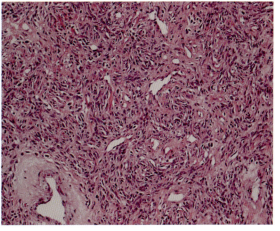

図4

Solitary fibrous tumor of the prostate：前立腺孤立性線維性腫瘍

A1 鑑別診断：神経鞘腫，癌肉腫，滑膜肉腫，悪性末梢神経鞘腫瘍などが鑑別診断として挙げられる．

A2 有用なマーカー：CD34，STAT6など．除外診断のためにcytokeratin（癌肉腫，滑膜肉腫など），S100蛋白（神経鞘腫など）が用いられる．

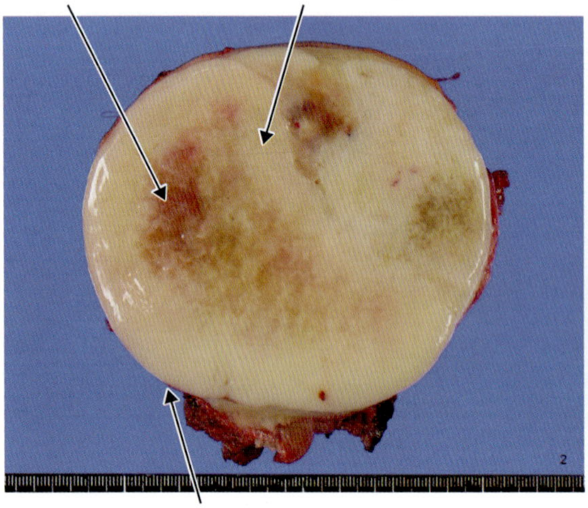

図1 液状変性による半透明の領域／割面は充実性で，黄白色調である／腫瘍の辺縁が境界明瞭で平滑である

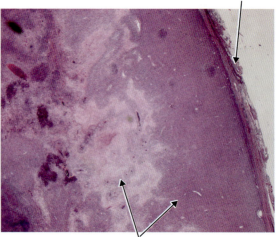

図2 周囲境界が明瞭である／細胞密度の高い領域と低い領域が混在している

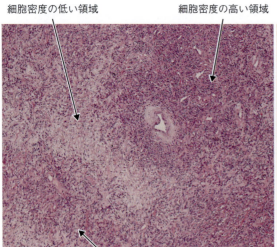

図3 細胞密度の低い領域／細胞密度の高い領域／特定の配列を示さない紡錘形細胞の増殖

図4 鹿の角様の小血管／類円形ないし卵円形の均一な核を有する紡錘形細胞の増殖

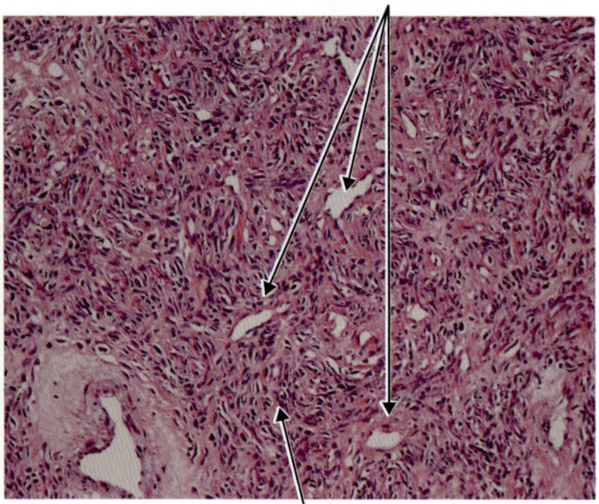

Ⅲ. 前立腺・精囊

概念
- 血管周皮腫様構築を示す線維性腫瘍で，多くは良性だが，悪性の経過をとるものがある．
- 臓側胸膜に好発するため，かつては線維性中皮腫（fibrous mesothelioma）と呼ばれていたが，現在は胸膜の中皮下に存在する間葉系細胞に由来すると考えられており，腹膜や様々な実質臓器，軟部組織に発生することが知られている[1]．前立腺原発例も報告されているが，非常に稀である[2~4]．

臨床像
- 60代に好発するが，20代でも発生することがある．
- 腫瘍の増大による尿路閉塞症状で見つかることが多い[4]．
- 血尿を伴うことがある．
- 血中PSA値は正常である．

肉眼像
- 周囲とは境界明瞭な腫瘍を形成し，割面は黄白色充実性である（図1）．
- 液状変性，囊胞様空隙の形成を伴うことがある．

組織像
- 細胞密度はさまざまで，種々の程度の膠原線維の増生を伴い（図2，3），ケロイド様外観を呈することもある．稀に高度の粘液腫様変化を示す．
- 類円形ないし卵円形の核を有する短紡錘形細胞が"鹿の角 stag horn"と表現される血管構築によって特徴づけられる血管周皮腫様パターンを示しながら（図4），あるいは花むしろ状に配列して増殖する[4]．
- 腫瘍細胞の形態は比較的均一で，著しい多形性は認められない（図4）．
- 出血・壊死，核の多形性，核分裂像が認められる場合には悪性の経過を示すことがあるため注意を要する．

免疫組織化学・電顕
- 紡錘形細胞はCD34のほか，bcl-2，CD99が陽性となる[4]．S100蛋白，CD31，cytokeratinは陰性である．
- NAB2-STAT6融合遺伝子が認められ，核におけるSTAT6の発現は感度，特異度に優れ，診断的価値が高い．

鑑別診断
- 神経鞘腫などの良性紡錘形細胞腫瘍のほか，癌肉腫，滑膜肉腫，悪性末梢神経鞘腫瘍などが鑑別診断として挙げられる．

治療・予後
- 前立腺全摘除術による外科的切除が基本である．膀胱などの近隣臓器に進展している場合には合併切除が行われる．
- 腫瘍が残存する場合には再発することがある．完全に切除された場合であっても再発しうるため，経過観察が必要である．
- 細胞密度の増加，核の多形性，核分裂の増加（>4/10HPF），出血・壊死，浸潤性増殖がみられる場合や，腫瘍径が5cm以上である場合，すなわち悪性孤立性線維性腫瘍と考えられる場合は再発・転移をきたすことがある．
- 放射線，化学療法への感受性は高くない．

文献

1) Mentzel T, Bainbridge TC and Katenkamp D：Solitary fibrous tumour：clinicopathological, immunohistochemical, and ultrastructural analysis of 12 cases arising in soft tissues, nasal cavity and nasopharynx, urinary bladder and prostate. Virchows Arch 430：445-453, 1997
2) Westra WH, Grenko RT and Epstein J：Solitary fibrous tumor of the lower urogenital tract：a report of five cases involving the seminal vesicles, urinary bladder, and prostate. Hum Pathol 31：63-68, 2000
3) Pins MR, Campbell SC, Laskin WB, et al：Solitary fibrous tumor of the prostate a report of 2 cases and review of the literature. Arch Pathol Lab Med 125：274-277, 2001
4) Herawi M and Epstein JI：Solitary fibrous tumor on needle biopsy and transurethral resection of the prostate：a clinicopathologic study of 13 cases. Am J Surg Pathol 31：870-876, 2007

〔三上芳喜〕

61 症例：70代・男性

Ⅲ．前立腺・精囊

前立腺癌のため前立腺全摘除術が施行された．摘除後，腫瘍本体を含め切り出しが行われた．作製された標本内に認められた病変を**図1**（弱拡大），**図2**（強拡大）に示す．

- Q1 図1，2でみられる異型細胞と黄褐色の色素は何と呼ばれるか．
- Q2 鑑別診断を述べよ．
- Q3 図1，2に示された組織は何か．

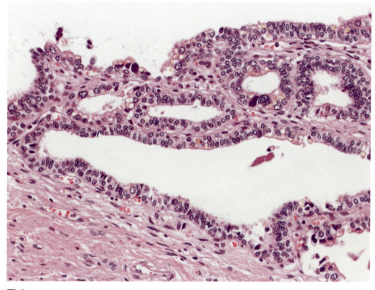

図1

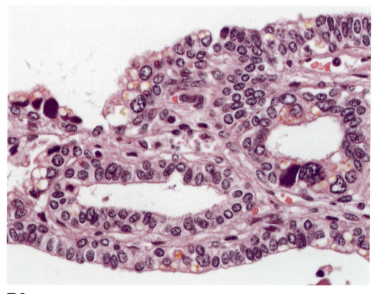

図2

Ⅲ. 前立腺・精嚢

Monster cells in seminal vesicle：精嚢のモンスター細胞

A1 異型細胞：monster cell（monstrous epithelial cell），黄褐色の色素：リポフスチン
A2 鑑別診断：前立腺癌の浸潤
A3 組織：精囊（seminal vesicle）

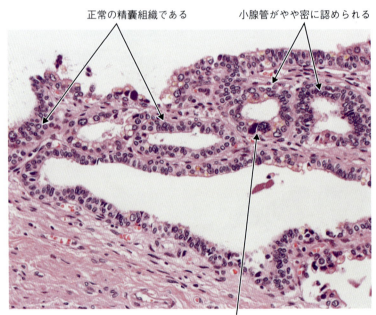

図1　正常の精嚢組織である　小腺管がやや密に認められる　大型でクロマチンの増量した細胞がみられる

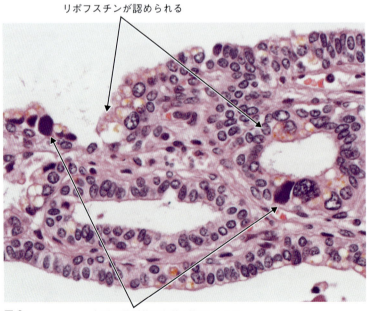

図2　リポフスチンが認められる　大型で異型的な細胞が認められる

III. 前立腺・精嚢

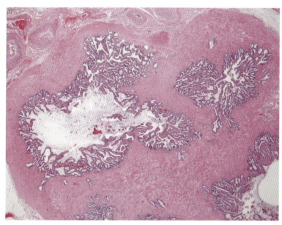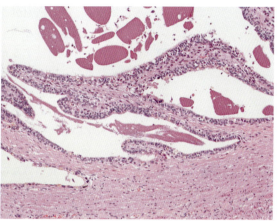

図3 精嚢（前立腺全摘除術症例）．上皮，固有層，筋層で構成された正常の精嚢組織である．袋状になった小腺管で囲まれ，中央部が拡張した大型の腺腔が認められる．

図4 精嚢（剖検例）．内腔には蛋白様物質が認められる．

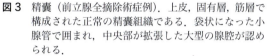概念

- 精嚢（seminal vesicle）は膀胱底の後部に結合組織で固定された左右一対の器官で，前立腺の頭側に存在する．大きさは人によりさまざまとされるが，その長さは平均5cm，厚さは平均2cmである．
- 壁の薄い，S状に曲がった細長い袋状の腺で，粘膜の分岐した複雑な襞が発達しており，開口部は精管膨大部と合流し，射精管へと続く．
- 病理組織学的に精嚢が検索される機会は非常に少なく，病理解剖や前立腺全摘除術などの際に随伴的に行われる以外はほとんどない[1]．その理由として，精嚢では臨床的に問題となるような病変が極めて少ない点が挙げられる．
- 精嚢の良性病変としては囊胞があるが，その頻度は低い．また，悪性腫瘍としては，前立腺の浸潤を除けば，原発性や転移性の悪性腫瘍に遭遇する機会は極めて稀である．
- 稀ではあるが，前立腺生検において精嚢の一部が混在することがあり，その際，精嚢上皮でみられるmonster cellを前立腺などの腺癌と誤認しないことが大切である．

精嚢の正常組織像

- 精嚢は，組織学的に上皮，固有層，筋層で構成され（図3），上皮細胞は異型性のみられない立方ないし低円柱細胞と基底細胞からなり，時に円柱細胞では細胞質にリポフスチンの沈着が認められる．
- 内腔にはタンパク様の物質（eosinophilic secretions）がみられる（図4）．また，剝脱した上皮細胞やその破砕物（sloughed epithelial cells and debris）が認められることもある．時に前立腺癌でみられることのあるcrystalloids様の構造物を認めることがある．
- 精嚢を構成する細胞を注意深く観察すると，多少の大小不同がみられ，核のクロマチンの軽度の増量が認められる．さらに注意深く観察すると，上皮細胞に混じてクロマチンに富み，不整な核を有する腫大した奇怪な細胞が存在するこ

とに気づく．この細胞が"monster" cell（peculiar, monstrous epithelial cells）と呼ばれる細胞である[1,2]．

- この奇怪な外観を呈するmonster cellは，成人の精嚢の約75%の症例において認められるが，幼児や小児では認められない[2]．このため，monster cellは退行性変化（involutional change）であろうと考えられているが，不明な点もある．妊娠した子宮でみられるArias-Stella現象のように内分泌系の関与の可能性も指摘されている[3]．

組織像

- 多くの症例で，異型のみられない円柱上皮細胞に混じて，大型で奇怪な細胞が認められる．核形不整がみられ，核クロマチンの増量もみられる（図2）．

鑑別診断

- 鑑別診断としては，悪性腫瘍や放射線治療に伴う異型（radiation atypia）が挙げられる．特に針生検材料では，稀に精嚢の組織が採取されることがあり，その際にmonster cellを悪性細胞と誤認しないことが重要である[2]．通常，前立腺癌では，癌細胞の核が奇怪な形を示す頻度は低く，癌細胞の特徴は，核の腫大に加えて明瞭な核小体を有するという点である．Radiation atypiaに関しては病歴が参考となる．

- 鑑別の際に役立つ所見としては，monster cellの認識以外に，精嚢で認められるリポフスチンの沈着が挙げられる[4]．針生検で多少の異型を示す細胞がみられてもリポフスチン顆粒の存在に気づけば，それは前立腺ではなく，精嚢の組織を見ていることになるので，単なる異型性の存在のみで悪性腫瘍とoverdiagnosisしないことが大切である．そのためには，日頃から剖検例で前立腺を切り出す際に，必ず精嚢を含む切片を切り出し，精嚢の正常組織像に慣れておくことが大切である．また，免疫組織化学的にMUC6が精嚢や射精管のマーカーとなり，前立腺癌との鑑別に有用であるという報告もある[5]．

文献

1) Terada T：Monstrous epithelial cell clusters in the seminal vesicle. Int J Clin Exp Pathol 4：727-730, 2011
2) Kuo T and Gomez LG：Monstrous epithelial cells in human epididymis and seminal vesicles. A pseudomalignant change. Am J Surg Pathol 5：483-490, 1981
3) Arias-Stella J and Takano-Moron J：Atypical epithelial changes in the seminal vesicles. AMA Arch Pathol 66：761-766, 1958
4) Mesonero CE and Oertel YC：Cells from ejaculatory ducts and seminal vesicles and diagnostic difficulties in prostatic aspirates. Mod Pathol 4：723-726, 1991
5) Leroy X, Ballereau C, Villers A, et al：MUC6 is a marker of seminal vesicle-ejaculatory duct epithelium and is useful for the differential diagnosis with prostatic adenocarcinoma. Am J Surg Pathol 27：519-521, 2003

（清水道生，村田晋一）

62 症例：70代・男性　Ⅲ．前立腺・精囊

　前立腺癌のために前立腺の全摘除術が行われ，精囊切除術，精管部分切除術およびリンパ節郭清が行われた．前立腺癌は通常の腺癌であったが，偶発病変として精囊に図1～4（図1：HE染色，図2,3：Congo red染色，図4：偏光下Congo red染色）に示す所見が認められた．

Q1 病理診断は何か．

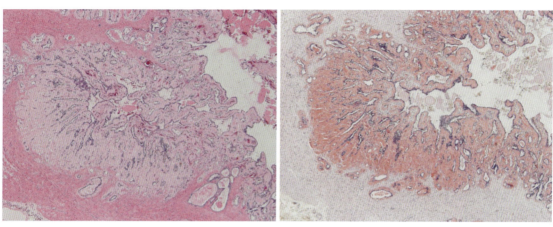

図1　　　　　　　　　　　図2

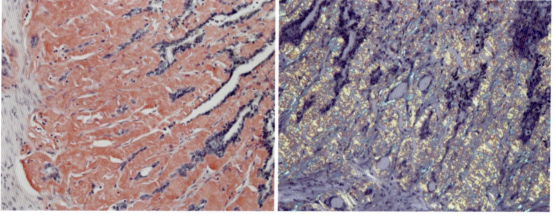

図3　　　　　　　　　　　図4

Amyloidosis of seminal vesicles：精嚢アミロイドーシス

A1 病理診断：amyloidosis of seminal vesicles

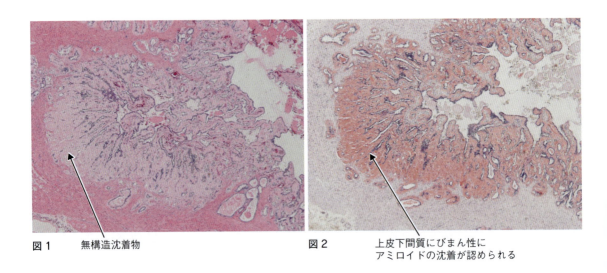

図1　無構造沈着物

図2　上皮下間質にびまん性に
　　アミロイドの沈着が認められる

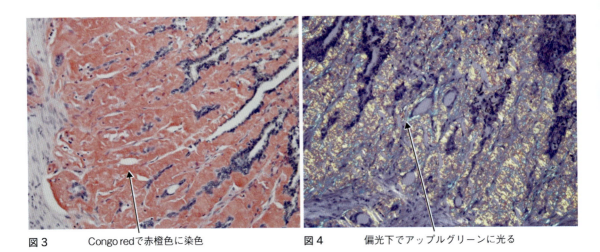

図3　Congo redで赤橙色に染色

図4　偏光下でアップルグリーンに光る

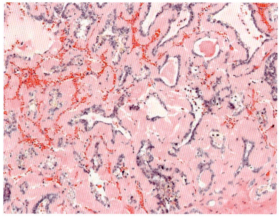 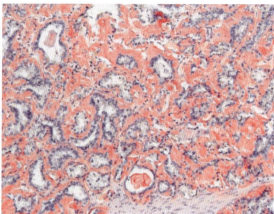

図5 精嚢間質に好酸性の無構造物質の沈着がみられる（HE染色）.

図6 図5と同様の部位が赤橙色に染色され，アミロイドの沈着が考えられる（Congo-red染色）.

概念

- 精嚢間質にアミロイドが沈着した病態である.
- 剖検症例における精嚢アミロイドーシスの頻度は9%という報告があるが，75歳以上では21%に認められるという報告もあり，年齢とともに増加する傾向がみられる[1,2].
- 前立腺癌に対する男性ホルモン遮断療法との関連性が指摘されるものの，反論もある[3].

臨床像

- 33%の症例で血精液症を認める. 慢性の骨盤痛や精嚢炎に類似した症状を呈することもある.
- 前立腺癌切除時に偶然発見されるのは4.7%である[4].
- MRIで指摘可能であるが，膀胱癌や前立腺癌の浸潤と所見が類似しているため注意が必要である.

肉眼像

- 若干腫大気味である以外に特記する所見は認められない.

組織像

- 両側精嚢の上皮下間質に好酸性の無構造物質の沈着が認められる（図1, 5）. なお，本例では精管にもアミロイド沈着が確認された.
- 無構造物質は，Congo red染色で赤橙色に染まり（図2, 3, 6），偏光下においてアップルグリーンの偏光色が確認できる（図4）. 本例では，過マンガン酸で消化されることより，AA型アミロイド沈着と診断した.

鑑別疾患

- 組織所見上は特にないが，画像的には癌の転移・浸潤との鑑別を要する[5].

治療・予後

- 治療に関しては確立されていないが，全身のアミロイドーシスがあればその治療に準ずる.

関連用語

- AAアミロイドーシス：多発性骨髄腫などで腫瘍性形質細胞が産生するALアミ

ロイドーシスと異なり，慢性炎症により主に肝臓から産生されるAAアミロイドが沈着する二次性のアミロイドーシスをいう．本症例も加齢に関連があると考えられる．

文献
1) Coyne JD and Kealy WF：Seminal vesicle amyloidosis：morphological, histochemical and immunohistochemical observations. Histopathology 22：173-176, 1993
2) Pitkänen P, Westermark P, Cornwell GG 3rd, et al：Amyloid of the seminal vesicles：a distinctive and common localized form of senile amyloidosis. Am J Pathol 110：64-69, 1983
3) Unger PD, Wang Q, Gordon RE, et al：Localized amyloidosis of the seminal vesicle：possible association with hormonally treated prostatic adenocarcinoma. Arch Pathol Lab Med 121：1265-1268, 1997
4) Kee KH, Lee MJ, Shen SS, et al：Amyloidosis of seminal vesicles and ejaculatory ducts：a histologic analysis of 21 cases among 447 prostatectomy specimens. Ann Diagn Pathol 12：235-128, 2008
5) Kaji Y, Sugimura K, Nagaoka S, et al：Amyloid deposition in seminal vesicles mimicking tumor invasion from bladder cancer：MR findings. J Comput Assist Tomogr 16：989-991, 1992

（小倉加奈子，松本俊治）

IV. 精巣

63 症例：80代・男性

右陰嚢水腫に対して穿刺術を施行後，陰嚢の腫大を認めた．画像検査で陰嚢内に5.0×3.8 cm大の腫瘤を指摘され，精巣腫瘍の疑いで右高位精巣摘除術が施行された．腫瘍マーカー（LDH，AFP，HCGβ）は正常範囲内であった．図1は摘出精巣の肉眼像で，図2，3は代表的な組織像である．

Q1 病理診断は何か．

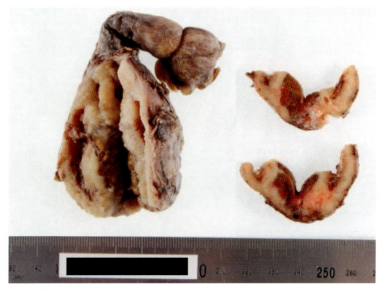

図1　肉眼像（右は割面）．

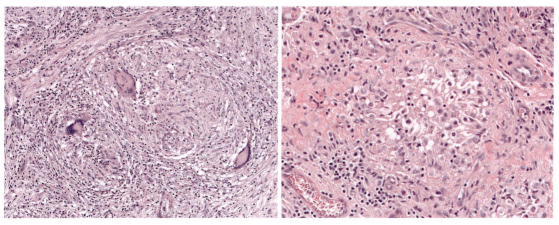

図2　　　　　　　　　　　　図3

Granulomatous orchitis：肉芽腫性精巣炎

A1 病理診断：granulomatous orchitis

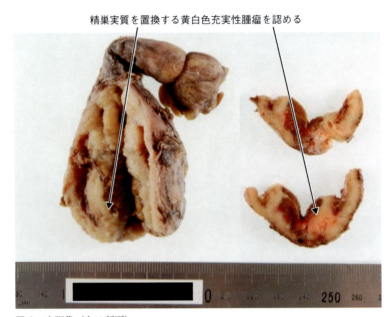

図1 肉眼像（右は割面）．精巣実質を置換する黄白色充実性腫瘤を認める

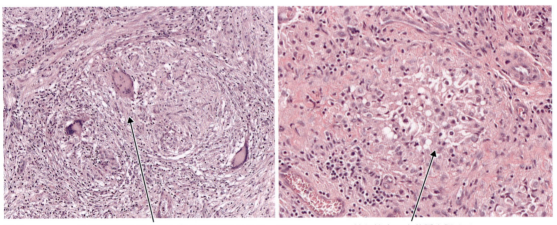

図2 多核巨細胞を伴う類上皮肉芽腫がみられる

図3 精細管内に肉芽腫を認める

| 概　念 | ■ 肉芽腫性精巣炎は，肉芽腫形成を伴う慢性炎症性疾患であり，さまざまな病因によって引き起こされる．
■ 非腫瘍性病変であるが結節性病変を形成するため，臨床的に腫瘍との鑑別が問題となる．
■ 病理学的に肉芽腫性精巣炎の組織像を示す原因疾患として，結核，梅毒，ハンセン病，ブルセラ症，真菌症，フィラリアなどの寄生虫症，マラコプラキア，サルコイドーシス，精子肉芽腫症などが挙げられる．
■ 病因が不明なものは特発性肉芽腫性精巣炎と診断されるが，病因として精子に対する自己免疫的機序が推定されている[1]．以下，主に特発性肉芽腫性精巣炎について述べる．

| 臨床像 | ■ 幅広い年齢に発症しうるが，50～70代が好発年齢である[2,3]．
■ 急激な疼痛・圧痛で発症する急性型と，増大する陰嚢腫瘤により気づかれる慢性型（痛みの有無は問わない）があり，後者が多い．その他の症状としては，発熱，血尿，排尿障害が起こりうる．
■ 陰嚢外傷や外科的治療の既往を有することが多い．
■ 画像診断上は腫瘍との鑑別が難しく，切除材料で初めて診断に至る場合も多い．

| 肉眼像 | ■ 通常，精巣全体が腫大することが多いが，限局性の結節を形成することもある．
■ 割面は黄褐色結節状，充実性で，壊死や梗塞を伴うこともある．
■ 結核などによる感染性肉芽腫性精巣炎では精巣上体への進展が珍しくないが，特発性では稀である．

| 組織像 | ■ 肉芽腫性炎症の局在部位により，精細管型と間質型に分類される．
■ 精細管型では，主に精細管内に多核巨細胞を伴う肉芽腫性炎症を認める．胚細胞は変性，Sertoli細胞は空胞化し，精細管壁にはリンパ球，形質細胞が同心円状に浸潤する．
■ 間質型では，間質領域に優位に肉芽腫性炎症を認め，通常，多核巨細胞を欠くことが多い．
■ いずれの型でも末期には精細管の萎縮と間質の線維化に至る．
■ しばしば，精巣上体に精子肉芽腫を認める．

| 鑑別診断 | ■ 組織学的には，腫瘍性疾患との鑑別は多くの症例において容易である．時に肉芽腫性変化の強いセミノーマや悪性リンパ腫との鑑別を要することがある．
■ 非腫瘍性疾患としては感染性の肉芽腫性精巣炎，マラコプラキア，サルコイドーシスなどが鑑別対象となる．
■ 感染性肉芽腫性精巣炎の原因となりうる病原体は前述の通りであるが，特に結核によるものとの鑑別は臨床的にも重要である．結核性肉芽腫性精巣炎は，通常は肺結核，腎結核の二次感染として発生する．結核性前立腺炎から進展により精巣上体精巣炎を呈する．組織学的には乾酪壊死を伴う類上皮肉芽腫が特徴的で，ラングハンス型多核巨細胞が混在する．診断の確定にはZiehl-Neelsen

Ⅳ. 精巣

染色による菌体の同定が必要であるが，偽陰性であることも多い．

治療・予後

■ 抗生剤やステロイドによる治療は無効で，精巣摘除術が行われる．良性疾患であり，術後の生命予後は良好である．

文献
1) Roy S, Hooda S and Parwani AV：Idiopathic granulomatous orchitis. Pathol Res Pract 207：275-278, 2011
2) Peyrí-Rey E, Riverola-Manzanilla A and Cānas-Tello MA：Bilateral idiopathic granulomatous orchitis. Actas Urol Esp 32：461-463, 2008
3) Martínez-Rodríguez M, Fos SN, Sarrio PS, et al：Idiopathic granulomatous orchitis：pathologic study of a case. Arch Esp Urol 59：725-727, 2006

（佐藤　峻，鷹橋浩幸）

64 症例：30代・男性

　右精巣の無痛性腫脹を主訴に来院し，高位精巣摘除術が施行された．図1は摘出された腫瘍の代表的な組織像である．

Q1　病理診断は何か．
Q2　この腫瘍の亜型について述べよ．

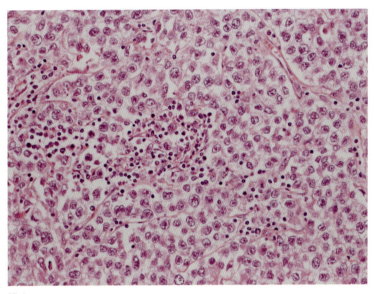

図1

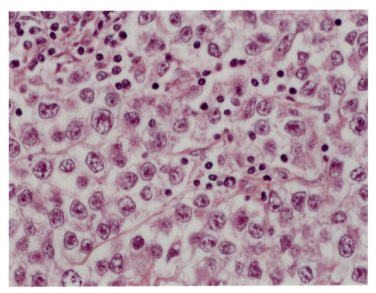

図2

Seminoma：セミノーマ，精上皮腫

A1 病理診断：seminoma

A2 この腫瘍の亜型：亜型としては，合胞性栄養膜細胞を伴うセミノーマ（seminoma with syncytiotrophoblastic cells）がある．以前，退形成性セミノーマ（anaplastic seminoma）と呼ばれていたものは予後に有意な差がないことから，現在は亜型としては扱われていない．また，精母細胞性セミノーマ（spermatocytic seminoma）はセミノーマの一亜型に分類されていたが，組織発生，臨床像などが異なることから，亜型とはせずに独立した腫瘍に分類されている[1,2]．

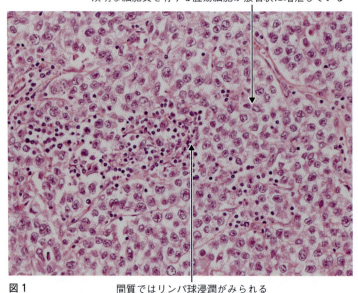

図1　淡明な細胞質を有する腫瘍細胞が敷石状に増殖している／間質ではリンパ球浸潤がみられる

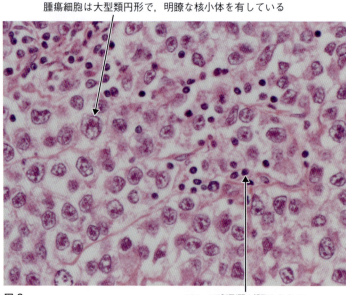

図2　腫瘍細胞は大型類円形で，明瞭な核小体を有している／リンパ球浸潤が認められる

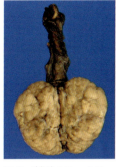 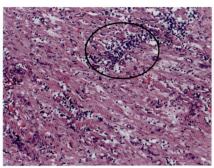 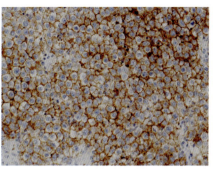

図3 割面では，クリーム色の多結節性病変が認められる．

図4 リンパ球浸潤とともに線維化がみられ，一部（○の領域）に腫瘍細胞が認められる．

図5 免疫組織化学では，腫瘍細胞はPLAP陽性である．

概念

- 精巣の胚細胞腫瘍（germ cell tumors）は大きく，①精細管内悪性胚細胞（intratubular malignant germ cells），②単一型（tumors of one histological type, pure forms），③混合型（tumors of more than one histological type, mixed forms）に分けられる[2]．
- このうち，単一型はセミノーマ，精母細胞性セミノーマ，卵黄嚢腫瘍（yolk sac tumor），多胎芽腫（polyembryoma），絨毛性腫瘍（栄養膜細胞性腫瘍，trophoblastic tumors），奇形腫に分けられる[2]．
- セミノーマは精上皮腫とも呼ばれ，精巣胚細胞腫瘍の中では最も多い腫瘍で，35～50％を占める．
- セミノーマと同一の腫瘍が，卵巣ではディスジャーミノーマ（dysgerminoma）と，松果体，鞍上部，脳室周囲などではジャーミノーマ（胚腫，germinoma）と呼ばれる[2]．

臨床像

- 30～40代に好発し，50歳以上ではその発生頻度は低くなる．
- 主訴としては無痛性の精巣腫脹が最も多い．陰嚢水腫を伴うこともある．

肉眼像

- 軟らかく，割面は均一で，境界明瞭な灰白色からクリーム色の多結節性腫瘍である（図3）．
- 大きいものでは壊死を認めるが，嚢胞形成や出血を認めることは稀である．

組織像

- 淡明な細胞質と明瞭な核小体を有する腫瘍細胞が敷石状に増殖する．淡明な細胞質は豊富なグリコーゲンによるもので，PAS染色は陽性である．
- 腫瘍細胞は大型類円形で，細胞境界は明瞭である．
- 間質ではリンパ球浸潤がみられ，時に肉芽腫の形成や線維化を認める（図4）．また，形質細胞や好酸球を認めることもある．
- 大型の腫瘍細胞とその背景にリンパ球がみられることから，two cell patternを示す腫瘍ともいわれる．
- 免疫組織化学的には，腫瘍細胞は胎盤性アルカリフォスファターゼ（PLAP）やc-kitが陽性を示す（図5）[3]．

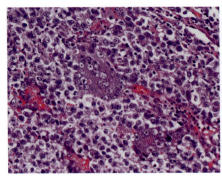 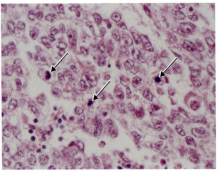

図6 Seminoma with syncytiotrophoblastic cells. セミノーマの組織中に合胞体栄養膜細胞に類似した多核巨細胞が認められる.

図7 High mitotic rate seminoma. 核分裂像（→）の目立つ症例で，このような症例はこれまで退形成性セミノーマ（anaplastic seminoma）と呼称されてきた.

- セミノーマの組織中に合胞体栄養膜細胞に類似した多核巨細胞が出現する亜型があり，合胞性栄養膜細胞を伴うセミノーマ（seminoma with syncytiotrophoblastic cells）と呼ばれる（図6）[4].
- 従来，核分裂像の多い（強拡大で1視野3個以上）セミノーマを退形成性セミノーマ（anaplastic seminoma）と呼称し，予後の悪い亜型としてきたが，その後の検討で予後に有意な差がみられないことから，現在ではWHO分類や精巣腫瘍取扱い規約では亜型として扱っていない（図7）[2,5].

鑑別診断

- 悪性リンパ腫（malignant lymphoma）が鑑別に挙がる．腫瘍細胞の形態により鑑別可能である．また，悪性リンパ腫の多くは50歳以上でみられるのに対し，seminomaでは50歳以上での発生頻度が低くなるので，年齢も鑑別点の1つとして考慮すべきである[6].
- その他，granulomatous orchitis，yolk sac tumorなどが鑑別に挙がる.

治療・予後

- 放射線感受性が高く，進行例では化学療法との併用が行われる.
- Stage I 症例では治癒率が95％である.

文献

1) Aggarwal N and Parwani AV：Spermatocytic seminoma. Arch Pathol Lab Med 133：1985-1988, 2009
2) 日本泌尿器科学会，日本病理学会（編）：泌尿器・病理精巣腫瘍取扱い規約　第3版．金原出版，2005
3) Miettinen M and Lasota J：KIT（CD117）：a review on expression in normal and neoplastic tissues, and mutations and their clinicopathologic correlation. Appl Immunohistochem Mol Morphol 13：205-220, 2005
4) Hedinger C, von Hochstetter AR and Egloff B：Seminoma with syncytiotrophoblastic giant cells. A Special form of seminoma. Virchows Arch A Pathol Anat Histol 383：59-67, 1979
5) Percarpio B, Clements JC, McLeod DG, et al：Anaplastic seminoma：an analysis of 77 patients. Cancer 43：2510-2513, 1979
6) Nonomura N, Aozasa K, Ueda T, et al：Malignant lymphoma of the testis：histological and immunohistological study of 28 cases. J Urol 141：1368-1371, 1989

（清水道生）

65 症例：60代・男性

約1年前より右陰嚢の腫大に気づくも放置していた．最近になり，増大傾向がみられたため来院し，精査の結果，手術が施行された．図1，2は摘出された右精巣腫瘍の代表的な組織像である．

Q1 鑑別診断を述べよ．
Q2 病理診断は何か．

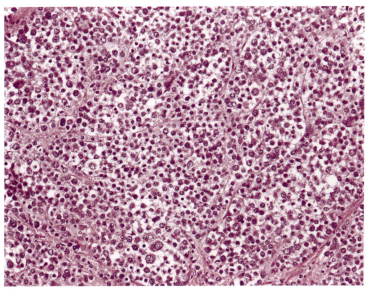

図1

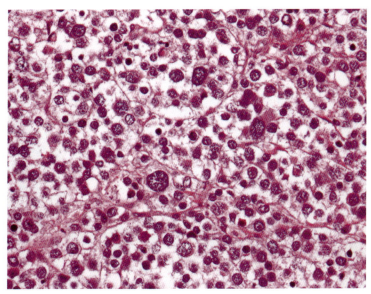

図2

Spermatocytic seminoma：精母細胞性セミノーマ

A1 鑑別診断：①malignant lymphoma，②typical seminoma，③spermatocytic seminoma
A2 病理診断：spermatocytic seminoma

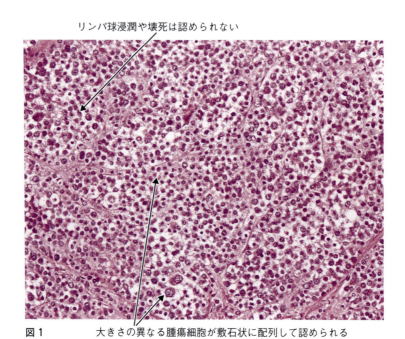

図1　リンパ球浸潤や壊死は認められない
　　　大きさの異なる腫瘍細胞が敷石状に配列して認められる

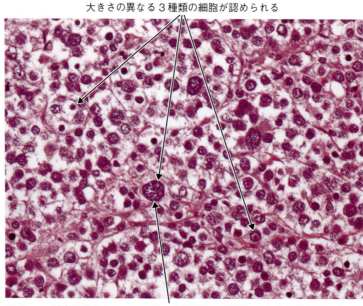

図2　大きさの異なる3種類の細胞が認められる
　　　腫瘍細胞のクロマチンは，精母細胞に類似して糸くず状を呈している

概念

- 精母細胞性セミノーマ（spermatocytic seminoma）は，従来セミノーマの亜型として扱われてきたが，今日では形態学，細胞遺伝学，臨床像などの観点からセミノーマやほかの胚細胞腫瘍とは異なる独立した腫瘍と考えられている．
- 頻度としては，胚細胞腫瘍の1〜2%と稀で，これまでの報告例ではほかの胚細胞腫瘍でみられるような停留睾丸の病歴はみられない[1]．
- ほかの胚細胞腫瘍が精巣以外の部位（卵巣，縦隔，後腹膜，松果体部，尾仙骨部）にも発生するのと異なり，精母細胞性セミノーマは精巣にのみ生じる．また，ほかの胚細胞腫瘍成分との合併（混合型）はみられない[2]．
- 転移することは極めて稀で，多くは精巣摘除術のみで術後補助療法を必要としない[2,3]．

臨床像

- セミノーマの好発年齢が30代であるのに対し，精母細胞性セミノーマは50歳以降に多い[1]．
- 無痛性で，しばしば長期にわたる精巣腫大で来院することが多く，ほとんどが片側性で，右側に好発する．
- 血清腫瘍マーカーの増加は認められない．

肉眼像

- 大きさは2〜20 cmの報告があり，平均7 cmである[1]．
- 腫瘍の割面は軟らかく，境界明瞭であるが，その性状は粘液状，出血性，嚢胞状，分葉状と多彩である．
- 多結節性のものが多く，セミノーマに比べて壊死は少ない（図3）．
- 両側性のものは約9%で，傍精巣組織への進展は稀である[1]．

組織像

- 腫瘍細胞はびまん性，シート状に増殖し，時に浮腫を伴う（図1, 4）．
- 症例によっては浮腫により偽腺管様，微小嚢胞状を呈することがある．
- 腫瘍細胞は，大，中，小の3種類の異なる大きさの細胞（①直径6〜8 μm の小型で細胞質がほとんどみられず，クロマチンに富む核を有するリンパ球様の細胞，②直径15〜20 μm の中型の細胞，③直径50〜100 μm で時に多核を示す大型の細胞）からなる（図2）[2]．
- 腫瘍細胞の細胞質は，セミノーマが淡明であるのに対し，やや好酸性で，グリコーゲンを欠く[2]．
- 中型ないしは大型の腫瘍細胞のクロマチンは特徴的で，正常の精母細胞に類似した糸くず状を呈する．本腫瘍の名前の由来はこの所見に由来する．
- セミノーマでみられる腫瘍細胞とリンパ球の two cell pattern は認められず，間質にはリンパ球浸潤はみられず，肉芽腫反応もみられない[2]．
- しばしば精細管内増殖（intratubular growth）を呈する．
- 核分裂像はしばしば認められる．

免疫組織化学

- 通常型のセミノーマと異なり，PLAP，Oct3/4，D2-40はいずれも陰性である．c-kitに関しては陽性の報告もみられる．精母細胞性セミノーマに有用な抗体としては，UTF1，SALL4，SOX17が陽性を示すが，セミノーマでも陽性である[4]．

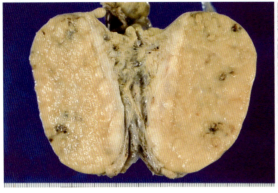
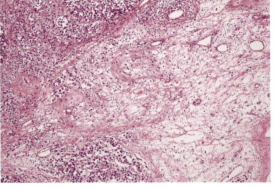

図3 Spermatocytic seminoma（肉眼像）．割面は多結節性で，壊死は認められない．

図4 Spermatocytic seminoma（組織像）．症例によっては部分的に浮腫が目立つ領域を認める．

鑑別診療

- 鑑別診断としては，セミノーマと malignant lymphoma が挙がる．セミノーマでは通常，線維性間質がみられ，リンパ球，肉芽腫性変化を伴う．また，腫瘍細胞はグリコーゲンに富み，免疫組織化学的に PLAP が陽性である．さらに，malignant lymphoma は間質に浸潤性に増殖し，腫瘍細胞のクロマチンは糸くず状ではない．

治療・予後

- 通常，転移することがないので，精巣摘除術のみで治療は終わり，化学療法や放射線療法は追加されない．
- 2例のみ転移例の報告がある以外は，予後は非常に良好である[2,3]．

関連事項

- Spermatocytic seminoma with sarcoma（肉腫を伴う精母細胞性セミノーマ）[5]：精母細胞性セミノーマの亜型で，肉腫を伴う精母細胞性セミノーマで10例程度の報告があるのみである．ゆっくりと成長する腫瘍が，突然増大するのが典型例で，約半数に肉腫成分の転移がみられる．血中の AFP や hCG は正常範囲内である．

文献

1) Burke AP and Mostofi FK：Spermatocytic seminoma：a clinicopathologic study of 79 cases. J Urol Pathol 1：21-32, 1993
2) Aggarwal N and Parwani AV：Spermatocytic seminoma. Arch Pathol Lab Med 133：1985-1988, 2009
3) Steiner H, Gozzi C, Verdorfer I, et al：Metastatic spermatocytic seminoma：an extremely rare disease. Eur Urol 49：183-186, 2006
4) 都築豊徳，前田永子，岩崎博文：精巣腫瘍の腫瘍マーカー．病理と臨床 30：1102-1108, 2012
5) Lombardi M, Valli M, Brisigotti M, et al：Spermatocytic seminoma：review of the literature and description of a new case of the anaplastic variant. Int J Surg Pathol 19：5-10, 2011

（清水道生，森谷卓也）

66 症例：30代・男性

Ⅳ．精巣

　数か月前より背部痛を自覚し，近医を受診したところ，右精巣の無痛性腫脹を指摘された．手術目的で転院となり，右高位精巣摘除術が施行された．摘出された精巣には，2.5 cm 大の弾性硬，充実性の腫瘍が認められた．図1〜3 はその腫瘍の代表的な組織像である．

Q1 病理診断は何か．
Q2 鑑別診断における免疫組織化学のパネルを述べよ．

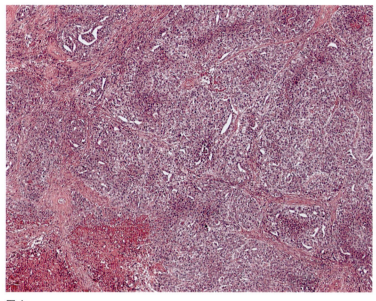

図1

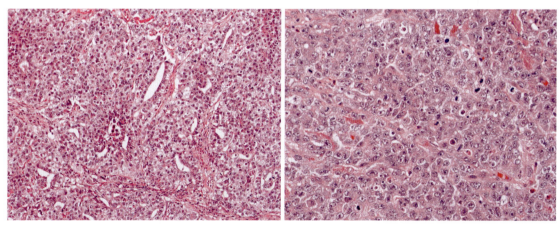

図2　　　　　　　　　　　　　　　図3

Embryonal carcinoma：胎児性癌

A1 病理診断：embryonal carcinoma
A2 免疫組織化学のパネル：表1を参照のこと．

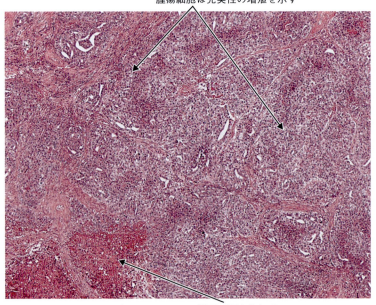

図1　腫瘍細胞は充実性の増殖を示す／壊死が認められる

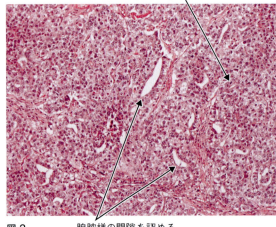

図2　核のクロマチンに富む異型細胞が認められる／腺腔様の間隙を認める

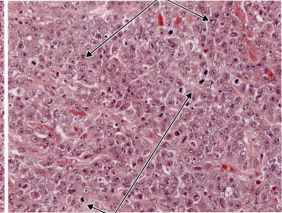

図3　腫瘍細胞は大型で，核は水泡状で，核小体は明瞭である／多数の核分裂像がみられる

| 概　念 | ■ 胎児性癌は，悪性胚細胞腫瘍の1亜型に分類され，精巣，卵巣，後腹膜，前縦隔，松果体などでみられる．
■ 精巣や卵巣の胎児性癌は，他の悪性胚細胞腫瘍と共存する複合型の1つとしてみられることが多く，単一型の胎児性癌は稀である．
■ 時に精巣外の組織，特に後腹膜リンパ節への転移として発見されることもある． |

| 臨床像 | ■ 精巣の無痛性腫大や腫瘤など，精巣腫瘍として発見されることが多いが，背部痛や呼吸困難など，骨や肺への転移による症状で発見されることもある．
■ 年齢としては15〜35歳に多く，乳幼児例や高齢者では稀である[1]．好発年齢は，セミノーマに比べて10歳若い．
■ 通常，腫瘍マーカーの上昇は認められない．時に血中AFPやhCGの上昇がみられることがあるが，AFP上昇例では卵黄嚢腫瘍（yolk sac tumor）の成分を，hCG上昇例では絨毛癌の成分あるいは合胞体性巨細胞（syncytiotrophoblastic giant cells）を伴うことが多い． |

| 肉眼像 | ■ 灰白色，充実性の軟らかい腫瘤で，割面では膨隆し，しばしば境界不明瞭である．また，出血壊死を認めることが多い[2,3]．
■ 腫瘍の大きさはセミノーマに比べて小さく，平均2.5〜4.0 cmである．
■ 精巣網，精巣上体，精索などへ浸潤することが少なくない． |

| 組織像 | ■ 立方状ないしは円柱状の未熟な上皮様の腫瘍細胞が，充実性（solid）から管状（glandular），乳頭状（papillary），あるいは胞巣状（alveolar）のパターンを示し増殖する（図1）[2,3]．腺腔様の間隙（cleft-like space）を認めることもある（図2）．
■ 腫瘍細胞の細胞質はやや好塩基性で，核は大型，水泡状（vesicular）で，クロマチンは粗で，異型が目立つ．セミノーマに比べ細胞は大きく，核の重なりも目立つ．
■ 核小体は明瞭で，核分裂像が目立つ（図3）．
■ 出血や壊死がみられ，脈管侵襲もしばしば認められる．
■ 合胞体性巨細胞の出現をみることもある．
■ 典型的なセミノーマ，卵黄嚢腫瘍，絨毛癌との鑑別は容易であるが，症例によっては鑑別が困難なこともある．また，上皮性細胞周囲に未熟な間葉系細胞よりなる領域を認めることがあるが，この所見を奇形腫の間葉系成分と考えて混合型に分類してはならない[2]．
■ 免疫組織化学では，腫瘍細胞はcytokeratin，CD30，Oct3/4，SALL4，SOX2に陽性である[4]． |

| 鑑別診断 | ■ セミノーマ（seminoma）：核小体の目立つ大型類円形核と淡明な細胞質を持つ腫瘍細胞および間質のリンパ球浸潤で示されるtwo cell patternが特徴である．時に肉芽腫がみられる．免疫組織化学ではc-kit，Oct3/4が陽性であるが，CD30は陰性である． |

表1 精巣胚細胞腫瘍の主な免疫組織化学パネル

	Seminoma	Embryonal carcinoma	Yolk sac tumor	Choriocarcinoma	Teratoma
PLAP	+	±	−	±	−
CD30	−	+	−	−	−
c-kit	+	−	−	−	−
Oct3/4	+	+	−	−	−
SALL4	+	+	+	+	+
AFP	−	±	+	−	−
hCG	±	±	−	+	−

- 卵黄嚢腫瘍：胎生期の卵黄嚢に類似した組織像をとり，内皮様あるいは立方状の腫瘍細胞が網状，乳頭状，あるいは充実状構造を呈する．Schiller-Duval bodyやhyaline globulesを伴う．免疫組織化学ではAFPやglypican-3が陽性で，c-kit，D2-40，Oct3/4は陰性である．
- 奇形腫（teratoma）：異なった胚葉成分からなる腫瘍である．未熟な間葉成分や，平滑筋，横紋筋などを認める場合は奇形腫の混在を考慮する．
- 表1に免疫組織化学による上記腫瘍の鑑別を示す．

治療・予後

- 治療は精巣摘除術が行われ，病期により化学療法が追加される．
- 予後は，腫瘍の病期や脈管侵襲の有無による．
- 胚細胞腫瘍の中では絨毛癌に次いで予後が悪いものの，近年化学療法により治療成績は目覚ましく向上している．

文献
1) Kaneti J, Maor E, Lissmer L, et al：Embryonal carcinoma of testis in elderly men. Int Urol Nephrol 20：641-645, 1988
2) 日本泌尿器科学会，日本病理学会（編）：泌尿器・病理精巣腫瘍取扱い規約　第3版．金原出版，2005
3) Eble JN, Sauter G, Epstein JI, et al (eds)：World Health Organization classification of tumours, pathology & genetics, tumours of the urinary system and male genital organs. IARC Press, Lyon, 2004
4) Pallesen G and Hamilton-Dutoit SJ：Ki-1（CD30）antigen is regularly expressed in tumor cells of embryonal carcinoma. Am J Pathol 133：446-450, 1998

（清水道生，村田晋一）

67 症例：30代・男性

半年前から精巣に違和感があり受診．β-hCG は 21,000 mIU/mL と上昇しており，高位精巣摘除術が施行された．図1は精巣腫瘍の肉眼像で，図2〜4 はその代表的な組織像である．

Q1 肉眼像から推定される診断を述べよ．
Q2 病理診断は何か．

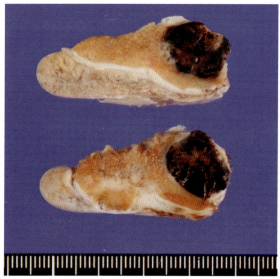

図1

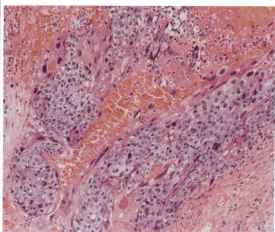

図2

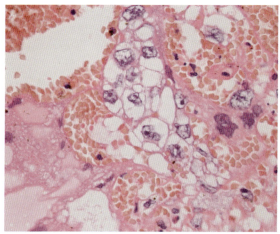

図3

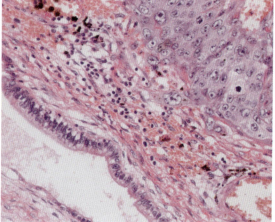

図4

Choriocarcinoma：絨毛癌

A1 推定される診断：①混合型胚細胞腫瘍，②絨毛癌，③胎児性癌，④卵黄嚢腫瘍

A2 病理診断：mixed germ cell tumors（choriocarcinoma and teratoma, post pubertal type）（本例は絨毛癌の成分が70％を占める）

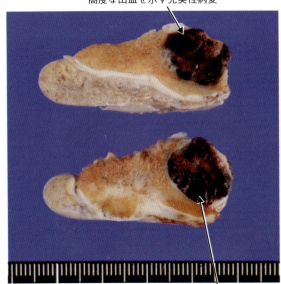

図1　高度な出血を示す充実性病変／一部に嚢胞性病変を認める

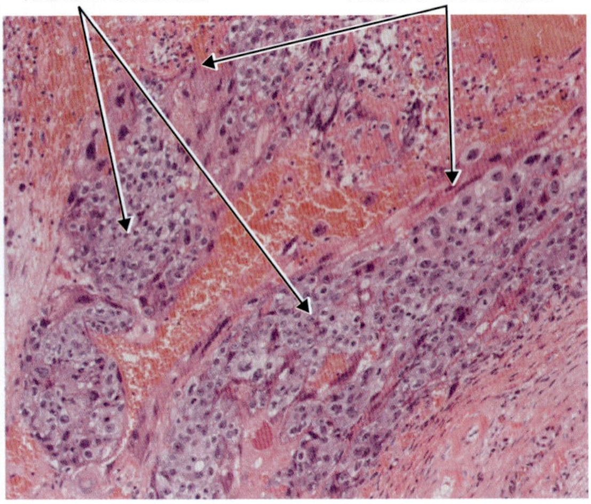

図2　高度な出血を背景に単核細胞と多核細胞の二相性パターンをとる腫瘍細胞の増殖をみる．（単核細胞：細胞性栄養膜細胞／多核細胞：合胞体性栄養膜細胞）

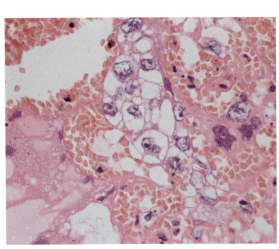

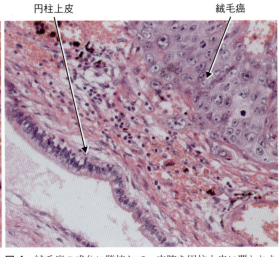

図3　腫瘍細胞には高度な核形不整や核の大小不同など異型が目立つ．

図4　絨毛癌の成分に隣接して，内腔を円柱上皮に覆われた嚢胞性病変もみられる（奇形腫の成分）．

概　念	■ 合胞体性栄養膜細胞，細胞性栄養膜細胞，中間型栄養膜細胞からなる悪性腫瘍である[1~3]．

臨床像	■ 混合型胚細胞性腫瘍の 6.4〜17.8％にみられ，30〜40 代に好発する．純粋な絨毛癌は精巣腫瘍の 0.1〜0.3％で，20〜25 歳に好発する．
	■ 転移巣の出血に伴う症状（喀血，中枢神経症状，内臓出血，貧血，低血圧）を示す．また，甲状腺機能亢進症や女性化乳房を伴うことがある．
	■ β-hCG の異常高値（50,000〜100,000 mIU/mL 以上）を示す．
	■ 原発巣は触知しないことがある．

肉眼像	■ 出血を伴う結節性病変で小型のものが多い．線維性瘢痕のみが認められることもある．

組織像	■ 合胞体性栄養膜細胞，細胞性栄養膜細胞，中間型栄養膜細胞が混在して増殖する．合胞体性栄養膜細胞が，細胞性栄養膜細胞の胞巣をしばしば取り囲む．
	■ 合胞体性栄養膜細胞は大型の多核細胞で不整核を有する．細胞性栄養膜細胞は淡明な細胞質と単個の大型核を有し，核小体が明瞭である．中間型栄養膜細胞は淡明な胞体を有する単核の細胞で，細胞性栄養膜細胞よりも大型である．
	■ 広汎な出血と壊死を伴い，脈管侵襲を示すことが多い．
	■ germ cell neoplasia *in situ*〔以前の精細管内胚細胞腫瘍/精細管内悪性胚細胞（ICGNU/ITMGC）〕を伴うことが多い．

組織化学	■ 合胞体性栄養膜細胞は，β-hCG（図 5），inhibin α，EMA，hPL，Glypican 3（図 6），pregnancy specific β-1 glycoprotein（SP1）に陽性で，SALL4 に陰性である．
	■ 細胞性栄養膜細胞は，SALL4 に陽性で（図 7），β-hCG に陰性か弱陽性，hPL および SP1 に陰性である．
	■ 中間型栄養膜細胞は，hPL および SP1 に陽性である．
	■ いずれの栄養膜細胞も cytokeratin や PLAP に陽性である（50％）．また，すべての栄養膜細胞は，Oct3/4，CD30，vimentin に陰性である．

鑑別診断	■ 合胞体性栄養膜細胞を伴う精上皮腫，胎児性癌，絨毛癌以外の絨毛性腫瘍（placental site trophoblastic tumor，cystic trophoblastic tumor，epithelioid trophoblastic tumor）が鑑別に挙げられる．

治療・予後	■ 広汎な転移を伴うなど，病期が進行している場合が多く，予後は不良である．
	■ 混合型胚細胞腫瘍においては絨毛癌の割合が高いほど予後不良である．
	■ β-hCG が高いほど予後不良である．
	■ 治療は他の非セミノーマと同様である．

Ⅳ．精巣

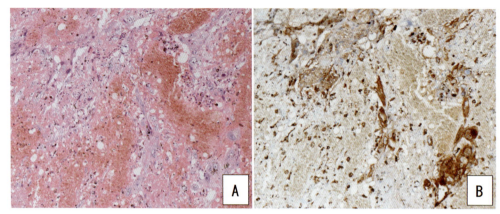

図5 β-hCGに対する免疫組織化学（A：HE染色，B：β-hCG染色）．β-hCGは合胞体性栄養膜細胞の細胞質に陽性である．

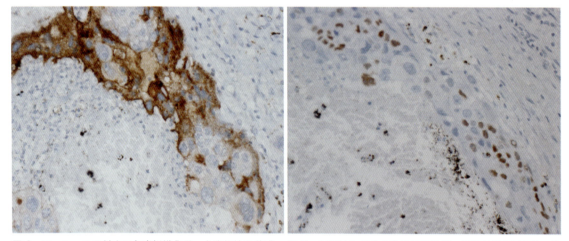

図6 Glypican 3に対する免疫組織化学．合胞体性栄養膜細胞の細胞質に陽性である．

図7 SALL4に対する免疫組織化学．細胞性栄養膜細胞の核に陽性を示す．

文献
1) Zhou M, Netto G and Epstein J (eds)：Uropathology. High-Yield Pathology Series. Saunders, p407, 2012
2) Zhou M and Magi-Galluzzi C (eds)：Genitourinary Pathology, 2nd ed. Saunders, pp636-640, 2015
3) Moch H, Humphrey PA, Ulbright TM, et al：WHO classification of tumours of the urinary system and male genital organs. IARC Press, Lyon, pp189-217, 2016

（渋谷信介，南口早智子）

68 症例：70代・男性

膀胱癌の既往があり経過観察中，左精巣にFDG-PETの高集積を指摘された．精巣腫瘍の疑いで高位精巣摘除術が施行された．図1は精巣腫瘍の肉眼像で，図2～4はその代表的な組織像である．

Q1 肉眼像から推定される診断を述べよ．
Q2 病理診断は何か．

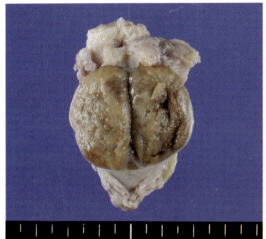
図1

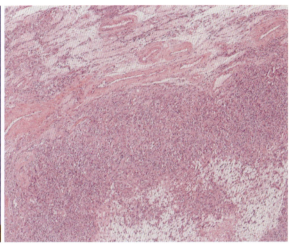
図2

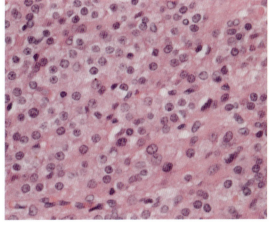
図3

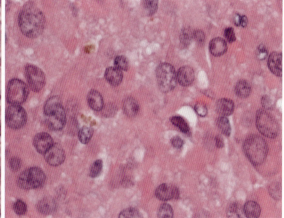
図4

Leydig cell tumor：ライディッヒ細胞腫

A1 推定される診断：①悪性リンパ腫，②セミノーマ，③ライディッヒ細胞腫
A2 病理診断：Leydig cell tumor

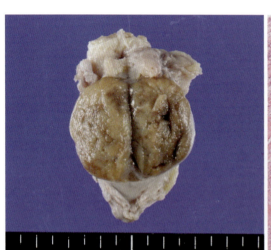

図1 黄褐色の腫瘍割面．

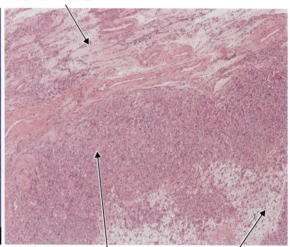

図2　萎縮した精細管／腫瘍細胞の充実性増殖／浮腫状の間質

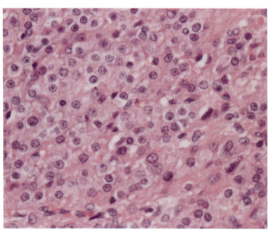

図3 顆粒状の細胞質と円形核を有する腫瘍細胞の充実性増殖像．

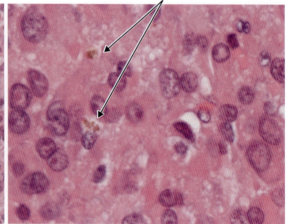

図4　黄褐色のリポフスチン

| 概　念 | ■ 精巣の間質に存在するライディッヒ細胞（Leydig cells）への分化を示す腫瘍[1~3]である．|

| 臨床像 | ■ 思春期前の小児（5〜10歳）および若年から中年成人（30〜60代）に好発する．
■ ほぼ片側性で良性が多く，精巣腫瘍の1〜3％を占め，精巣の性索/性腺間質腫瘍のうち最も高頻度である．遠隔転移をもって悪性と診断され，その頻度は5〜15％程度である．
■ 悪性ライディッヒ細胞腫は高齢者（平均年齢63歳）に，良性は若年者（同40歳）に多い．
■ 小児では思春期早発症に伴い精巣に腫瘍を見出されることが多い．成人では，無痛性の精巣腫大や，画像検査で偶然発見される．インポテンス，女性化乳房，性欲の減退や脱毛を示すこともある．
■ 血清アンドロゲン，エストロゲン，プロゲスチンの高値や性腺刺激ホルモンの低値を伴うことがある．しかし，アンドロゲン高値に伴う症状は乏しい．
■ Kleinfelter症候群，結節性硬化症，Reifenstein症候群（不全型アンドロゲン不応症候群），遺伝性平滑筋腫症-腎細胞癌症候群（HLRCC：hereditary leiomyomatosis and renal cell cancer）との関連が報告されている．|

| 肉眼像 | ■ 境界明瞭な精巣内腫瘍で，割面は黄色，黄褐色やマホガニーブラウンを示す．長径3〜5cmのものが多い．
■ 被膜の有無に関する記載は文献により異なる[2,3]．壊死や出血は稀であり，認める場合は悪性のことがある．精巣近傍への進展は悪性の指標とはならない．|

| 組織像 | ■ 境界明瞭な腫瘍で，好酸性で豊かな細胞質と，明瞭な核小体を伴う大小の円形核を有する多辺形の腫瘍細胞の増殖からなる．
■ 充実性増殖の頻度が最も高いが，島状，索状，偽腺管状，リボン状，肉腫様，脂肪細胞様，微小嚢胞状などの増殖パターンも知られている．線維性結合組織により結節状に隔壁されることがある．
■ ライディッヒ細胞に特異的なラインケ結晶（Reinke crystal）は30〜40％の症例にみられる（図5）．細胞内にリポフスチン顆粒をみることもある．大型細胞が散見されることも多いが，悪性の指標とはならない．ライディッヒ細胞過形成を伴うことがある．
■ 悪性ライディッヒ細胞腫の組織学的診断基準は確立しておらず，転移の存在をもって悪性とする．しかし，大きさ5cm以上，核分裂像の増加（>3個/10HPF），高度の細胞異型，脈管侵襲や被膜浸潤，浸潤性増殖パターン，腫瘍壊死などの悪性の可能性を示唆する所見は報告書に記載すべきである．
■ 免疫組織化学的に腫瘍細胞は，inhibin α（図6），calretinin，SF1，melan Aに陽性である．Oct3/4，SALL4，PLAP，CD30およびAFPなどの胚細胞腫瘍マーカーは陰性である．|

| 鑑別診断 | ■ ライディッヒ細胞過形成，マラコプラキア，先天性副腎過形成に伴う精巣腫瘍，|

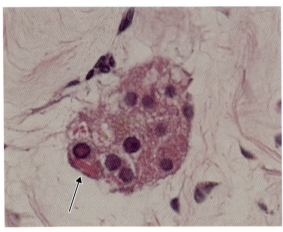 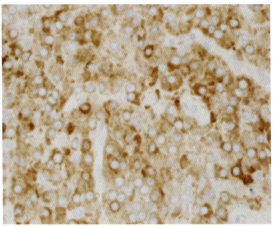

図5 非腫瘍性ライディッヒ細胞（別症例）．細胞内にライ ンケ結晶（Reinke crystal，矢印）を認める．

図6 Inhibin αに対する免疫組織化学（本症例）．

転移性腫瘍（特に高悪性度前立腺癌），細胞質内空胞を伴うセルトリ細胞腫，副腎皮質遺残などが鑑別に挙げられる．

治療・予後

- 高位精巣摘除術が第一選択である．思春期前や対側精巣に異常がある場合には，核出による精巣温存も考慮される．
- 悪性の場合，後腹膜リンパ節，肝臓，肺，骨などに転移しうる．
- 悪性の場合，後腹膜リンパ節郭清や胚細胞腫瘍に対するBEP療法（ブレオマイシン，エトポシドおよび白金製剤）が考慮される．化学療法の効果は限定的である．動物モデルにおいてはチロシンキナーゼ阻害薬の効果が知られている．

文献

1) Zhou M, Netto G and Epstein J (eds)：Uropathology. High-Yield Pathology Series. Saunders, pp408-409, 2012
2) Zhou M and Magi-Galluzzi C (eds)：Genitourinary Pathology, 2nd ed. Saunders. pp645-650, 2015
3) Moch H, Humphrey PA, Ulbright TM, et al：WHO classification of tumours of the urinary system and male genital organs. IARC Press, Lyon, pp227-228, 2016

（渋谷信介，南口早智子）

69 症例：60代・男性　　　Ⅳ．精巣

　左精巣の腫瘤を自覚し，近医を受診した．エコー上，左精巣は不均一であり，左高位除睾術が施行された．摘出された検体の弱拡大（図1），中拡大（図2），強拡大（図3）の組織像を示す．

Q1 病理診断は何か．
Q2 鑑別診断を述べよ．

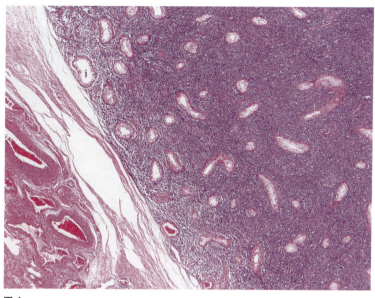

図1

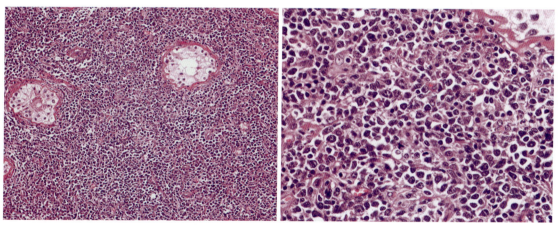

図2　　　　　　　　　　　　　図3

Ⅳ. 精巣

Malignant lymphoma：悪性リンパ腫

A1　病理診断：malignant lymphoma（diffuse large B cell lymphoma）
A2　鑑別診断：セミノーマ，転移性腫瘍など．

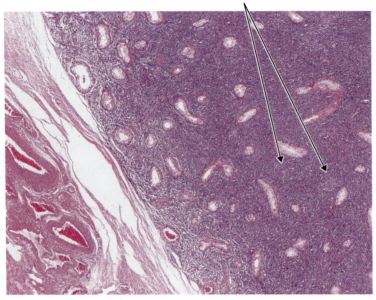

図1　精細管の間を埋めるように異型細胞が密に増殖している

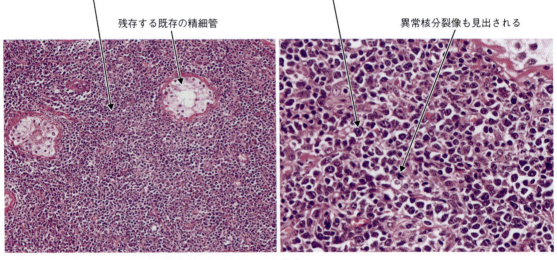

図2　精細管と精細管の間の組織に腫瘍細胞の浸潤が認められる／残存する既存の精細管

図3　異型細胞は裸核状でN/C比が高い／異常核分裂像も見出される

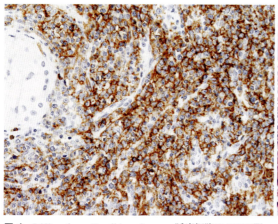

図4 Diffuse large B cell lymphoma. 腫瘍細胞は CD20 陽性である.

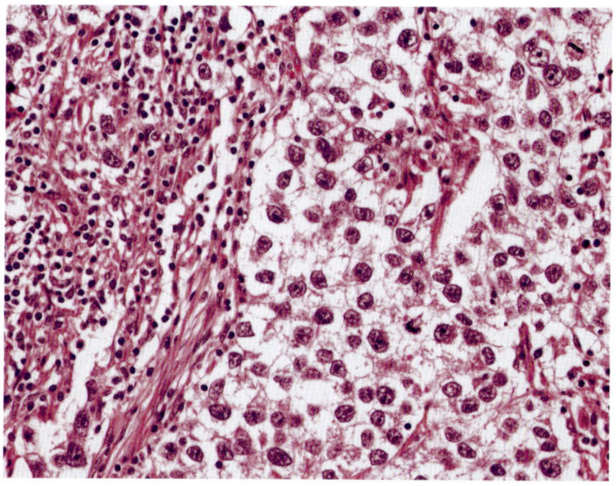

図5 Seminoma. 腫瘍細胞は大型で淡明な胞体を有しており, リンパ球との two cell pattern がみられる.

概念

- 悪性リンパ腫の 1％が精巣に発生する[1].
- 精巣原発の悪性リンパ腫は, 精巣腫瘍の 3〜5％程度を占める[2].
- 精巣原発の悪性リンパ腫は両側発生の頻度が高く[1], 大部分が B 細胞性で, 大細胞性が 80〜90％を占める[1,3,4].

臨床像

- 60 歳以上の精巣腫瘍では最も多い（平均 56 歳）[1].
- 無痛性の陰嚢腫大を主訴とする.
- 約半数の症例で陰嚢水腫を伴う[1].
- 後腹膜リンパ節や中枢神経, 対側精巣, 皮膚, 肺などに浸潤する.

肉眼像

- 分葉状の灰白色の均一な腫瘤で, 貝柱様でセミノーマに類似するが, セミノーマに比べ壊死や出血は少ない.
- 約半数の症例で精索や精巣上体を巻き込んでいる.

組織像

- 精細管を取り囲むように大型の異型リンパ球が増殖する.
- B 細胞性リンパ腫では, 免疫組織化学的に CD20, CD79a などの B 細胞性マーカーが陽性を示す（図 4）.
- 大細胞 B 細胞性リンパ腫のおよそ 10％で CD5 陽性, また 20〜30％で CD10 陽性であるが[5], CD5 陽性例では cyclin D1 は陰性である.
- 大細胞性 B 細胞リンパ腫では Ki-67 は高率（通常 40％以上）に陽性であるが, 陽性率が 90％を超えることは稀である[6].

鑑別診断

- セミノーマ, 転移性腫瘍, 胎児性癌, 形質細胞腫, Leydig 細胞腫, ウイルス性精巣炎などが挙げられる.
- セミノーマとの鑑別が問題となるが, セミノーマは 20〜40 代に多く, 腫瘍細胞はクリアな細胞質を有し, 多くの場合 germ cell neoplasia in situ（GCNIS）を認

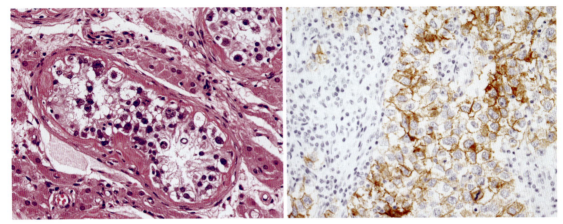

図6 Seminoma. Germ cell neoplasia in situ (GCNIS). 精細管内に異型細胞が増殖している.

図7 Seminoma. 大型の腫瘍細胞はPLAP陽性である.

める(図5, 6).また,腫瘍細胞は,免疫組織化学的にPLAP, c-kit, Oct4などに陽性を示す(図7).一方,悪性リンパ腫では,精細管と精細管の間のintertubular tissueへの浸潤が主体で,正常構築を残していることが多い(図2).

治療・予後

- 治療は高位精巣摘除術および必要に応じて化学療法などが行われる.
- 他臓器の悪性リンパ腫と比べて再発率が高く,予後不良とされている(5年無病生存率は35%,生存期間の平均は4.4年).

文献
1) Al-Abbadi MA, Hattab EM, Tarawneh MS, et al：Primary testicular diffuse large B-cell lymphoma belongs to the nongerminal center B-cell like subgroup：a study of 18 cases. Mod Pathol 19：1521-1527, 2006
2) 向井 清,真鍋俊明,深山正久(編)：外科病理学 第4版.文光堂,2006
3) Flecher CDM：Diagnostic Histopathology of Tumors. Churchill Livingstone, Philadelphia, 2007
4) Horne MJ and Adeniran AJ：Primary diffuse large B-cell lymphoma of the testis. Arch Pathol Lab Med 135：1363-1367, 2011
5) 吉野 正,中峯寛和,岡本昌孝,他(編)：悪性リンパ腫,臨床と病理—WHO分類(第4版)に基づいて.先端医学社,2009
6) Steven HS, Elias C, Nancy LH, et al：WHO classification of tumours of haematopoietic and lymphoid tissues, WHO Press, Geneva, 2007

(松嶋　惇,清水道生)

70 症例：80代・男性

前立腺癌の骨転移が認められ，内分泌療法目的にて精巣摘除術が施行された．摘除された精巣では精細管の萎縮がみられたが，同時に白膜内に小さな偶発病変が認められた．その病変の弱拡大（図1），中拡大（図2），強拡大（図3）の組織像を示す．

- Q1 病理診断は何か．
- Q2 鑑別診断および診断確定に有用な免疫染色を述べよ．

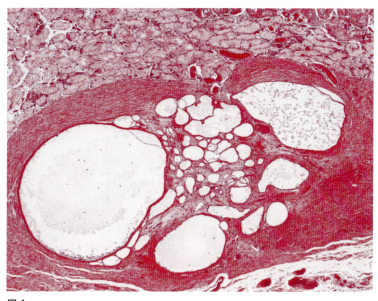

図1

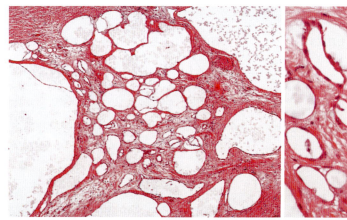

図2

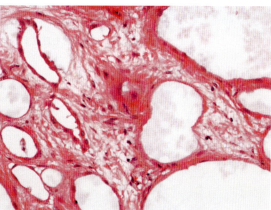

図3

Adenomatoid tumor：腺腫様腫瘍

A1 病理診断：adenomatoid tumor
A2 鑑別診断：転移性腺癌，血管系腫瘍（血管腫，リンパ管腫），悪性中皮腫など．
診断確定に有用な免疫染色の抗体：calretinin, D2-40, WT-1, cytokeratin, EMA など．

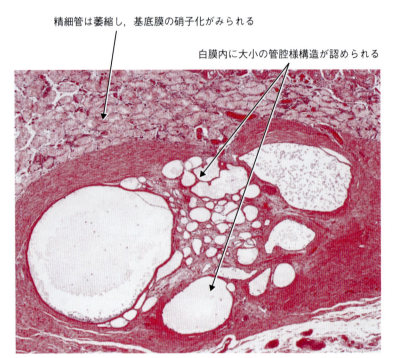

図1

精細管は萎縮し，基底膜の硝子化がみられる
白膜内に大小の管腔様構造が認められる

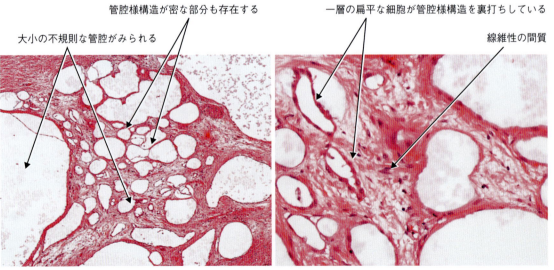

図2　　　　　　　　　　　　　　　図3

大小の不規則な管腔がみられる
管腔様構造が密な部分も存在する
一層の扁平な細胞が管腔様構造を裏打ちしている
線維性の間質

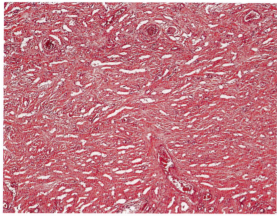

図4 弱拡大ではスリット状の構造がみられ，一見すると浸潤様である．

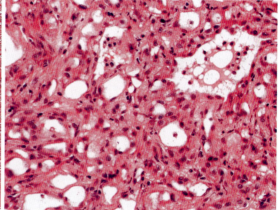

図5 腫瘍細胞の細胞質は好酸性で，一部では空胞が認められる．

概念

- 腺腫様腫瘍は比較的稀な腫瘍であるが，精巣周囲から発生する腫瘍のなかでは最も多い．
- 精巣上体での発生頻度が最も高いが，精巣，鞘膜，精索，射精管などにも発生する[1]．
- 中皮細胞由来の良性腫瘍で，女性では子宮，卵管に好発する[2]．
- 精巣腫瘍取扱い規約（第3版）では，「鞘膜，精巣上体，精索，支持組織，精巣垂の腫瘍」として分類されている[3]．

臨床像

- 好発年齢は30〜50代であるが，幅広い年齢層で認められる．
- 通常無症状であるが，稀に圧痛を呈することがある．
- 大きさは通常1〜2 cmで，小さな腫瘍として偶然発見されることが多い．
- 小腫瘤であり，特徴的な画像所見を呈さないため，術前診断は困難である．

肉眼像

- 弾力性のある，固い小結節状の腫瘤として認められる．
- 通常2 cmまでの大きさで，3 cmを超えることは稀である[1]．
- 被膜を有さず，境界はやや不明瞭である．
- 割面は灰白色を呈する．
- 通常，出血や壊死は認められない．

組織像

- 扁平あるいは立方状の血管内皮様細胞や，上皮様細胞に覆われた大小の不規則な管腔構造よりなる[3]．
- スリット状ないしは索状配列を示し，一見すると浸潤様増殖を思わせる像を示すこともある（図4）．
- 腫瘍細胞の細胞質が好酸性を示したり，細胞質に空胞を認めることがある（図5）．
- 管腔周囲の間質は線維性で，膠原線維の増生がみられる．また，平滑筋成分を伴うこともある[4]．

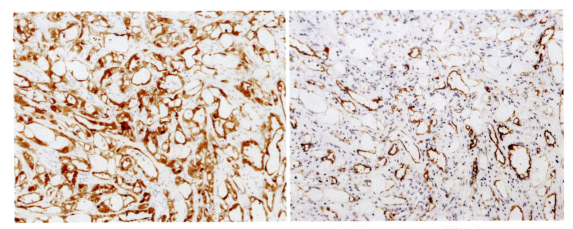

図6　免疫組織化学では，腫瘍細胞はcalretinin陽性である．　図7　免疫組織化学ではD2-40が陽性である．

- 症例によってはリンパ球浸潤が目立つこともある[4]．
- 部位によってはsignet ring cellや腺癌との鑑別を要する像を呈することがある．
- 免疫組織化学的には，腫瘍細胞はcalretinin, D2-40, WT-1, cytokeratin（AE1/AE3），EMA, vimentinが陽性で（図6, 7），CEA, Ber-EP4, Factor Ⅷ, CD34は陰性である[2]．

鑑別診断

- 腺癌，特に転移性腺癌が鑑別診断として重要である．
- そのほか，腺腫，血管腫，リンパ管腫，悪性中皮腫，卵黄嚢腫瘍（yolk sac tumor）などが鑑別に挙がる[1]．

治療・予後

- 治療は外科的切除であるが，術中迅速診断などを考慮に入れて，精巣を温存する局所切除が望まれる[5]．
- 良性腫瘍であり，予後は良好である[1]．

文献
1) Gökçe G, Kiliçarslan H, Ayan S, et al：Adenomatoid tumors of testis and epididymis：a report of two cases. Int Urol Nephrol 32：677-680, 2001
2) Delahunt B, Eble JN, King D, et al：Immunohistochemical evidence of mesothelial origin of paratesticular adenmomatoid tumour. Histopathology 36：109-115, 2000
3) 日本泌尿器科学会，日本病理学会（編）：泌尿器科・病理，精巣腫瘍取扱い規約．第3版，金原出版，2005
4) Young RH：Testicular tumors：some new and a few perennial problems. Arch Pathol Lab Med 132：548-564, 2008
5) Williams SB, Han M, Jones R, et al：Adenomatoid tumor of the testis. Urology 63：779-781, 2004

（清水道生，松嶋　惇）

71 症例：30代・男性

1か月前から左陰嚢に違和感があり受診した．エコーにて左精巣尾側に内部不均一な腫瘤を認めた．左精巣腫瘍として左高位精巣摘除術が施行された．図1は左精巣腫瘤の肉眼像（割面）で，図2, 3はその代表的な組織像である．

Q1 鑑別診断を述べよ．
Q2 確定診断に必要な追加検査は何か．

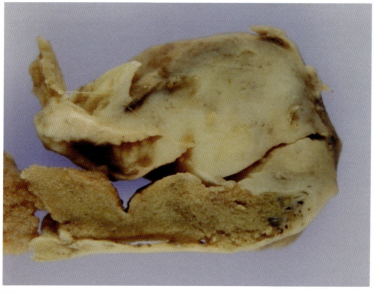

図1

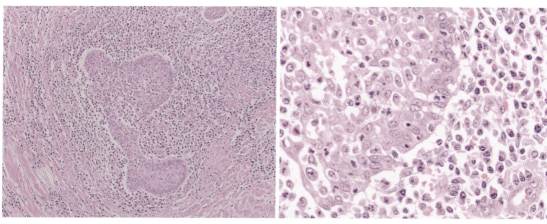

図2　　　　　　　　　　　　図3

Ⅳ. 精巣

Chlamydial epididymitis:クラミジア精巣上体炎

A1 鑑別診断:①chlamydial epididymitis, ②extranodal marginal zone B-cell lymphoma of MALT, ③epididymitis(conventional)

A2 追加検査:尿中クラミジア抗原測定(免疫組織化学染色の感度は低い)

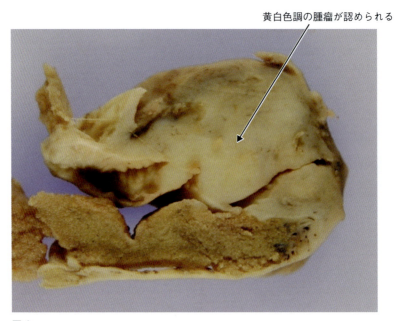

黄白色調の腫瘤が認められる

図1

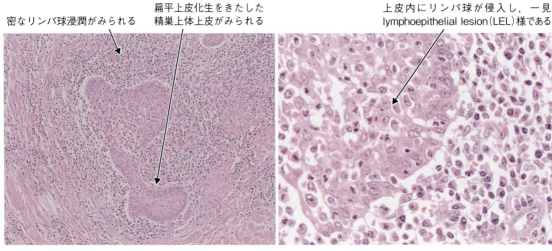

密なリンパ球浸潤がみられる

扁平上皮化生をきたした精巣上体上皮がみられる

上皮内にリンパ球が侵入し,一見lymphoepithelial lesion(LEL)様である

図2　　　　　　　　　　　図3

概念

- クラミジア（*Chlamydia trachomatis*）による精巣上体炎である．
- 中年以下，性活動期の精巣上体炎の多くはクラミジア精巣上体炎と考えられている．
- クラミジアは偏性細胞内寄生性球状病原体であり，人に疾病をきたすクラミジアは *Chlamydia trachomatis*, *Chlamydia psittaci*, *Chlamydia pneumoniae* の3種がある．*Chlamydia trachomatis* は代表的な sexual transmitted disease (STD) である性器クラミジア感染症の原因となり，感染により，男性は尿道炎と精巣上体炎，女性は子宮頸管炎，卵管炎，骨盤内炎症性疾患を発症する．そのほかの臓器ではトラコーマやリンパ肉芽腫を形成する．*Chlamydia psittaci* はオウム病，*Chlamydia pneumoniae* は異型肺炎の原因となる[1]．

臨床像

- 男性の性器クラミジア感染症は，感染後数日から3週間程度で発症する尿道炎で顕在化する．クラミジア性尿道炎の5％程度が精巣上体炎を併発する[2]．
- 精巣の腫脹や疼痛，発熱が主訴となるが，腫脹は他の起因菌の例に比べ軽く，精巣上体尾部に限局することが多い．無痛性のこともある．
- クラミジアの検出には初尿検体を用いた EIA 法による IDEIA PCE *Chlamydia* 法，核酸増幅法である TMA 法，SDA 法，real-time PCR 法が国内で使用可能である．時期の異なるペア血清での診断も行われる[2]．

肉眼像

- 精巣上体の肥厚，うっ血，浮腫がみられる．肉眼的な膿瘍の形成はない．
- 精巣への病変の波及は少ない．

組織像

- クラミジア精巣上体炎は組織学的に組織破壊性に乏しく，管腔周囲および上皮内へのリンパ球浸潤を特徴とする．この組織像は MALT 型悪性リンパ腫 (extranodal marginal zone B-cell lymphoma of MALT) の特徴的な所見である lymphoepithelial lesion (LEL) に類似している．精巣上体に LEL 様の像を伴ったリンパ形質細胞性の炎症細胞浸潤をみた場合には，クラミジア精巣上体炎を想起する必要がある[3]．
- しばしば上皮の増生が目立ち，扁平上皮化生を伴う．
- 膿瘍形成はあってもごく小さく，好中球浸潤は主に管腔内にみられるとされる．
- 細胞質内封入体は診断的価値の高い所見であるが，組織学的には認識できないことも多い．
- 感度は低いものの，クラミジアに対する免疫組織化学染色は，陽性であれば診断の重要な根拠となる．
- 性器クラミジア感染症は，女性の子宮頸管腺領域や卵管病変においても腺や管腔構造周囲を取り巻く結節状のリンパ球，形質細胞浸潤，LEL 様の組織像をとる．

鑑別診断

- MALT 型悪性リンパ腫：組織学的には最も重要な鑑別疾患である．HE 染色にて，びまん性あるいは不明瞭な結節性のリンパ球，形質細胞性の炎症細胞浸潤が認められた場合は CD3，CD20 の免疫組織化学染色を試みるべきであろう．

IV. 精巣

びまん性にCD20陽性B細胞の浸潤がみられれば，MALT型悪性リンパ腫を念頭に検索を進める必要がある．一方，精巣上体炎ではB細胞の結節状の集簇傾向とT細胞領域が認識される．

- そのほかの起因菌による精巣上体炎：大腸菌などによる精巣上体炎は高齢者に比較的多く，組織学的には好中球浸潤がより強く認められ，組織構築の破壊，膿瘍の形成をしばしば伴う．精巣上体結核は血行性感染であるため，尿の結核菌培養検査は陰性である．既往と組織学的な検討が診断の決め手となる．

治療・予後

- マクロライド系，キノロン系のうち抗菌力のあるもの，あるいはテトラサイクリン系の抗菌薬を投薬する．ペニシリン系やセフェム系，アミノグリコシド系はクラミジアの陰性化率が低く，治療薬とならない．パートナーとの同時治療が必須である．
- 投薬開始2週間後の核酸増幅法か，EIA法の再検により病原体の陰性化を確認する．血清抗体検査では治癒の判定はできない．
- 服薬コンプライアンスの不良による不完全治癒の例も少なくない．
- 両側発症，感染後長期経過例では男性不妊症の原因となりうるが稀である．

文献
1) 堤 寛：感染症．笠原正典，石倉 浩，佐藤昇志（編）：器官病理学 第14版．南山堂，p149, 2013
2) 性器クラミジア感染症．性感染症 診断 治療 ガイドライン2011．日性感染症会誌22（Suppl）：64-68, 2011
3) Hori S and Tsutsumi Y：Histological differentiation between chlamydial and bacterial epididymitis：nondestructive and proliferative versus destructive and abscess forming—immunohistochemical and clinicopathological findings. Hum Pathol 26：402-407, 1995

（川上 史，伊藤智雄）

V. 陰茎・陰嚢

72 症例：50代・男性

陰茎の腫瘤を自覚し，近医を受診．陰茎に弾性硬の腫瘤が触知された．摘出された検体の弱拡大（図1），中拡大（図2），および近接する部位の強拡大（図3）の組織像を示す．

Q1 病理診断は何か．
Q2 鑑別診断を述べよ．

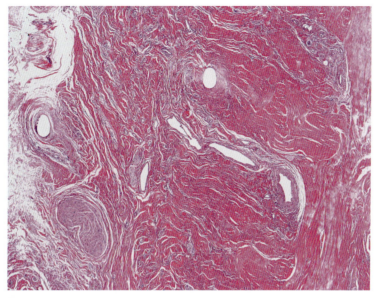

図1

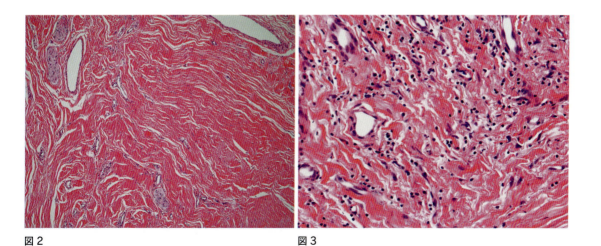

図2　　　　　　　　　　　　　図3

V. 陰茎・陰嚢

Penile fibromatosis：陰茎形成性硬結症，ペイロニー病

A1 病理診断：penile fibromatosis（Peyronie's disease）
A2 鑑別診断：類上皮肉腫，転移性上皮性腫瘍など．

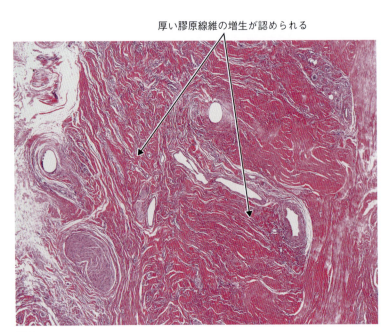

厚い膠原線維の増生が認められる

図1

紡錘形細胞が増生しているが，細胞密度はそれほど高くない

部分的に血管周囲性のリンパ球浸潤がみられる

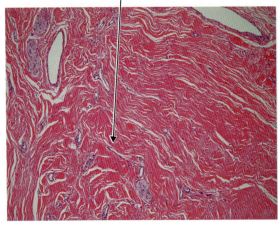

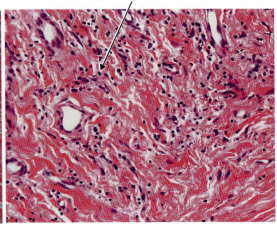

図2　　　　　図3

| V. 陰茎・陰嚢

| 概　念 |
- 1743年にフランスの外科医であるFrançois Gigot de la Peyronieにより初めて報告された疾患で，別名ペイロニー（ペロニー）病と呼ばれている．
- 表在性線維腫症で，陰茎の線維性肥厚や斑状の腫瘤形成をきたす疾患である．
- 発症の原因については，感染や免疫学的機序など様々な要因が挙げられているが不明である[1]．
- かつては稀な疾患とされていたが，2002年に発表されたドイツでの調査では有病率は3.2%[2]，ほかにアメリカの前立腺癌患者での調査では8.9%[3]などの報告があり，おおむね有病率は5%程度と考えられている．

| 臨床像 |
- 40〜60代の中高年に好発する．
- 症状は陰茎の屈曲，勃起時の疼痛，勃起障害などであるが，無症状のまま経過することも多い．

| 肉眼像 |
- 弾性硬の線維性腫瘤で，割面では光沢のある白色から灰褐色を呈する．
- 大きさは1cm以下から5cmを超えるものまでみられるが，平均で長径2cm程度である[4]．

| 組織像 |
- 他の部位での線維腫症（関連事項参照）と同様の像であるが，細胞密度はより低く，密な線維結合織からなる．
- 発症早期の症例では血管周囲性にリンパ球浸潤がみられることがある．

| 鑑別診断 |
- 類上皮肉腫（Epithelioid sarcoma）（図4〜6），転移性上皮性腫瘍などとの鑑別を要する．

| 治療・予後 |
- まずはビタミンE，コルヒチンの内服，ステロイドの局所注射などの保存的な加療が行われる．
- 勃起障害などの症状が強い場合には，手術療法も考慮される．

| 関連事項 |
- 他の部位での表在性線維腫症（Dupuytren型）には，手掌線維腫症（palmar fibromatosis）や足底線維腫症（plantar fibromatosis），ナックルパッド（knuckle pads）などが挙げられる．
- 手掌線維腫症はDupuytren拘縮としても知られ，手指や手掌の拘縮をきたす．
- 足底線維腫症は手掌線維腫症に比べて発症年齢が若く（発症のピークは30代），Ledderhose病ともいわれる．
- ナックルパッドは手指関節の背側に生じる線維腫症であるが，患者の大部分は無症状である．

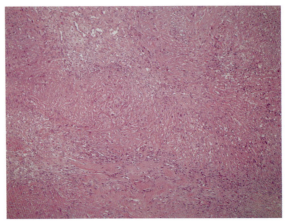

図4 Epithelioid sarcoma. 紡錘形細胞が膠原線維増生を伴い，肉芽腫様（pseudogranulomatous pattern）に増殖している．

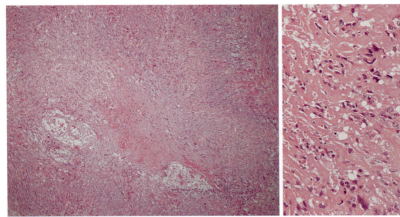

図5 Epithelioid sarcoma. 腫瘍の中心部には壊死もみられる．

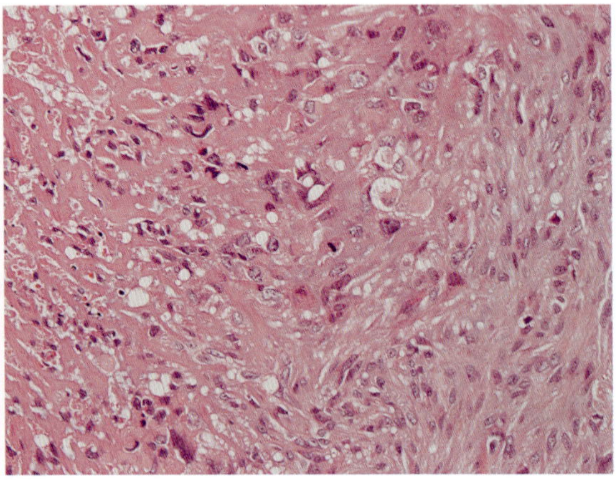

図6 Epithelioid sarcoma. 核の多形性がやや目立ち，核分裂像も見出される．

文献

1) Jonathan E, Antonio C and Peter H：Tumors of the prostate gland, seminal vesicles, penis, and scrotum. ARP Press, Maryland, 2011
2) Sommer F, Schwarzer U, Wassmer G, et al：Epidemiology of Peyronie's disease. Int J Impot Res 14：379-383, 2002
3) Sharon W, Weiss MD, Goldblum JR, et al：Enzinger and Weiss's soft tissue tumors. Mosby Elsevier, Philadelphia, 2001
4) Miettinen M：Modern soft tissue pathology. Cambridge University Press, New York, 2010
5) 向井　清，真鍋俊明，深山正久（編）：外科病理学第4版．文光堂，2006

（松嶋　惇，清水道生）

73 症例：60代・男性

陰茎根部に腫瘤を認め来院したところ，腫瘍が疑われ，摘出術が施行された．図1は腫瘍の肉眼像（割面）で，図2，3はその代表的な組織像である．

Q1 鑑別診断を述べよ．
Q2 病理診断は何か．

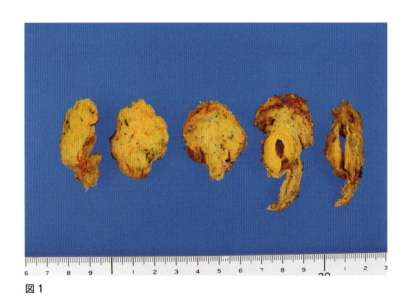

図1

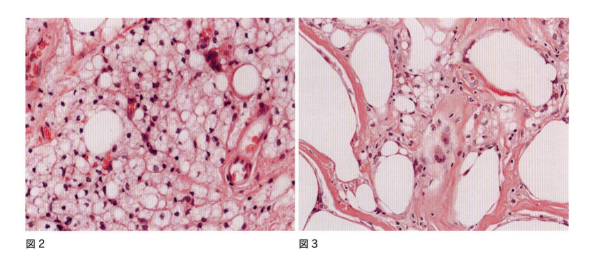

図2　　　　　　　　　　　　　　　図3

Sclerosing lipogranuloma：硬化性脂肪肉芽腫

A1 鑑別診断：①adenomatoid tumor, ②lymphangioma, ③signet-ring cell carcinoma, ④atypical lipomatous tumor（sclerosing well-differentiated liposarcoma）

A2 病理診断：sclerosing lipogranuloma of the penis

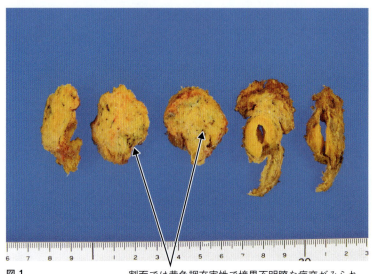

図1　割面では黄色調充実性で境界不明瞭な病変がみられ，出血，壊死は認められない

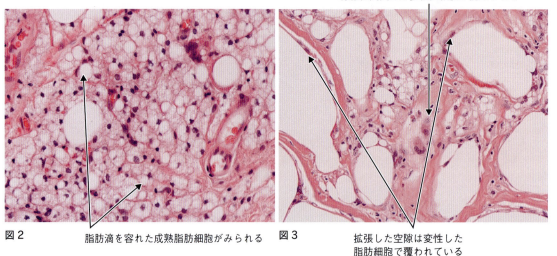

図2　脂肪滴を容れた成熟脂肪細胞がみられる

図3　線維性間質には多核巨細胞が認められる　拡張した空隙は変性した脂肪細胞で覆われている

V．陰茎・陰囊

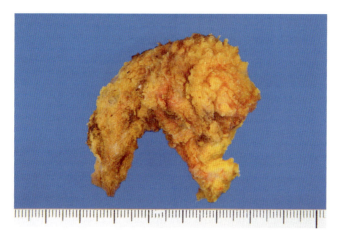

図4　黄色調の腫瘤が認められるが，検体としては逆V字形を示す．

概　念

- Sclerosing lipogranuloma（硬化性脂肪肉芽腫）は，パラフィン，シリコン，蝋などの脂質を含む異物を注入することによって生じる異物反応型肉芽腫である．同義語として paraffinoma, lipogranuloma, Tancho's nodules がある．
- 1950年に Smetana と Bernhard によって，局所への異物注入や外傷で皮下脂肪組織に発生する肉芽腫として報告されたのが最初である[1]．
- 外傷や冷却のほか，腹腔鏡下ヘルニア縫縮術，精索静脈瘤切除術でも生じることがある[1]．
- 異物注入や外傷などの既往がなく生じるものも報告され，発症時に好酸球増多がみられることから，何らかのアレルギー素因の関連が考えられている．

臨床像

- 陰茎，陰囊，精索などに生じ，通常，無痛性の皮下の硬結として触れ，臨床的に腫瘍として認識されることが多い．
- 成人男性に生じ，30代に多い．
- 通常，無痛性である．
- 佐藤ら[2]は腫瘤の触診によって，①陰囊内中央より陰茎根部を取り囲むようにT字あるいはY字形を呈するもの，②陰茎根部中央付近に腫瘤が存在するもの，③精索または片側陰囊内に存在するものの3型に分類し，①が約75%を占めると報告している．
- T字やY字形の特異な形状を呈するが，陰囊内の皮下脂肪が陰茎を取り巻くY字型に分布することに起因するとされている．ちなみに，本例では図4に示すような逆V字型の検体が提出された．

肉眼像

- 黄色調ないし灰白色調の境界不明瞭な充実性腫瘤で，微小囊胞や索状構造がみられる．
- 大半は陰茎に限局するが，陰囊などの隣接臓器に進展すると陰茎にねじれを生じる．

組織像
- 数多くの大小の囊胞を認め，脂肪壊死などもみられる硬化した線維性間質組織で境界されている．囊胞状の拡張が目立つものもみられる．
- 囊胞は被蓋上皮を欠き，線維組織には組織球，泡沫組織球などの慢性炎症細胞浸潤を認める．
- 異物反応型の多核巨細胞も認められる（図3）．
- 脂質注入の既往がないものでは，好酸球浸潤がみられるものがある[3]．

鑑別診断
- Adenomatoid tumor と比較すると，空胞の大きさはより多彩で，脂質を含む．
- Lymphangioma と異なり，空胞に内皮などの被蓋細胞は認めない．
- Signet-ring cell carcinoma では粘液を容れた異型細胞がみられるのに対し，sclerosing liposarcoma では lipoblast などの異型を示す脂肪細胞が認められる．
- 異物反応型多核巨細胞は adenomatoid tumor, lymphangioma, atypical lipomatous tumor ではみられない．また，sclerosing lipogranuloma では炎症細胞浸潤が目立つ．

治療・予後
- 従来，手術による腫瘤摘出術が行われてきた．しかし，消炎剤や抗菌薬の投与が有効な症例も報告され，生検による確定診断後は内服のみで経過観察されることが多い．
- 腫瘍生検後のステロイド，漢方（柴苓湯）などの投与による有効例や，経過観察で腫瘤が消失した症例の報告もあり，基本的には保存療法が第一選択と考えられる．
- 本邦での報告では腫瘤摘出術を施行した症例が61.3％を占めており，術後再発例が散見されるものの，大半の症例では再発は認められない[4]．

関連用語
- Tancho's nodules（丹頂結節）：男性用化粧品の1つである"丹頂チック"を局所へ注入することによって生じる結節で，sclerosing lipogranuloma と同義である[5]．

文献
1) Smetana HF and Bernhard W：Sclerosing lipogranuloma. Arch Pathol 50：296-325, 1950
2) 佐藤直秀，桜山由利，石川尭夫，他：原発性陰囊内硬化性脂肪肉芽腫の2例．臨泌 43：525-528，1989
3) Watanabe K, Hoshi N, Baba K, et al：Immunohistochemical profile of primary sclerosing lipogranuloma of the scrotum：report of five cases. Pathol Int 45：854-859, 1995
4) 児玉浩一，四柳智嗣，布施春樹，他：陰囊内硬化性脂肪肉芽腫の1例．泌尿器科紀要 45：211-214，1999
5) Kikuchi I, Oka M and Nakashima K：Origin of Tancho's nodules. Arch Dermatol 120：575, 1984

（永田耕治，清水道生）

74 症例：60代・男性

V. 陰茎・陰嚢

　10年ほど前から陰嚢にしこりを触れていたが，2年ほど前から増大し，最近下着と擦れて出血がみられるため来院．1.5 cm大の有茎性桑実様腫瘤を陰嚢に認めた．図1は摘出病変の弱拡像で，図2，3はその代表的な組織像である．

Q1 この病変の真皮乳頭部で増殖している細胞を述べよ．
Q2 病理診断は何か．

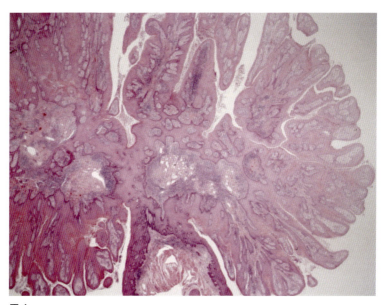

図1

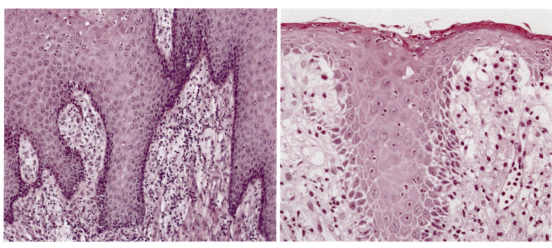

図2　　　　　　　　　　　　　図3

Verruciform xanthoma：疣状黄色腫

A1 増殖している細胞：泡沫細胞（foamy macrophage）
A2 病理診断：verruciform xanthoma（VX）of scrotum, verrucous type

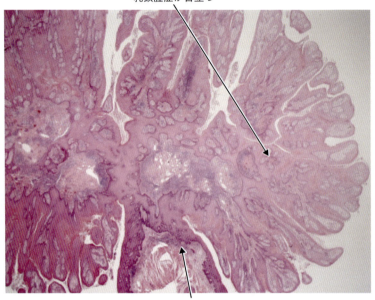

図1　乳頭腫症が目立つ／有茎性の病変

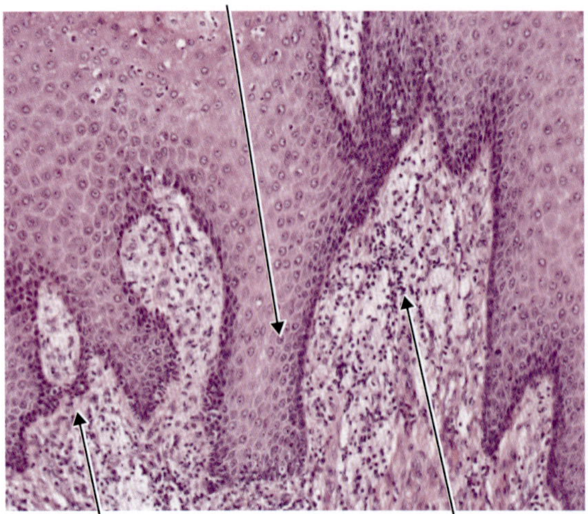

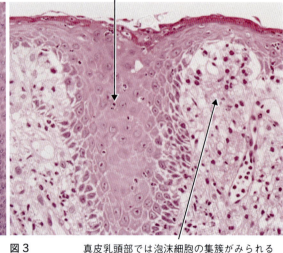

図2　表皮突起は著明に延長する／真皮乳頭部に泡沫細胞浸潤がみられる／表皮突起の癒合が深部でみられる

図3　表皮内に好中球浸潤がみられる／真皮乳頭部では泡沫細胞の集簇がみられる

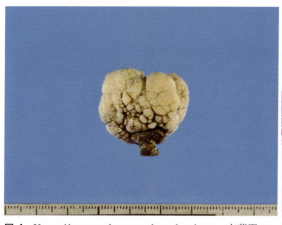
図4　Verruciform xanthoma, pedunculated type. 有茎型の肉眼像. 有茎型は, 病巣と非病巣部の間にさまざまな太さの茎を有する.

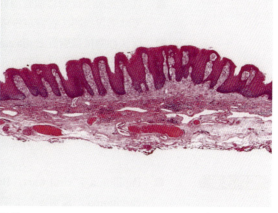
図5　Verruciform xanthoma, papillary type. 乳頭型では, 病巣の表面が乳頭状に増殖する.

概念

- 疣状黄色腫は, 過角化と泡沫細胞集簇で特徴づけられる有茎性の良性病変である.
- 1971年に口腔（頬粘膜）の病変が報告され, その後陰茎, 陰嚢, 肛門周囲, 外陰などの陰部皮膚や陰部外の皮膚などの口腔外病変が報告されたが, 口腔（頬粘膜）病変が70％を占め最も多い[1].

臨床像

- 成人（50～60代）に多く, 男性優位（男女比 1.7：1）の病変である.
- 泌尿器科領域では, 主として陰嚢に発生する稀な単発性の無痛性, 無症候性の腫瘍である.
- 脂質蓄積症の報告はあるが, 高コレステロール血症などの脂質代謝異常はみられない.

肉眼像

- 通常2 cm 未満（最大20×15 cm 大）の表面不整や顆粒状の隆起性ないし軽度陥凹性病変で, 乳頭型, 疣贅型, 平坦型の3種類の形態を示す（図4, 5）[2].
- 病変の色調は黄色や赤色, 灰白色を呈し, 表皮の厚さに依存する.

組織像

- 表皮は過角化, 錯角化, 疣状表皮肥厚, 時に角柱の表皮内陥入などの所見を示す.
- 好中球の表皮表層や鱗屑内への浸潤を伴い, ランゲルハンス細胞や基底層のメラニンは減少している.
- 表皮表層は, 有茎性の疣贅状を示すものや乳頭状, 平坦なものがみられるが, 表皮突起は一様に延長し, 一部は深部で癒合する.
- 真皮乳頭部は, マクロファージないし真皮樹状細胞などに由来すると考えられている泡沫細胞で満たされ, リンパ球（主にT細胞で深部に多い）, 形質細胞, 好中球（表層優位）, 好酸球の浸潤が泡沫細胞集簇内や集簇直下にみられる. 泡沫細胞は表皮突起先端部や表皮内でみられることもある.

V. 陰茎・陰嚢

- 真皮表層では時に血管周囲に硝子変性がみられ、フォックス-フォーダイス病では毛包周囲沈着物がみられる。
- 泡沫細胞には脂質と diastase 抵抗性 PAS 陽性物質を認める。
- 免疫組織化学的には CD68, CD163, 25F9 が陽性を示し、cytokeratin（貪食され断片化した上皮細胞によると考えられる）と factor XIIIa が弱陽性、S100 蛋白、HPV 陰性を示す[3]。
- 電子顕微鏡では、リソソームと膜結合性顆粒、髄鞘様小体、脂質小胞、断片化したデスモゾーム（上皮細胞貪食の根拠とされる）を認める。

鑑別診断

- Papilloma や viral wart, Bowen disease, verrucous carcinoma, squamous cell carcinoma が鑑別として挙げられる。
- ほかの黄色腫や顆粒細胞腫、皮膚付属器腫瘍、間葉系腫瘍の転移なども挙げられる[4]。

治療・予後

- 外科的切除が行われ、予後は良好である。

関連事項

- 病因について確定したものはないが、口腔病変では上皮細胞の障害や変性によって放出された脂質を供給源として泡沫細胞が形成されるとする説がある。
- *NSDHL* 遺伝子のミスセンス突然変異で生じる CHILD（congenital hemidysplasia, ichthyosiform erythroderma or nevus, and limb defects）症候群で疣状黄色腫がみられることから、*NSDHL* 遺伝子異常との関連が示唆されている[5]。
- 皮膚では、扁平苔癬、尋常性天疱瘡、円板状エリテマトーデス、表皮水疱症、骨髄移植後、移植片対宿主病（GVHD）などの皮膚障害によって脂質が放出され、泡沫細胞が形成されるとの説がある。
- これとは別に、表層を被蓋する表皮のメラニン形成細胞の細胞質に多数の脂肪滴がみられ、これらの細胞が泡沫細胞の脂質の供給源とする説もある。
- 泡沫細胞はマクロファージ、メラノサイト、factor XIIIa 陽性樹状細胞、線維芽細胞などを由来とする説があるが、現在はマクロファージを由来とする説が有力である[3]。

文献

1) Shafer WG：Verruciform xanthoma. Oral Surg Oral Med Oral Pathol 31：784-789, 1971
2) Nowparast B, Howell FV and Rick GM：Verruciform xanthoma. A clinicopathologic review and report of fifty-four cases. Oral Surg Oral Med Oral Pathol 51：619-625, 1981
3) Mohsin SK, Lee MW, Amin MB, et al：Cutaneous verruciform xanthoma：a report of five cases investigating the etiology and nature of xanthomatous cells. Am J Surg Pathol 22：479-487, 1998
4) Beutler BD and Cohen PR：Verruciform Genital-Associated（Vegas）Xanthoma：report of a patient with verruciform xanthoma of the scrotum and literature review. Dermatology online journal 21, 2015
5) Mehra S, Li L, Fan CY, et al：A novel somatic mutation of the 3beta-hydroxysteroid dehydrogenase gene in sporadic cutaneous verruciform xanthoma. Arch Dermatol 141：1263-1267, 2005

（永田耕治，清水道生）

75 症例：50代・男性

数か月前より陰嚢部に紅斑がみられたが放置していた．自然治癒しないため来院し，同部の生検が行われた．図1，2はその代表的な組織像である．

- **Q1** 鑑別診断を述べよ．
- **Q2** 病理診断は何か．

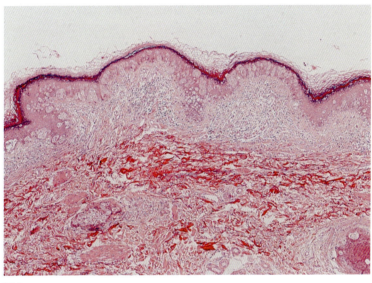

図1

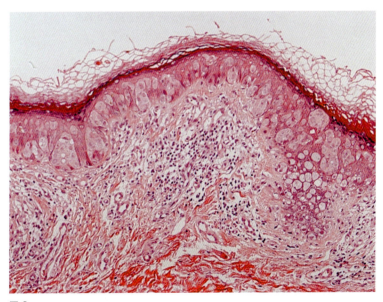

図2

Paget's disease of the scrotum：陰嚢パジェット病

A1 鑑別診断：①乳房外 Paget 病，②Bowen 病
A2 病理診断：extramammary Paget's disease of the scrotum

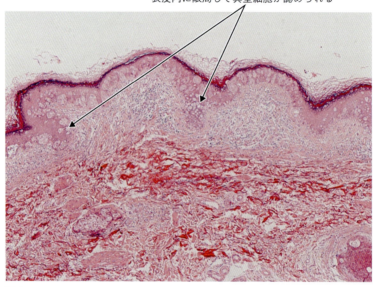

表皮内に限局して異型細胞が認められる

図1

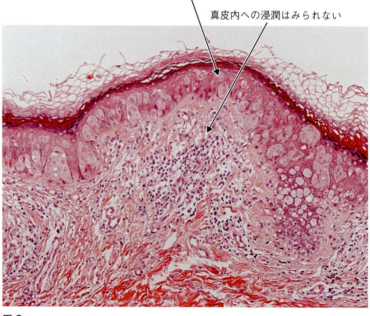

淡明な細胞質を有する Paget 細胞が認められる

真皮内への浸潤はみられない

図2

概念

- Paget 病（Paget's disease）は，パジェット病あるいはページェット病といわれ，1874 年に英国の外科医である James Paget が，乳頭・乳輪の慢性湿疹様の皮疹に引き続いて，乳腺に発生した癌として報告したのが最初の報告である．ただし，Paget 病という名称は，1889 年に Radcliffe Crocker が陰嚢・陰茎に発生した症例に用いたのが最初とされている[1]．
- Paget 病は，乳頭部を中心に浸潤性の湿疹様の紅斑やびらんを形成する乳房 Paget 病と，乳房外に生じる乳房外 Paget 病に分けられる[2]．通常，乳房 Paget 病の患者が乳腺外科を受診するのに対し，乳房外 Paget 病ではしばしば病変が外陰や肛囲にみられることから，患者は皮膚科を受診することが多い．しかし，本例でみられるように，陰嚢や陰茎などの Paget 病は泌尿器科医が遭遇することもあるため，同部の皮膚所見に対して熟知しておく必要があろう．
- 乳房 Paget 病と乳房外 Paget 病に共通した組織発生という観点から，milk line に沿った異所性乳腺組織を Paget 病の起源とする説もある[2]．
- 皮膚腫瘍の WHO 分類（2006 年）によれば，乳房外 Paget 病は，primary の乳房外 Paget 病と secondary の乳房外 Paget 病に分けられる[3]．前者は apocrine gland duct の表皮内細胞（乳頭における Toker 細胞）由来の apocrine adenocarcinoma in situ に相当する．一方，後者の secondary のものは，背景に存在する internal malignancy，すなわち直腸癌，肛門癌，尿道癌，膀胱癌，前立腺癌，腟癌，子宮頸癌などが表皮内に migration（移動）したものを指す．

臨床像

- 乳房外 Paget 病は高齢者に多く，外陰部のものが全体の 94％を占め，それ以外の好発部位としては肛囲，腋窩，鼠径部があるが，いずれも頻度は低い[3]．
- 症状として瘙痒感，紅斑などが初発症状であるため，ステロイドなどの投薬が行われ，このため種々の修飾像が加わり，その診断が遅れることがある[4]．
- 典型例では，境界明瞭な鮮紅色湿潤ないしはびらんを呈する．
- 陰部 Paget 病では，病巣辺縁部に高度の色素沈着を随伴することがある．

組織像

- 表皮内に大型で核小体の目立つ異型細胞，いわゆる Paget 細胞が認められる．
- Paget 細胞の細胞質は淡明で，小胞巣を作りながら増殖する．腫瘍細胞が腺腔形成を示したり（図 3）[2]，細胞質内にメラニンを含有することもある．
- 腫瘍細胞の増殖により，表皮が過形成性の変化を示すこともある．
- 症例によっては早い段階で表皮から直下の真皮へ浸潤し，リンパ管侵襲を示すことがある[2]．
- 特殊染色では，Paget 細胞は PAS 染色，Alcian blue 染色が陽性である．
- 免疫組織化学では，腫瘍細胞は CK7（図 4），AE1/AE3，EMA，CAM5.2，p53 などが陽性である[2]．

鑑別診断

- 臨床的には，病変の時期や治療に伴う修飾像などにより種々の臨床像を呈するため，悪性黒色腫，Bowen 病，菌状息肉症，真菌感染症，乾癬などが鑑別に挙がる[4]．
- 病理組織学的にも，Bowen 病，表在拡大型悪性黒色腫，菌状息肉症などが鑑別

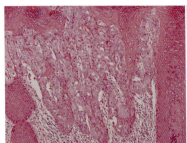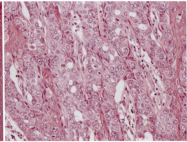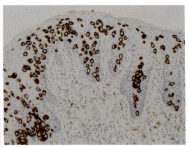

図3 腫瘍細胞が胞巣を形成し，増殖している（左）．強拡大では一部に腺腔形成がみられる（右）．

図4 表皮内の腫瘍細胞は免疫染色にてCK7が陽性である．

に挙がる．これらの鑑別には前述のCK7の免疫組織化学が有用である[2]．

治療・予後
- 外科手術が第一であるが，病期により放射線療法，化学療法なども行われる．
- 病変の切除断端における腫瘍細胞の有無が重要であることから，しばしば術中迅速診断が行われる[4]．
- 適切な治療にかかわらず乳房外Paget病の再発率は高く，31〜61％である[5]．
- 陰嚢のPaget病は，浸潤がみられない場合は予後良好と考えられる[4]．

関連用語
- Toker細胞：1970年にCyril Tokerが"Clear cells of the nipple epidermis"として最初に報告した細胞である．2000年前後からこの細胞が乳房Paget病および乳房外Paget病の由来細胞，すなわちprecursor cellとして注目されている．組織学的には，偏在する円形核と淡明な細胞質を有し，細胞異型や核分裂像は認められない．免疫組織化学ではCK7が陽性である[2]．
- Milk line：乳腺組織が乳腺以外にみられる場合は副乳と呼ばれるが，その起源は胎生6週頃の腋窩から恥骨上縁に向かって広がる表皮の堤状の肥厚，すなわち乳腺堤(mammary ridge)といわれている．この腋窩と鼠径部を結ぶ線がmilk line（乳線）である[2]．

文献
1) Lloyd J and Flanagan AM：Mammary and extramammary Paget's disease. J Clin Pathol 53：742-749, 2000
2) 清水道生：Paget病におけるPaget細胞の由来．Skin Cancer 26：21-27, 2011
3) Requena L, Kutzner H, Hurt MA, et al：Malignant tumours with apocrine and eccrine differentiation. In：Pathology & Genetics, Skin Tumours. edited by Leboit PE, Burg G, Weedon E, Sarasin A. IARC Press, Lyon, 2006, 125-138
4) Zhang N, Gong K, Zhang X, et al：Extramammary Paget's disease of scrotum-report of 25 cases and literature review. Urol Oncol 28：28-33, 2010
5) Juang GD, Lin MY and Hwang TI：Extramammary Paget's disease of the scrotum. J Chin Med Assoc 74：325-328, 2011

（清水道生）

病理診断一覧

I. 腎臓

1. Xanthogranulomatous pyelonephritis：黄色肉芽腫性腎盂腎炎 ⋯⋯ 3
2. Adult nephroblastoma of the kidney：成人型腎芽腫，成人型ウィルムス腫瘍 7
3. Congenital mesoblastic nephroma：先天性中胚葉性腎腫 ⋯⋯ 11
4. Mixed epithelial and stromal tumor of the kidney：腎混合性上皮間質性腫瘍 15
5. Nephroblastoma：腎芽腫，Nephroblastomatosis：腎芽腫症 ⋯⋯ 19
6. Clear cell sarcoma of the kidney：腎明細胞肉腫 ⋯⋯ 23
7. Clear cell renal cell carcinoma：淡明細胞型腎細胞癌 ⋯⋯ 27
8. Papillary renal cell carcinoma：乳頭状腎細胞癌 ⋯⋯ 31
9. Chromophobe renal cell carcinoma：嫌色素性腎細胞癌 ⋯⋯ 35
10. Collecting duct carcinoma：集合管癌 ⋯⋯ 39
11. MiT family translocation renal cell carcinoma
    （Xp11 translocation renal cell carcinoma：Xp11 転座型腎細胞癌）⋯⋯ 43
12. Mucinous tubular and spindle cell carcinoma：粘液管状紡錘細胞癌 ⋯⋯ 47
13. Tubulocystic renal cell carcinoma：管状嚢胞癌 ⋯⋯ 51
14. Clear cell renal cell carcinoma with sarcomatoid change：
    肉腫様変化を伴った淡明細胞型腎細胞癌 ⋯⋯ 55
15. Acquired cystic disease of the kidney-associated renal cell carcinoma：
    透析関連腎細胞癌 ⋯⋯ 59
16. Primitive neuroectodermal tumor（PNET）of the kidney：
    腎原発未熟神経外胚葉性腫瘍 ⋯⋯ 63
17. Osteosarcoma of the kidney：腎原発骨肉腫 ⋯⋯ 67
18. Metanephric adenoma：後腎性腺腫 ⋯⋯ 71
19. Oncocytoma of the kidney：腎臓オンコサイトーマ ⋯⋯ 75
20. Renomedullary interstitial cell tumor：腎髄質間質細胞腫 ⋯⋯ 79
21. Angiomyolipoma of the kidney：腎血管筋脂肪腫 ⋯⋯ 83
22. Autosomal dominant polycystic kidney disease：常染色体優性多嚢胞腎症 ⋯⋯ 87

II．腎盂・尿管・膀胱

23 Infiltrating urothelial carcinoma of the renal pelvis：腎盂原発浸潤性尿路上皮癌（腎実質破壊性尿路上皮癌） ……………………………………………………… 93

24 Lymphoepithelioma-like carcinoma of the renal pelvis：腎盂のリンパ上皮腫様癌 …………………………………………………………………………………………… 97

25 Fibroepithelial polyp of the ureter：線維上皮性尿管ポリープ ……………… 101

26 Müllerianosis（endometriosis）of the urinary bladder：膀胱子宮内膜症 ……… 105

27 Eosinophilic cystitis：好酸球性膀胱炎 ……………………………………… 109

28 Malakoplakia of the urinary bladder：膀胱のマラコプラキア ……………… 113

29 Cystitis glandularis of the urinary bladder, intestinal type：腺性膀胱炎，腸型 …………………………………………………………………………………………… 117

30 Nephrogenic adenoma：腎原性腺腫 ………………………………………… 121

31 Inflammatory myofibroblastic tumor：炎症性筋線維芽細胞性腫瘍 ………… 125

32 Paraganglioma of the urinary bladder：パラガングリオーマ，傍神経節腫 …… 129

33 Urothelial carcinoma *in situ*：尿路上皮内癌 ………………………………… 133

34 Invasive urothelial carcinoma of the urinary bladder：膀胱の浸潤性尿路上皮癌 …………………………………………………………………………………………… 137

35 Nested urothelial carcinoma：胞巣型尿路上皮癌 …………………………… 141

36 Invasive urothelial carcinoma, micropapillary variant：浸潤性尿路上皮癌，微小乳頭状亜型 ……………………………………………… 145

37 Plasmacytoid urothelial carcinoma：形質細胞様型尿路上皮癌 ……………… 149

38 Urachal adenocarcinoma：尿膜管腺癌 ……………………………………… 153

39 Signet-ring cell carcinoma of the urinary bladder：膀胱印環細胞癌 ………… 157

40 Clear cell carcinoma of the urinary bladder：膀胱明細胞癌 ………………… 161

41 Small cell carcinoma of the urinary bladder：膀胱小細胞癌 ………………… 165

42 Urothelial papilloma：尿路上皮乳頭腫 ……………………………………… 169

43 Inverted urothelial papilloma：内反性尿路上皮乳頭腫 …………………… 173

Ⅲ. 前立腺・精嚢

44	Granulomatous prostatitis：肉芽腫性前立腺炎	179
45	Prostatic atrophy：前立腺萎縮	183
46	IgG4-related prostatitis：IgG4 関連前立腺炎	187
47	Blue nevus：青色母斑	191
48	Sclerosing adenosis of the prostate：前立腺硬化性腺症	195
49	Stromal tumor of uncertain malignant potential（STUMP）：悪性度不明な間質性腫瘍	199
50	High grade prostatic intraepithelial neoplasia with adjacent small atypical glands（PINATYP）：小型異型腺管が隣接する高度前立腺上皮内腫瘍	203
51	Intraductal carcinoma of the prostate（IDC-P）：前立腺導管内癌	207
52	Ductal adenocarcinoma of the prostate：前立腺導管腺癌	211
53	Prostatic adenocarcinoma：前立腺癌	215
54	Basal cell carcinoma of the prostate：前立腺原発の基底細胞癌	219
55	Small cell carcinoma of the prostate：前立腺小細胞癌（Small cell neuroendocrine carcinoma of the prostate：前立腺小細胞神経内分泌癌）	223
56	Carcinosarcoma of the prostate：前立腺癌肉腫（Sarcomatoid carcinoma：肉腫様癌）	227
57	Rhabdomyosarcoma of the prostate：前立腺横紋筋肉腫	231
58	Stromal sarcoma（malignant phyllodes tumor）：間質肉腫（悪性葉状腫瘍）	235
59	Schwannoma of the prostate：前立腺神経鞘腫	239
60	Solitary fibrous tumor of the prostate：前立腺孤立性線維性腫瘍	243
61	Monster cells in seminal vesicle：精囊のモンスター細胞	247
62	Amyloidosis of seminal vesicles：精囊アミロイドーシス	251

Ⅳ. 精巣

- 63　Granulomatous orchitis：肉芽腫性精巣炎 ……… 257
- 64　Seminoma：セミノーマ，精上皮腫 ……… 261
- 65　Spermatocytic seminoma：精母細胞性セミノーマ ……… 265
- 66　Embryonal carcinoma：胎児性癌 ……… 269
- 67　Choriocarcinoma：絨毛癌 ……… 273
- 68　Leydig cell tumor：ライディッヒ細胞腫 ……… 277
- 69　Malignant lymphoma：悪性リンパ腫 ……… 281
- 70　Adenomatoid tumor：腺腫様腫瘍 ……… 285
- 71　Chlamydial epididymitis：クラミジア精巣上体炎 ……… 289

Ⅴ. 陰茎・陰嚢

- 72　Penile fibromatosis：陰茎形成性硬結症，ペイロニー病 ……… 295
- 73　Sclerosing lipogranuloma：硬化性脂肪肉芽腫 ……… 299
- 74　Verruciform xanthoma：疣状黄色腫 ……… 303
- 75　Paget's disease of the scrotum：陰嚢パジェット病 ……… 307

和文索引

あ

悪性中皮腫　286
悪性度不明な間質性腫瘍　200
悪性末梢神経鞘腫瘍　240, 244
悪性リンパ腫　114, 232, 278, 282
アルシアンブルー染色　105
アレルギー性　180
異型印環細胞　158
意識障害　87
陰影欠損　101
印環細胞癌　158
　──の転移　114
陰茎形成性硬結症　296
陰嚢
　──，有茎性桑実様腫瘤　303
　──の違和感　289
　──のしこり　303
　──の腫大　257
　──の腫大，右　265
陰嚢水腫，右　257
陰嚢パジェット病　308
壊死　36, 48
壊死巣　32
炎症性筋線維芽細胞性腫瘍　126
黄褐色の斑状小結節　113
黄色調，肉眼像　28
黄色肉芽腫性腎盂腎炎　4
黄色肉芽腫性膀胱炎　114
横紋筋肉腫　200, 232
オンコサイトーマ　52, 76

か

咳嗽　23
画像検査　39, 63, 93, 161, 257
滑膜肉腫　244
下腹部痛　67
下腹部不快感　179
間質肉腫（悪性葉状腫瘍）
　　　　　　　200, 228, 236
管状構造　48

管状囊胞癌　52
感染性　180
完全摘除が困難　67
癌肉腫　240, 244
キナーゼ阻害薬　42
逆行性腎盂造影検査　101
境界明瞭　48
均質の腫瘍　48
クモ膜下出血　88
クラミジア精巣上体炎　290
グリコーゲン　28, 32
グリメリウス染色　224
形質細胞様型尿路上皮癌　150
経腟超音波検査　105
経直腸的超音波ガイド下前立腺生検　203, 207
経尿道的腫瘍摘除術　165
経尿道的切除術（TUR）
　　　　　　105, 113, 117, 125, 149
経尿道的前立腺摘除術（TURP）
　　　　179, 187, 191, 195, 211, 219
経尿道的膀胱腫瘍切除術（TURBT）
　　　　109, 121, 137, 145, 157, 173
鶏卵大に腫大　199
血液透析　87
血管拡張を伴う壁の不整　141
血管系腫瘍（血管腫，リンパ管腫）
　　　　　　　286
血清 IgG4 値　188
血清 PSA　183, 235
　──高値　203, 207
血性ノルアドレナリン　130
結節性病変の癒合　223
血尿　3, 31, 93, 97, 125, 129, 133
　──，肉眼的
　　　39, 55, 79, 137, 141, 145, 165, 173
血便　101
ゲムシタビン＋カルボプラチン併用療法　42
下痢　101

嫌色素性腎細胞癌　36, 76
検診　199, 203, 215
高異型度非浸潤性乳頭状尿路上皮癌　170
高位除睾術，左　281
高位精巣摘除術　261, 273, 277
　──，左　289
　──，右　257, 269
硬化性脂肪肉芽腫　300
高血圧　27, 129
好酸球　110
好酸球性肉芽腫　114
好酸球性膀胱炎　110
後腎芽細胞　9
後腎性腺腫　72
後天性多発囊胞腎　59, 60
後天性囊胞随伴腎細胞癌　76
紅斑，陰嚢部　307
後腹膜線維症　188
合胞性栄養膜細胞を伴うセミノーマ　262
小型異型腺管が隣接する高度前立腺上皮内腫瘍　204
骨肉腫　69
　──，腎原発　68
骨盤内臓器全摘術　235
孤立性線維性腫瘍　240
混合型胚細胞腫瘍　274
根治的腎摘除術　31
根治的前立腺全摘除術　215
根治的膀胱全摘除術　149

さ

細胞障害性薬剤　42
サルコイドーシス　180
自己免疫性膵炎　188
脂質代謝異常症　27
脂肪成分　32
脂肪滴　28
集合管癌　40, 94

充実性腫瘍　63, 97, 269
絨毛癌　274
出血　36, 48, 303
術後化学療法　67
腫瘍　55, 299
　——, 充実性　63, 97, 269
　——, 多結節状　149
　——, 弾性硬　269
　——, 内部不均一　235
　——, 左腎　11, 23
　——, 膀胱内　145, 149, 219
腫瘍性病変　27
　——, 腎臓　161
　——, 右腎　47
腫瘤　93, 105, 211, 257
　——, 陰茎　295
　——, 陰茎根部　299
　——, 下腹部　153
　——, 腎下極　71
　——, 前立腺部　231
　——, 弾性硬　295
　——, 内部不均一　289
　——, 左腎　15, 75
　——, 左精巣　281
　——, 不均一　227
　——, 膀胱後壁　137
　——, 膀胱内　125
　——の切除　243
小円形細胞腫瘍　232
小細胞癌と尿路上皮癌の混合型
　　　　　　　166
常染色体優性多嚢胞腎症　88
上皮性マーカー　232
静脈侵襲　28
触診　231
新WHO分類2016　18, 224
腎盂, 右　97
腎盂原発浸潤性尿路上皮癌
　　（腎実質破壊性尿路上皮癌）　94
腎盂原発尿路上皮癌　94
腎盂のリンパ上皮腫様癌　98
腎下極
　——, 左　55, 63
　——, 右　35
腎芽腫　8, 11, 20

　——, 成人型　8, 64
腎芽腫症　20, 22
腎癌　31, 51, 75, 79, 93
腎機能低下　87
神経芽腫　232
神経芽腫随伴腎細胞癌　76
神経鞘腫　240, 244
腎血管筋脂肪腫　84
腎原性腺腫　122, 142, 170
腎原発骨肉腫　68
腎原発未熟神経外胚葉性腫瘍　64
人工透析　59
腎混合性上皮間質性腫瘍　16
腎細胞癌　8, 27, 47, 64, 68, 71
　——, Xp11転座型　44
　——, 嫌色素性　36
　——, 神経芽腫随伴　76
　——, 淡明細胞型　28, 36
　——, 乳頭状　32
　——, 紡錘細胞型　68
腎疾患　87
腎腫瘍　43, 60
　——, 左　7, 63, 67, 71, 79
　——, 右　19, 59
　——, 両側　19
腎腫瘤　15
　——, 左　11, 23, 51, 83
　——, 右　3, 35
　——の破裂, 左　83
浸潤性尿路上皮癌　146
　——, 胞巣型の　142, 174
浸潤性膀胱癌　125
腎上極, 左　27, 93
腎浸潤性尿路上皮癌　8
腎髄質間質細胞腫　80
腎臓, 左　39
腎臓オンコサイトーマ　76
腎臓のclear cell renal cell carcinoma
　　　　　　216
腎摘除術
　——, 根治的　31
　——, 定型的　27
　——, 左　11, 15, 23, 55, 83
　——, 右　3, 35, 47, 59, 97
腎(全)摘除術, 左　39, 63, 67, 79, 93

腎部分切除術, 左　71
腎明細胞肉腫　24
腎門部　93
髄質間質細胞　80
水腎症　101
　——, 左　7
　——, 右　141
頭痛　87
ステロイド　187
スニチニブ　42
精管部分切除術　251
生検　109, 121, 153, 307
生検・手術　180
精細管の萎縮　285
精上皮腫　262
青色母斑　192
成人型ウィルムス腫瘍　8
成人型腎芽腫　8, 64
精巣
　——, 左　277, 281
　——の違和感　273
精巣腫瘍　257, 273, 277
　——, 左　289
　——, 右　265
精巣腫瘤, 左　289
精巣摘除術　285
精巣尾側, 左　289
精囊　248
　——のモンスター細胞　248
精囊アミロイドーシス　252
精囊切除術　251
精母細胞性セミノーマ　262, 266, 268
セミノーマ　262, 278, 282
線維上皮性尿管ポリープ　102
腺癌の同定　166
前交通動脈の動脈瘤破裂　88
穿刺術　257
腺腫様腫瘍　286
全身倦怠感　67, 223
腺性・囊胞性膀胱炎　142
腺性膀胱炎　174
　——, 腸型　118
先天性中胚葉性腎腫　12
前立腺　211
　——, 圧痛のない　199

316

――，クルミ大　203
――，小鶏卵大　207
――，弾性硬　199, 207
――，弾性軟　203
――，表面平滑　199
――の腫脹　231
――の全摘除術
　　　199, 227, 247, 251
前立腺萎縮　184
前立腺横紋筋肉腫　232
前立腺間質肉腫　240
前立腺癌
　　　162, 184, 203, 207, 216, 247, 251
　――の骨転移　285
　――の浸潤　248
前立腺癌取扱い規約第4版　214
前立腺癌肉腫　228
前立腺原発の基底細胞癌　220
前立腺硬化性腺症　196
前立腺孤立性線維性腫瘍　244
前立腺腫瘍の切除　231
前立腺腫瘤　239, 243
前立腺小細胞癌　224
前立腺小細胞神経内分泌癌　224
前立腺上皮内腫瘍，小型異型腺管が隣接　204
前立腺神経鞘腫　240
前立腺生検　183, 215
前立腺導管腺癌　212
前立腺導管内癌　208
前立腺特異抗原　183
前立腺肥大症
　　　191, 195, 200, 219, 227, 239
造腎組織遺残　22
ソラフェニブ　42

た
退形成　10
退形成性セミノーマ　262
胎児性癌　270, 274
唾液腺炎　188
多核巨細胞　69
多発性囊胞　88
丹頂結節　302

淡明細胞型腎細胞癌
　　　28, 36, 56, 162
淡明細胞癌　76
恥骨上カテーテル　223
中部尿管　101
超音波検査　7, 15, 27, 35, 47, 51,
　75, 113, 153, 211
腸管への浸潤　67
直腸診　179, 199, 203, 207
低悪性度乳頭状尿路上皮腫瘍
　　　170
低異型度非浸潤性乳頭状尿路上皮癌　170
転移性癌　162
転移性腫瘍　282
転移性上皮性腫瘍　296
転移性腺癌　286
透析関連腎細胞癌　60
糖尿病　59
動脈瘤破裂，前交通動脈の　88
特発性眼窩炎症　187

な
内向性増殖を示す尿路上皮癌
　　　174
内反性増生を伴う非浸潤性または浸潤性尿路上皮癌　142
内反性尿路上皮乳頭腫　142, 174
肉芽腫性精巣炎　258
肉芽腫性前立腺炎　180
肉眼的血尿
　　　39, 55, 79, 137, 141, 145, 173
――，無症候性　165
肉腫様癌　200, 228
肉腫様腎癌　56, 58
肉腫様変化を伴った淡明細胞型腎細胞癌　56
肉腫を伴う精母細胞性セミノーマ　268
乳頭状腎細胞癌　32, 76
乳頭状尿路上皮過形成　170
乳頭状病変　121
乳頭状膀胱炎　170
乳房外 Paget 病　308
尿管腫瘍　101

尿管腫瘍，右　101
尿管部分切除術，右　101
尿管ポリープ，線維上皮性　102
尿細胞診　93, 133
尿中クラミジア抗原測定　290
尿中バニリルマンデル酸（VMA）高値　130
尿沈査　179
尿閉　211, 219, 223, 231, 235, 243
　――，アルコール摂取後　187
尿膜管切除術　153
尿膜管腺癌　154
尿路上皮癌　162
　――，浸潤性　146
　――，腎浸潤性　8
　――，内向性増殖を示す　174
　――，内反性増生を伴う　142
　――，胞巣型の浸潤性　142, 174
　――と小細胞癌の混合型　166
　――の同定　166
尿路上皮内癌　134
尿路上皮乳頭腫　170
粘液管状紡錘細胞癌　48
粘液状物質　48
粘膜下腫瘍　129
膿尿　113
囊胞形成　36
膿瘍巣　32

は
肺転移　28
排尿困難　207, 223
排尿障害　149, 191
背部痛　3, 269
　――，左　83
吐き気　87
白色，肉眼所見　48
パクリタキセル＋カルボプラチン併用療法　42
白血球の増加　179
白血病　232
発熱　3, 71, 231
パラガングリオーマ　130
針生検　199, 227, 231, 239, 243
バルーンカテーテル　211

317

斑状小結節, 黄褐色の　113
微小乳頭状亜型　146
非浸潤性乳頭状尿路上皮癌　109
左陰嚢の違和感　289
びまん性に強陽性, S100蛋白　240
頻尿　179, 243
腹腔鏡下左腎摘除術　75
腹腔内出血　67
腹痛　63
　——, 左　83
　——, 右　35, 43
腹部 CT　7, 19, 47, 59, 71, 97, 101, 149, 188, 235
腹部腫瘤　23
腹部超音波検査　7, 15, 27, 35, 47, 51, 75, 113, 153, 239
腹部膨隆　19, 67
　——, 左　11
不妊治療　105
ブルン細胞巣　142
　——の増殖　174
分子標的治療薬　42
平滑筋腫　200
平滑筋肉腫　200, 240
ペイロニー病　296
偏光下 Congo red 染色　251
便秘　235
膀胱
　——に発生する腺癌　162
　——の検索　40
　——の浸潤性尿路上皮癌　138
　——のマラコプラキア　114
膀胱印環細胞癌　158

膀胱右尿管口内側　169
膀胱癌　109, 121, 277
　——, 浸潤性　125
膀胱癌 BCG 注入治療　180
膀胱鏡検査
　　　113, 129, 137, 145, 153, 173
膀胱憩室　161
膀胱子宮内膜症　106
膀胱腫瘍　113, 149, 157, 161
膀胱小細胞癌　166
膀胱腺癌　162
膀胱(全)摘除術　117, 129, 133, 161
膀胱前壁　161
膀胱内視鏡検査　149, 165
膀胱内腫瘍　125
膀胱尿路上皮癌　117
　——の合併　40
膀胱部分切除術　153
膀胱明細胞癌　162
傍神経節腫　130
紡錘形構造　48
紡錘形腎癌　58
紡錘細胞型(肉腫様)腎細胞癌　68
紡錘細胞腫瘍　240
胞巣型（nested variant）の浸潤性尿路上皮癌　174
胞巣型尿路上皮癌　142
泡沫細胞　304
ポリープ状の病変　173

ま

マラコプラキア　6, 114
慢性腎疾患　87

慢性腎不全　59
未分化肉腫　228
無痛性腫脹, 右精巣　261, 269
めまい　87

や

夜間頻尿　169, 183, 227
有茎性乳頭状腫瘍　169
疣状黄色腫　304
腰背部痛, 左　7
予後不良因子　208

ら

ライディッヒ細胞腫　278
卵黄嚢腫瘍　274
卵巣明細胞腺癌　162
リポフスチン　248
隆起性病変　153
両側腎腫瘍　19
　——の生検　19
リンパ球系マーカー　232
リンパ上皮腫様癌, 腎盂の　98
リンパ節郭清　251
リンパ節腫大　43
リンパ節腫脹　188
類上皮性血管筋脂肪腫　76
類上皮肉腫　296
涙腺炎　188
レクチン　42
ロゼット　66

欧文索引

数字
10%病　131

ギリシャ文字
β-hCG　273
γグロブリン値　188

A
AA アミロイドーシス　253
acinar adenocarcinoma　212
acquired cystic disease of the kidney-associated renal cell carcinoma　60
acquired cystic disease-associated renal cell carcinoma　76
adenocarcinoma　118, 184, 196
adenomatoid tumor　286, 300
adult nephroblastoma（adult Wilms' tumor）　8
ALK 遺伝子再構成　126
amyloidosis of seminal vesicles　252
anaplasia　10
anaplastic seminoma　262
angiomyolipoma　84
　── of the kidney　84
atypical lipomatous tumor（sclerosing well-differentiated liposarcoma）　300
autosomal dominant polycystic kidney disease　88

B
basal cell carcinoma of the prostate　220
blue nevus　192
Bowen 病　308
BPH　191
Brunn's nests　142, 174

C
calretinin　286
carcinoma associated with neuroblastoma　76
carcinosarcoma of the prostate　228
CD34　244
CD56　166, 224
CEA　166
cellular CMN　14
chlamydial epididymitis　290
choriocarcinoma　274
chromogranin A　166, 224
chromophobe renal cell carcinoma　36, 76
Class III, 尿細胞診　93
classical CMN　14
clear cell adenocarcinoma　122
clear cell carcinoma of the urinary bladder　162
clear cell myomelanocytic tumor　86
clear cell renal cell carcinoma　4, 16, 28, 36, 76
　── with sarcomatoid change　56
clear cell sarcoma of the kidney　12, 24
clear cell sugar tumor　86
collecting duct carcinoma　40
congenital mesoblastic nephroma　12
Congo red 染色　251
CT　7, 19, 47, 59, 71, 97, 101, 149, 188, 235
cystic nephroma　16, 52
cystitis glandularis　174
　── of the urinary bladder, intestinal type　118
cystitis glandularis/cystica　142

cytokeratin　232, 244, 286

D
D2-40　286
ductal adenocarcinoma　212
　── of the prostate　212
dynamic CT　55

E
elastica van Gieson 染色像　27
EMA　286
embryonal carcinoma　270
endometriosis　118
eosinophilic cystitis　110
eosinophils　110
epididymitis（conventional）　290
epithelioid angiomyolipoma　76
estrogen receptor（ER）　106
ETV6-NTRK3 融合遺伝子　14
Ewing 肉腫　232
EWS/FLI-1 遺伝子　66
extramammary Paget's disease of the scrotum　308
extranodal marginal zone B-cell lymphoma of MALT　290

F
FDG（fluorodeoxyglucose）-PET　188
　── の高集積　277
fibroepithelial polyp of the ureter　102
florid proliferation of Brunn's nests　174
foamy gland variant　216
foamy macrophage　304
Fuhrman grade 1　53

G

gastrointestinal stromal tumor（GIST） 200
GATA3　166
Gleason grading system
　　　　　　214, 216, 218
Gleason pattern 4　207, 216
Gleason score 4＋4＝8　216
granulomatous orchitis　258
granulomatous prostatitis　180

H

high grade prostatic intraepithelial neoplasia（HGPIN）　208
　── with adjacent small atypical glands（PINATYP）
　　　　　　204
hypernephromatoid pattern　216
hypervascular area　55
hypovascular area　55

I

IgE 値　188
IgG4-related prostatitis　188
IgG4 関連疾患　188
IgG4 関連前立腺炎　188
IgG4 の免疫染色　188
IgG 値　188
IgG の免疫染色　188
infantile fibromatosis　14
infantile fibrosarcoma　14
infiltrating urothelial carcinoma of the renal pelvis　94
inflammatory myofibroblastic tumor（IMT）　126, 200
International Society of Urologic Pathology（ISUP）　218
intraductal carcinoma of the prostate（IDC-P）　208
invasive urothelial carcinoma
　──, micropapillary variant
　　　　　　146
　── of the urinary bladder
　　　　　　138

── with an inverted growth pattern　142
inverted urothelial papilloma
　　　　　　142, 174

L

LCA　232
Leydig cell tumor　278
lipofibromatosis　14
lipoma　84
liposarcoma　84
lymphangioleiomyomatosis　86
lymphangioma　300
lymphoepithelioma-like carcinoma of the renal pelvis　98

M

malakoplakia　6
　── of the urinary bladder
　　　　　　114
malignant lymphoma（diffuse large B cell lymphoma）　236, 266, 282
malignant melanoma　192
melanosis　193
mesoblastic nephroma　24
metanephric adenoma　72
metanephric blastemal cell　9
metanephric stromal tumor　12
Michaelis-Gutmann body　6
milk line　310
MiT family translocation renal cell carcinoma　44
mixed epithelial and stromal tumor
　　　　　　52
　── of the kidney　16
mixed germ cell tumors（choriocarcinoma and teratoma, post pubertal type）　274
monotypic epithelioid AML　86
monster cell（monstrous epithelial cell）　248
monster cells in seminal vesicle
　　　　　　248
MRI　71, 188, 211, 227, 231

mucinous tubular and spindle cell carcinoma　48
müllerianosis（endometriosis）of the urinary bladder　106
multilocular cystic renal cell carcinoma　16
multilocular cystic renal neoplasm of low malignant potential　52
MyoD1　232
myogenin　232
myoglobin　232

N

National Wilms' Tumor Study（NWTS）　9
nephroblastoma　12, 20, 24
nephroblastomatosis　20, 22
nephrogenic adenoma（metaplasia）
　　　　　　118, 122, 142, 170
nephrogenic rests　22
nested urothelial carcinoma　142
non-invasive or invasive urothelial carcinoma with an inverted growth pattern　142
non-invasive papillary urothelial carcinoma, low or high grade
　　　　　　170
NSE　166

O

ollecting duct carcinoma　52
oncocytoid renal cell carcinoma after neuroblastoma　76
oncocytoma　52
　── of the kidney　76
osteosarcoma of the kidney　68

P

p63　166
papillary cystitis　170
papillary renal cell carcinoma　76
　──, type 1　32
papillary urothelial hyperplasia
　　　　　　170

papillary urothelial neoplasm
　of low malignant potential
　(PUNLMP)　170
paraganglioma of the urinary
　bladder　130
PAX8　162
PEComa　86
penile fibromatosis
　(Peyronie's disease)　296
plasmacytoid urothelial carcinoma
　　150
PNET　24, 64
post-neuroblastoma carcinoma
　　76
postoperative spindle cell nodule
　　126
primitive neuroectodermal tumor
　(PNET) of the kidney　64
progesterone receptor (PgR)　106
prostate specific antigen (PSA)
　　183, 203, 207, 235
prostatic adenocarcinoma　216
prostatic atrophy　184
prostatic carcinoma　122
prostatic stromal hyperplasia
　(PSHA)　238
pseudosarcomatous
　myofibroblastic proliferation　126

R

rahbdomyosarcoma of the prostate
　　232
reactive atypia　134
renal carcinoma associated with
　Xp11.2 translocations/TFE3
　gene fusions　44
renal cell carcinoma　84
renal malakoplakia　6
renal tuberculosis　4
renomedullary interstitial cell　80

renomedullary interstitial cell
　tumor　80
rhabdomyosarcoma　236
rosette　66

S

S100 蛋白　240, 244
sarcomatoid carcinoma　228
sarcomatoid renal carcinoma　56
sclerosing adenosis of the prastate
　　196
sclerosing lipogranuloma of the
　penis　300
seminal vesicle　248
seminoma　262
　—— with syncytiotrophoblastic
　cells　262
signet-ring variant　216
signet-ring cell carcinoma　300
　—— of the urinary bladder
　　158
small cell carcinoma　236
　—— of the prostate　224
small cell neuroendocrine carcinoma
　—— of the prostate　224
　—— of the urinary bladder　166
small round cell tumor　232
solitary fibrous tumor (SFT)　200
spermatocytic seminoma
　　262, 266
spermatocytic seminoma with
　sarcoma　268
STAT6　244
stromal sarcoma (SS)
　(malignant phyllodes tumor)
　　236, 238
stromal tumor of uncertain
　malignant potential (STUMP)
　　200, 236, 238
synaptophysin　166, 224

T

Tancho's nodules　302
thrombomodulin　166
Toker 細胞　310
transcription factor E3 (TFE3)　44
tubulocystic renal cell carcinoma
　　52
TUR　105, 113, 125, 149
　—— による瘢痕　117
typical seminoma　266

U

urachal adenocarcinoma　154
uroplakin II　166
urotherial carcinoma
　—— (microcystic variant)　118
　—— (nested variant)　122
　—— in situ　134
urothelial dysplasia　134
urothelial papilloma　170

V

verruciform xanthoma (VX) of
　scrotum, verrucous type　304
victoria blue-HE 染色　187
von Brunn's nests/florid von Brunn's
　nests　142

W

WHO 分類 2016　18, 224
Wilms' tumor　8
WT-1　286

X

xanthogranulomatous
　pyelonephritis　4, 6
Xp11 転座型腎細胞癌　44